Bella Mackie

LÄUFT BEI MIR (NICHT)

WIE DU DEINER DEPRESSION AUF DIE NERVEN GEHST

Aus dem Englischen von
Johanna Wais

Harper
Collins

HarperCollins®

1. Auflage: März 2020
Deutsche Erstausgabe

Originaltitel: »Jog on. How running saved my life.«
erschienen bei: William Collins, UK

Published by arrangement with
William Collins, an imprint of HarperCollins *Publishers*, UK

Umschlaggestaltung: FAVORITBUERO, München
Umschlagabbildung: Soloviova Liudmyla, Shutterstock
Lektorat: Britta Fietzke
Satz: GGP Media GmbH, Pößneck
Printed in Germany
Dieses Buch wurde auf FSC®-zertifiziertem Papier gedruckt.
ISBN 978-3-95967-391-4

www.harpercollins.de

Für George,
den mutigsten Menschen, den ich kenne.
Ich verdanke dir unendlich viel.

INHALT

1.

ALLES IST FURCHTBAR

Heute bin ich drei Minuten gelaufen. Im Dunkeln, langsam und nicht am Stück. Das ist mehr, als ich je in meinem Leben gelaufen bin. Ich bin außer Atem, habe Seitenstechen und fühle mich schon jetzt besser als in all den letzten Jahren. Das genügt für den ersten Versuch. Jetzt kann ich wieder nach Hause gehen und ein bisschen weinen. Oder Wein trinken.

Während ich noch auf dem Wohnzimmerboden lag und meinem Mann hinterherschaute, der sich zügig Richtung Tür bewegte, dachte ich darüber nach, was mich nun erwarten würde. Wenn eine Ehe scheitert, folgen eine unerträgliche Traurigkeit, viele unangenehme Fragen, manchmal sogar Scham. All das dürfte bei mir wohl eintreten. Während ich also den Teppich anstarrte, waren meine Gedanken schon einen Schritt weiter und machten sich ein vages Bild von der Zukunft. Ich begann sogar, die ersten furchtbaren Songs für die unvermeidliche Playlist zusammenzustellen, die von nun an wochenlang ab vier Uhr morgens meine Trauer in die Welt hinausschmettern würde.

Ich weiß nun, dass der eigentliche Moment, in dem einem das Herz bricht, erstaunlich kurz sein kann. Nicht immer zieht sich das Scheitern der Beziehung hin, wie man es sich bei Erwachsenen vorstellt, lösen sich Liebe und Nähe über Jahre auf, bis man sich nichts mehr zu sagen hat. Manchmal passiert es ganz plötzlich, auf einen Schlag und ohne jegliche

Vorbereitung. Jemand steht dir gegenüber, sieht dir in die Augen und sagt, dass er dich nun verlasse, dass er dich nicht mehr liebe, dass er jemand anderen kennengelernt habe, dass er ausziehe, dass du nicht genügest, und du denkst: Aha, das ist also der Augenblick, in dem ich sterbe, weil ich das auf keinen Fall überleben werde. Irgendwo in deinem Körper wurde etwas brutal zerstört, und im Moment kannst du dir nichts anderes vorstellen, als auf dem Boden zu liegen und darauf zu warten, dass du den unausweichlichen Gang ins Licht gehen wirst.

Ich weiß nicht, welche Variante schlimmer ist. Beide sind grässlich; wie nun mal die meisten Trennungen. Einmal hörte ich die Geschichte von einem Paar, das im Restaurant saß und eine Stunde lang schweigend aß. Als der Kaffee serviert wurde, flüsterte der Mann seiner Frau etwas zu, und sie zischte: »Das Problem ist nicht der Kaffee, es sind die letzten fünfundzwanzig Jahre.« Zwar ist ein so langsames Auseinanderbrechen ziemlich schrecklich, aber die überraschende Variante trifft einen auf brutale Weise geradezu körperlich. Trotz des Schocks ist dies verrückterweise der einfachere Teil, weil man irgendwann realisiert, dass man doch nicht sterben wird. Außerdem kann man nicht einmal besonders lang auf den Teppich starren, weil man die Kinder von der Schule abholen, den Hund ausführen oder zur Arbeit gehen muss. Vielleicht muss man auch bloß pinkeln. Dein Schmerz kann es nicht einmal mit den banalsten Anforderungen eines ganz normalen Montags aufnehmen. Und nach dieser unliebsamen Erkenntnis siehst du die Zukunft ziemlich klar vor dir: Du wirst diese Situation irgendwie hinter dich bringen. Aber es dauert. Ein Herz ist schnell gebrochen, aber der Weg aus dem Herzschmerz ist unendlich lang, und manchmal ist einem die ganze Anstrengung einfach nur zu viel.

Als ich auf dem Boden lag, war mir klar, dass ich bald würde aufstehen müssen. Ich wusste sogar, dass es mit den richtigen Bewältigungsstrategien am Ende vielleicht okay sein könnte. Aber ich wusste auch: Im Gegensatz zu den meisten anderen Erwachsenen kannte ich keine dieser hilfreichen Bewältigungsstrategien.

Wir lernen zu fühlen, lange bevor wir lernen, unsere Gefühle zu verstehen. Babys lachen, weinen und werden wütend, können uns aber nicht sagen, warum. Wenn wir älter werden, entwickeln wir Methoden, um mit stressigen oder traumatischen Situationen zurechtzukommen. Als Teenager sind wir häufig frustriert und verwirrt, aber irgendwann lernen wir uns besser kennen und gehen allmählich reifer mit Gefühlen um. Als Erwachsene bauen wir diese Fähigkeiten aus und finden mit der Zeit heraus, wie wir unseren persönlichen Herausforderungen am besten begegnen können. Zumindest die meisten von uns. Bis zu diesem Moment auf dem Boden war ich mein Leben lang vor meinen Problemen davongelaufen. Schon als kleines Kind war ich ängstlich; und ich hatte zugelassen, dass meine Sorgen wucherten, die Kontrolle über mich gewannen und mein Leben bestimmten. Psychische Probleme hatten mein inneres Wachstum gehemmt. Ich war zu ängstlich, um mich Herausforderungen zu stellen, und versuchte mit aller Macht, mein Umfeld zu kontrollieren, um so mögliche Verletzungen zu vermeiden. Ich gab auf, wenn es schwierig wurde. Ließ Gelegenheiten sausen, die mich weitergebracht hätten oder durch die ich Unabhängigkeit gewonnen hätte. Ich hielt mich klein.

Schon früh hatte ich mich daran gewöhnt, den Kopf in den Sand zu stecken und Schlimmes mithilfe magischen Denkens abzuwenden. Anstatt zu erkennen, dass ich krank war, dachte ich mir Tricks aus, um mit meinen Sorgen und irrationalen Gedanken klarzukommen – aber keiner davon war sonderlich erfolgreich. Wenn mir ein beängstigender Gedanke kam, spuckte ich aus oder blinzelte, um ihn zu vertreiben. Ich vermied bestimmte Zahlen, Buchstaben, Farben, Lieder und Orte. Alles »Kompromisse«, die ich mit meinem Gehirn schloss, in der Hoffnung, die schlimmen Gedanken würden verschwinden, wenn ich mich nur streng an meine eigenen Regeln hielt. Nichts von all dem funktionierte, und meine Ängste schossen wie Pilze aus dem Boden. Meine Bewältigungsstrategien waren falsche Freunde, und so hatte ich Platzangst, Panikattacken, intrusive Gedanken, Hysterie und Depressionen. Als mein Mann mich verließ, hatte ich bereits jahrelang so gelebt. Ich konnte (ernsthaft) nicht allein in den Supermarkt gehen, geschweige denn, meinen Weg durch eine derart einschneidende Trennung finden. Ich musste irgendwie vom Boden aufstehen, aber ich wusste nicht, was ich danach tun sollte. Alles war angstbehaftet.

Angst ist schwer zu fassen. Eine Angststörung äußert sich so unterschiedlich, dass sie häufig erst diagnostiziert wird, wenn man bereits vollkommen verzweifelt ist. Man kann jahrelang unter Panikattacken leiden, ohne sie als solche zu erkennen. Vielleicht glaubt man, man sei schwer krank, erleide einen Schlaganfall oder einen Herzinfarkt (so wie ich mit achtzehn in einem Club, zur Erheiterung meiner betrunkenen Freunde) oder man recherchiert obsessiv die Symptome hohen Blutdrucks. Vielleicht schämt man sich seiner Gedanken so sehr, dass man nie jemandem davon erzählt. Erst recht würde man nicht in Erwägung ziehen, dass sie auf eine Zwangsstörung schließen lassen. Anstatt mit den schrecklichen Bildern und Gedanken fertigwerden zu wollen, die einem plötzlich in den Kopf kommen, und sie als bloße und vor allem harmlose Gedanken zu identifizieren, verbringt man unter Umständen Jahre damit, sie zum Schweigen zu bringen. Und als wäre das nicht schon genug, kann all dies zu schweren Depressionen führen. Ich hatte Weinkrämpfe und blieb stundenlang im Bett. Ich verschlief ganze Tage. Ich sah mehr fern, als ein zufriedener Mensch es tun sollte oder würde. Ich war noch viel zu jung, als ich bereits jegliche Hoffnung verloren hatte.

Wenn man dieses Stadium erreicht, hat man als Mensch mit einer Angststörung wahrscheinlich bereits eigene Mechanismen entwickelt, um mit diesen beängstigenden Gedanken und Empfindungen umzugehen. Diese Bewältigungsstrategien sind in der Regel strikt und unveränderlich. Und so gut wie nie helfen sie wirklich – erst recht nicht auf lange Sicht. Sie verschaffen einem kurzfristig Erleichterung, aber letztendlich verstärken sie nur die eigentlich zu bekämpfenden Ängste.

Eine meiner Taktiken war, nie an einen Ort zurückzukehren, an dem ich eine Panikattacke gehabt hatte. Das war für mich ein vernünftiger Weg, um nicht erneut in diese Situation zu geraten. Bloß führte dies dazu, dass am Ende ein Großteil Londons für mich tabu war, unter anderem die nächste Einkaufsstraße, der Park und die meisten Geschäfte. Und es weitete sich aus auf Flugzeuge, Aufzüge, Autobahnen, auf alles, was zu weit von einem Krankenhaus entfernt war, selbst auf die Tube (ich war ein echter Partykracher). Die gewonnene Beruhigung war trügerisch, denn bald saß ich in der Falle – ich musste alle Orte meiden, die mein Geist für »unsicher« hielt. Heute weiß ich, dass ich jahrelang mit einer Angststörung lebte, aber damals war ich so an meine lausigen Deals gewöhnt, dass ich erst Hilfe suchte, als diese Methoden mich absolut beherrschten und mir keinerlei Spielraum mehr ließen.

Und gibt es einen besseren Grund für eine Veränderung als eine Trennung im ersten Ehejahr? Da sich die Menschen in Deutschland in der Regel erst nach fünfzehn Jahren scheiden lassen, fühlt es sich an wie eine besondere Meisterleistung, wenn das eigene Ehegelübde nicht einmal ein Jahr hält. Etwas länger, und es wäre vielleicht traurig, unvermeidlich oder »typisch für die jungen Leute, die sich auf nichts mehr einlassen können« gewesen, aber nach acht Monaten? Vielleicht keine schlechte Gelegenheit, sein bisheriges Leben einmal etwas genauer unter die Lupe zu nehmen.

Selbst ohne die zusätzliche Unannehmlichkeit einer gescheiterten Ehe wusste ich damals, dass ich an einem kritischen Punkt angekommen war. Zu lange hatte ich alles, was mir Angst machte, vermieden. Meine Welt war derart geschrumpft, dass ich das Gefühl hatte, zu ersticken. Trotz meiner sorgfältigen Strategien und Vorsichtsmaßnahmen (im Klartext: absolute Kontrolle über alles und irrationales Denken an allen Ecken und Enden – wie gesagt, eine echte Spaßkanone auf Partys) war nun das Schlimmste eingetreten. Das System, das ich mir seit meiner Kindheit aufgebaut hatte, hatte mich weder vor Schmerz noch vor Demütigung geschützt. Im Gegenteil, es hat sie sogar in hohem Maße befördert.

Nachdem mein Mann weg war und meine Schwester mich aus der Embryonalhaltung holte und mich zum Aufstehen zwang, ich weinte und betrank mich mehrere Tage lang. Ich erinnere mich an nichts aus dieser Phase. Dafür bin ich meinem Gehirn dankbar – dieses eine Mal hat es mir einen echten Gefallen getan. Wahrscheinlich habe ich viele Gespräche über Schlafen und Essen geführt, aber sicher weiß ich nur noch, dass ich mir eine ganze Staffel *Game of Thrones* ohne meine Schwester reingezogen hatte und sie deshalb sauer war.

Ich nahm mir einen Tag frei, aber dann ging ich wieder zur Arbeit, wo ich abwechselnd auf der Toilette weinte (mein Mann arbeitete für dasselbe Unternehmen – was für ein Spaß), stumm an meinem Schreibtisch saß und Dudelsackmusik über meine Kopfhörer hörte, um es zu ertragen, wenn er vorbeilief.

Das hat übrigens eigenartigerweise funktioniert – ich kann es allen empfehlen, die für irgendetwas Mut brauchen. »Highland Laddie« ist ein guter Einstieg.

Ich war wie gelähmt. Mir war klar, ich musste diese schmerzhaften, schwierigen Gefühle durchstehen, aber gleichzeitig machte ich mir Sorgen, dass ich mich nie davon erholen würde. Das Leben um einen herum geht weiter, egal, wie sehr die eigene Welt aus den Fugen geraten ist. Ich sah diese Normalität, aber ich wollte sie gar nicht. Bei der Arbeit ging ich davon aus, dass ich in ein paar Monaten die Trennung überwunden haben würde, befürchtete aber gleichzeitig, dass ich nach wie vor in meinem engen Zirkel eingesperrt sein würde, mit Angst und Depressionen als einzigen Wegbegleitern.

Es ist nicht schwer, so zu tun, als wäre alles in Ordnung – selbst wenn man an einer überwältigenden psychischen Krankheit leidet. Sogar zu meinen schlimmsten Zeiten schaffte ich es, meinen Job zu behalten, Witze zu reißen und gerade so häufig auszugehen, dass ich nicht als Einsiedlerin galt. Viele Menschen werden Experten darin und tricksen sich sogar selbst aus. Wahrscheinlich hätte ich ewig so weitermachen, mein reduziertes Leben führen und so tun können, als wäre das okay für mich. Aber etwas war zerbrochen, es ging nicht mehr. Ich hatte zu lange auf diese Weise gelebt, und nun war ich erschöpft.

Ich glaubte, als Versagerin entlarvt zu sein – ein feiges Kind, das so tut, als wäre es erwachsen, das in der Welt der Erwachsenen aber eigentlich nichts zu suchen hat. J. K. Rowling sagt, ihr Tiefpunkt sei der Grundstein für ihr heutiges Leben gewesen – weil ihre schlimmsten Befürchtungen bestätigt wurden, gab es keine andere Richtung mehr als aufwärts.[1] Ausnahmsweise verzeihe ich ihr das Klischee und gebe sogar zu – wenn auch etwas widerwillig –, dass etwas dran ist. Rowling hat eine magische Welt voller Zauberer erschaffen und ist auf diese

Weise eine der reichsten Frauen der Welt geworden. Mein persönlicher Tiefpunkt hat mich dazu gebracht zu joggen.

Nach einer Woche Singledasein hatte ich die Idee, ich könnte laufen gehen. In *Der Fänger im Roggen*[2] gibt es eine Stelle, in der Holden Caulfield plötzlich losrennt und achselzuckend erklärt: »Ich weiß nicht mal, warum ich überhaupt gerannt bin – wahrscheinlich war mir einfach danach.« Vielleicht hatte ich einfach nur die Schnauze voll davon, mich so verdammt elend zu fühlen, oder vielleicht wusste ich da schon, dass ich versuchen musste, etwas anderes auszuprobieren – auf jeden Fall hatte ich an dem Tag einfach Lust zu laufen.

Ich weiß bis heute nicht, warum ich mich in meinem Kummer ausgerechnet für diesen Weg entschieden habe. Ich hatte noch nie zuvor freiwillig irgendwelche körperlichen Anstrengungen auf mich genommen. Stattdessen hatte ich mein Leben lang den Drang wegzulaufen im Zaum gehalten – weg von meinem Geist, meinen negativen Gedanken, von den Sorgen, die sich auftürmten und verhärteten, Schicht für Schicht, bis ich nicht mehr gegen sie ankam. Vielleicht war das plötzliche Bedürfnis zu rennen ein körperlicher Ausdruck des Wunsches, meinem eigenen Gehirn zu entkommen. Ich wollte es diesmal wohl wirklich durchziehen.

Außerdem wollte ich unbedingt vermeiden, eine dieser stereotypen Frauen zu sein, die man mit einer Trennung verbindet und die eimerweise Eiscreme in sich reinschaufeln – ich war schon immer ein Fan schneller Lösungen. Die schlechten Gefühle und der Liebeskummer sollten sofort verschwinden. Und eine Trennung ist ein guter Zeitpunkt, um etwas Neues auszuprobieren. Mein zusätzlicher Antrieb war, dass ich die Ängste loswerden wollte, die mich mein Leben lang begleitet hatten. Ich hatte außerdem das Gefühl, dass mir langsam die Zeit davonlief, in der ich dies schaffen könnte. Ich stand kurz vor meinem dreißigsten Geburtstag und fürchtete, ich könnte die Trennung als Ausrede nehmen, mich noch mehr zurückzuziehen und mich aus Angst vor dem Leben noch mehr einzuschränken.

Ich war aber keinesfalls bereit, einfach in der Öffentlichkeit loszulaufen. Wenn man zu viel Angst hat, um in den Supermarkt zu gehen, werden einem solch grandiose Ideen rasch ausgetrieben. Ich rannte auch nicht – wie auf dem Höhepunkt eines Films – über eine Steppe oder durch strömenden Regen. In Wirklichkeit wusste ich nicht, was ich da tat, und fragte mich flüchtig, ob ich dabei war, den Verstand zu verlieren. Es war so ungewöhnlich für mich, so etwas zu wollen – aber während ich noch mit mir haderte, steckte ich den Schlüssel ein und band mir die Turnschuhe zu.

In ausgeleierten Leggings und T-Shirt ging ich zu einer dunklen Gasse, die eine halbe Minute von meiner Wohnung entfernt ist. Sie erfüllte zwei wichtige Kriterien: nah genug an meinem sicheren Zuhause und ruhig genug, dass mich dort keiner auslachen würde. Es war ein absurdes, leicht beschämendes Gefühl – als würde ich etwas Perverses tun, bei dem mich niemand beobachten sollte. Glücklicherweise war das einzige Lebewesen dort eine Katze. Verächtlich starrte sie mich an, als ich all meinen Mut zusammennahm, um mich in Bewegung zu setzen. Ich war dankbar, dass die Katze sofort verschwand. Und jeder Hinweis auf einen sich nähernden Menschen hätte mich sofort stoppen lassen. Bei dieser Art von Selbstbestrafung war ich zu verletzlich, um mich den Blicken Fremder auszusetzen.

Ich setzte die Kopfhörer auf, suchte nach passender Musik und entschied mich für einen Song mit dem Titel »She Fucking Hates Me« von einer Band namens *Puddle of Mudd*. Eigentlich nicht mein Geschmack, aber der Text war angemessen wütend und ich wollte nichts hören, was mich zum Weinen bringen würde (alles brachte mich zum Weinen). Der Song ist drei Minuten und einunddreißig Sekunden lang und die Zeile »She fucking hates me« wird so oft wiederholt, wie man es erwarten würde. Ich glaube, ich schaffte es, etwa dreißig Sekunden zu joggen, bis ich stehen bleiben musste, weil meine Waden schmerzten und meine Lunge brannte. Aber der Song kurbelte meine Adrenalinausschüttung an, also machte ich eine Minute Pause und startete einen neuen Versuch. Irgendwie gelang es mir, im Takt zu laufen, während ich stumm die vom Sänger gebrüllten Worte mitsang und mit verzerrtem Gesicht weitertrampelte. Ich schaffte unglaubliche drei Minuten in Etappen (fast den ganzen Song!), bevor ich aufgab und nach Hause ging. Fühlte ich mich besser? Nein. Hat es Spaß gemacht? Auch nicht. Aber ich hatte mindestens eine Viertelstunde lang nicht geweint, und das war schon eine ganze Menge für mich.

Zu meiner eigenen Überraschung beließ ich es nicht dabei. Ich wollte nicht weitermachen, es war schließlich ziemlich grauenhaft gewesen, aber irgendetwas in mir übertönte all meine Ausreden. Am nächsten Tag ging ich wieder zu der Gasse. Und am übernächsten auch. Diese ersten Versuche waren wirklich erbärmlich. Ein paar Sekunden, schlurfen, stoppen. Warten. Wieder los. Wenn jemand aus dem Schatten auftauchte, erstarren. Sich lächerlich fühlen. Trotzdem weitermachen. Immer im Dunkeln, immer im Geheimen, als wäre es etwas Verbotenes.

Ich hatte keine Ahnung, was ich da tat oder was ich mir von diesen Läufen in der Gasse versprach. Das Ergebnis war, dass ich in den darauffolgenden Wochen zu ehrgeizig wurde und sich viele kleinere Katastrophen ereigneten. Ich hatte *Shin splints*, was höllisch wehtat. Ich lief zu schnell, röchelte unkontrollierbar und musste stehen bleiben. Ich versuchte, einen Hügel hinaufzulaufen, musste mich aber geschlagen geben und den Bus nehmen, als klar war, dass der Hügel gewonnen hatte. Ich erlitt eine Panikattacke in einer dunklen Ecke des Parks bei mir in der Nähe, weil ich den Zeitpunkt des Sonnenuntergangs falsch eingeschätzt hatte und mir unvermittelt bewusst wurde, dass ich ganz allein war. Ich fiel hin und weinte wie ein Kind. Laufen fühlte sich an wie eine Sprache, die ich nicht beherrschte – und das nicht nur, weil ich extrem unsportlich war. Es schien etwas zu sein, das nur fröhliche, gesunde, muntere Menschen taten, keine neurotischen Raucher, denen alles Angst einjagte.

Mein Leben lang hatte ich dazu geneigt, alles, was ich nicht beim ersten Anlauf hinbekam, wieder zu lassen. Mir war peinlich bewusst, dass ich nicht gut lief. Ich wurde nicht einmal besser. Zu meinem eigenen leisen Erstaunen machte ich dennoch weiter. Zwei Wochen lang trottete ich die dunkle Gasse auf und ab. Und als ich schließlich gelangweilt statt verängstigt und atemlos war, lief ich ein Stückchen weiter. In den ersten Monaten blieb ich in den Straßen, die sich unmittelbar um meine Wohnung herum befanden – mein Gehirn war ständig damit beschäftigt, Fluchtwege auszumachen –, drehte meine Runden durch stille Straßen und zuckte zusammen, wenn Autos vorbeifuhren. Ich war langsam, traurig und wütend. Aber mir wurden zwei Dinge klar. Erstens: Wenn ich lief, war ich etwas weniger traurig. Mein Geist wurde ruhiger – ein Teil meines Gehirns schien abzuschalten oder zumindest für ein paar Minuten die Kontrolle abzugeben. Ich dachte nicht über meine Ehe nach oder über meinen Beitrag zu ihrem Scheitern. Ich fragte mich nicht, ob mein Mann glücklich war, gerade ein tolles Date hatte oder überhaupt nicht mehr an mich dachte. Die Erleichterung, die mir das bescherte, war gewaltig.

Zweitens, und noch wertvoller: Mir fiel auf, dass ich weniger verängstigt war. Bald gelangte ich in Teile der Stadt, die ich seit Jahren nicht hatte besuchen können, vor allem nicht allein. Ich rede hier nicht von Soho und den Menschenmengen dort, aber innerhalb eines Monats konnte ich immerhin über den Camden Market laufen, ohne mich zu fühlen, als würde ich in Ohnmacht fallen oder zusammenbrechen. Ich hätte das nicht gekonnt, wenn ich bloß langsam gegangen wäre – ich hatte es viele Male probiert, aber dann überfiel mich die Angst, ich bekam schweißnasse Hände und die Panik übernahm die Kontrolle. Irgendwie war es beim Laufen anders. Wenn das eigene Gehirn einem stinknormale Ausflüge verweigert, die andere ständig machen, streicht man sich den Tag rot im Kalender an, an dem man an Ständen vorbeilaufen konnte, wo »Nobody knows I'm a lesbian«-T-Shirts verkauft werden. Indem ich mich auf den Rhythmus meiner Füße auf dem Gehweg konzentrierte, achtete ich weniger zwanghaft auf meine Atmung, auf die vielen Menschen oder darauf, wie weit ich von zu Hause entfernt war. Ich konnte mich in einer Gegend aufhalten, die mein Gehirn eigentlich als »unsicher« abgespeichert hatte, ohne das Gefühl zu haben, jeden Augenblick umzukippen. Das war ein Wunder.

Joyce Carol Oates hat einmal beschrieben, wie das Laufen ihr das Schreiben ermöglicht, da »der Geist mit dem Körper fliegt.«[3] Ich verstehe das so, dass der Körper das Gehirn auf eine Reise mitnimmt. Der Geist sitzt einmal nicht am Steuer. Man konzentriert sich auf die brennenden Beine, die Bewegung der Arme. Man spürt den eigenen Herzschlag, den Schweiß, der einem in die Ohren tropft, die Art, wie der Oberkörper bei jedem Schritt hin und her schwingt. Hat man seinen Rhythmus gefunden, registriert man Hindernisse oder Menschen, denen man aus dem Weg gehen muss. Es springen einem Details an Gebäuden ins Auge, die einem nie zuvor aufgefallen sind. Man beschäftigt sich mit dem Wetter. Natürlich ist das Gehirn an all dem beteiligt, aber es ist nicht seine übliche Tätigkeit. Mein Geist, der es gewohnt ist, mir mit endlosen »Was, wenn«-Gedanken Angst zu machen oder mich voller Vergnügen mit ständigen Flashbacks meiner schlimmsten Erfahrungen zu quälen, hatte schlicht und einfach keine Chance gegen die Notwendigkeit, sich bei diesem Tempo zu konzentrieren. Ich hatte ihn wohl ausgetrickst, zermürbt oder ihm einfach eine neue Beschäftigung gegeben.

Viel wurde darüber geforscht, weshalb Laufen den Kopf freimacht. Das finde ich gut – ich würde gern genau wissen, weshalb es mein Leben verändert hat, aber ehrlich gesagt bin ich vor allem froh, *dass* es so gekommen ist. Studien zeigen, dass bei Menschen mit leichten kognitiven Einschränkungen und älteren Menschen nach Bewegung die Aktivität im Frontallappen – dem Bereich, der für Konzentration zuständig ist – ansteigt.[4,5] Bei der Forschung an Tieren wurde festgestellt, dass durch Bewegung neue Neuronen erzeugt werden – Zellen im Hippocampus, die mit Erinnerung und Lernen assoziiert sind.[6] Das alles ist faszinierend. Aber für mich kann nichts davon adäquat den Rausch wiedergeben, den der Sport einem verspricht – und der für die meisten von uns das Wichtigste daran ist –, das sogenannte *Runner's High*. (Menschen mit mehr Drogenerfahrung als ich können besser beurteilen, ob es mit einem eher … äh … entspannenden Rausch vergleichbar ist.) Dass etwa eine Stunde dynamischer Bewegung am Tag unsere gestressten, düsteren Gehirne beruhigen kann, ist eine verheißungsvolle Vorstellung, besonders für diejenigen, die seit Längerem anhaltend (sprich, schon unerträglich lang) mit Depressionen oder Ängsten zu kämpfen haben.

Das ist es, was ich gerade zu entdecken begann. Auch Wochen, nachdem meine Ehe zerbrochen war, litt ich immer noch. Bei der Arbeit ging ich regelmäßig auf die Toilette, um leise zu weinen. Sobald ich zu Hause ankam, schlüpfte ich in den Schlafanzug und ließ mich gleichgültig von allem berieseln, was im Fernsehen lief. Wenn ich ausging, trank ich zu viel und weinte wieder (weniger leise, sehr zur Freude meiner Freunde). Aber wenn ich lief, ließ ich all das hinter mir. Niemand legte voller Mitgefühl den Kopf schief oder machte mich mit einer Umarmung fertig. Man bemerkte mich nicht einmal. Ich verschmolz mit der Stadt – nur eine weitere lästige Läuferin in Neonklamotten. Zu Hause fühlte ich mich schrecklich einsam. Ich hatte mir angewöhnt, so ausgebreitet wie ein Seestern zu schlafen, damit ich nicht am Morgen auf die Seite rollte, die kalt und leer war und mich an alles erinnerte, was ich verloren hatte. Aber wenn ich morgens zu meinem ersten Lauf aufbrach, fühlte ich mich nicht mehr allein. Bald suchte ich mir kleine Herausforderungen: Heute läufst du zwei Minuten länger, morgen nimmst du die belebte Straße, die du seit Jahren vermeidest. Je häufiger ich das tat, desto mehr entdeckte ich die Stadt neu, in der ich lebte und von der ich trotzdem kaum etwas wusste – immerhin war sie lange Zeit ein Ort voller vermeintlicher Gefahren für mich gewesen. Ich lief die Holloway Road entlang und sah mir die oberen Stockwerke der heruntergekommenen alten Häuser an, in denen sich unten kleine Läden und Supermärkte befanden. Ich entdeckte Schienen, die sich versteckt wie Arterien durch die Stadt schlängelten. Ich lief an einem Kanal entlang und stieß auf Brombeerbüsche, Wildblumen und Entenbabys, die neben mir entlangschwammen. Die Panikattacken ließen nach. Nicht ein einziges Mal hatte ich den Drang, einen Fluchtweg zu finden; meine Füße hatten die Kontrolle übernommen und ich lief nicht davon, sondern lief, weil ich es wollte. Zum ersten Mal in meinem Leben nahm ich Dinge wahr, ohne dass in meinem Kopf ständig die Alarmglocken schrillten.

Es würde zu weit führen, wenn ich behaupten würde, dass ich mich beim Laufen wie ein Kind fühlte, aber ich empfand definitiv eine Leichtigkeit und eine Unbekümmertheit, die ich nur von jungen Menschen kenne (und Betrunkenen, aber die bereuen es später, was Kinder hoffentlich nicht tun). Das sollte eigentlich nicht überraschen; schon in jungen Jahren werden wir ermuntert zu hüpfen, springen, tanzen, laufen und Mannschaftssport zu treiben. Wie Louisa May Alcott schreibt: »Mich zu bewegen hat mir schon als Sechsjährige Vergnügen bereitet, wenn ich meinen Reifen ohne abzusetzen rund um den Dorfplatz trieb, genau wie später, wenn ich über dreißig Kilometer in fünf Stunden lief und am selben Abend auf eine Party ging. Ich habe immer gemeint, ich müsse früher einmal ein Reh oder ein Pferd gewesen sein, weil ich so unglaublich gerne lief.«[7] Instinktiv wissen wir, dass junge Menschen ihren Körper benutzen müssen, und das nicht nur für ihre körperliche Gesundheit. Es gibt nicht viele Studien darüber, und sie sind im Allgemeinen Querschnittsstudien, aber eine vom *National Institute for Health and Care Excellence* (NICE) über Kinder und sportliche Betätigung kommentiert die Ergebnisse einer Umfrage unter 933 Kindern. Demnach haben Acht- bis Zwölfjährige, die als nicht aktiv eingestuft wurden, und Kinder, die nicht die Standards für als gesund geltende körperliche Fitness erfüllen, im Gegensatz zu aktiven Kindern ein erhöhtes Risiko, Symptome einer Depression zu entwickeln.[8] Eine Analyse klinischer Versuche zu Sport und seinen Auswirkungen auf die depressive Symptomatik bei Teenagern zwischen dreizehn und siebzehn deutet anscheinend darauf hin, dass Bewegung ein wirksamer Behandlungsansatz ist.[9]

Ich selbst gab mir als jüngerer Mensch nie die Gelegenheit, diese Erfahrung zu machen. Es wäre zu einfach, allein die

Angststörung dafür verantwortlich zu machen, wenngleich sie sicher dazu beigetragen hat. Ich war rundlich, ziemlich unbeliebt und betrachtete Sport als einen ekelhaften Beliebtheitswettbewerb. Ich hoffe, dass sich die Dinge seit meiner Grundschulzeit geändert haben, aber ob man Sport trieb, war auch abhängig davon, welches Geschlecht man hatte. So gut wie nie waren Mädchen auf dem Fußballfeld zu sehen, und es wurde allgemein akzeptiert, dass wir uns in Gruppen auf den Sportplatz setzten, während die Jungen sich am Ball austobten. Der Unterschied ist nach wie vor deutlich – eine Studie des Robert Koch-Instituts zu Gesundheit bei Kindern und Jugendlichen in Deutschland zeigt, dass lediglich 22,4 Prozent der Mädchen und 29,4 Prozent der Jungen im Alter von drei bis siebzehn Jahren mindestens eine Stunde am Tag aktiv sind und damit die Bewegungsempfehlung der Weltgesundheitsorganisation erreichen.[10]

Mit steigendem Lebensalter nimmt die sportliche Betätigung der Kinder kontinuierlich ab.[11] Und dieser Rückgang setzte sich bei mir auf der weiterführenden Schule fort, wo wir auf ein durchnässtes Feld marschieren und Hockey spielen mussten (eben weil wir Mädchen waren – die andere Option wäre Korbball gewesen). Ich wurde ausnahmslos als Letzte gewählt und hielt mich so fern vom Geschehen wie möglich. Als wir etwas älter waren, stand uns auch ein unbegleiteter Gang durch den Park zur Auswahl. Da dabei a) Jungs und b) Zigaretten involviert waren, fiel mir die Entscheidung nicht schwer.

Die Organisation *Women in Sport* führte vor Kurzem eine Studie durch zur unterschiedlichen Sportlichkeit von Mädchen und Jungen. Das Ergebnis war, dass nur zwölf Prozent der Mädchen im Alter von vierzehn Jahren sich unter der Woche genügend bewegen.[12,13] Im Kontrast zu dieser miserablen Zahl sagten 67 Prozent der fünfzehnjährigen Mädchen aus, dass sie gern mehr Sport treiben würden, sie die zur Auswahl stehenden Sportarten jedoch entmutigten.

Der andere (und aus meiner Sicht traurigere) Grund, den sie angaben, war, dass Sport »unweiblich« sei. Ich erinnere mich gut an das Gefühl, dass Sport irgendwie nicht würdevoll oder elegant war. Man schwitzte und stöhnte dabei, das Gesicht war zu einer wütenden Fratze verzerrt, und es konnte gut sein, dass es peinlich endete – alles Dinge, die jeder Teenager klugerweise (oder vielleicht bloß instinktiv?) meidet wie die Pest.

Wenn Kinder keinen Ganztagsunterricht mehr haben, treiben sie unter Umständen noch weniger Sport. Klar, manche nehmen sich die Zeit, joggen oder gehen ins Fitnessstudio, aber es wird schwieriger. Und wenn man anfängt zu studieren, wird es noch unwahrscheinlicher, dass man die Zeit aufbringt – bei all der Arbeit und den ganzen Mottopartys, die man besuchen muss. Nicht ohne Grund gibt es das alte, aber wahre Klischee der *Freshers' Fifteen*, das besagt, dass man im ersten Studienjahr in der Regel fünfzehn Pfund zulegt. Das spiegelt meine Erfahrung wider: Aktiv zu werden bedeutete, sich irgendwann nach Mittag aus dem Bett zu wälzen und eventuell zum nächsten Laden zu laufen, um Zigaretten und Chips zu holen. Ziemlich normal für Studenten zu meiner Zeit. Dummerweise ist das auch das Alter, in dem Angsterkrankungen besonders heftig auftreten. Zwangsstörungen zum Beispiel entwickeln sich normalerweise bis zum zwanzigsten Lebensjahr.[14] Elemente dieser psychischen Probleme zeigen sich meist schon früher (Phobien zum Beispiel können bereits bei Siebenjährigen auftreten), aber als junger Erwachsener ist man leichte Beute für die schwereren Formen von Angst und Depressionen, und sie treffen einen mit voller Wucht. Das liegt nahe, schließlich ist dies die Zeit, in der plötzlich die geordneten Strukturen durch Schule und Eltern wegfallen, man gewöhnlich zum ersten Mal selbst für alles verantwortlich ist. Manche blühen dadurch auf, viele aber auch nicht. Ich gehörte zu Letzteren.

Es war mir gelungen, die Schule abzuschließen. Meine kindlichen Ängste hatten sich zurückgehalten. Umso härter traf es mich, als ich eines Tages in der Universität wie aus dem Nichts wieder mit ihnen konfrontiert war. Ich erlitt im Hof eine furchtbare Panikattacke. Die alten Gefühle traten so unerwartet auf, dass ich auf meine bewährte Vogel-Strauß-Taktik zurückgriff und versuchte, sie zu ignorieren. Anstatt mich zu fragen, warum es passiert war, vermied ich jeden Gedanken daran. Aber die Panik nahm in beängstigend kurzer Zeit massiv zu, und innerhalb von zwei Wochen entwickelte ich ein neues Symptom, das mir extrem unheimlich war: Dissoziation. Das Clevere (kein Kompliment) an einer Angststörung ist, dass sie einem, sobald man mit einer Sache zurechtkommt (nächtliche Schweißausbrüche, Panikattacken, Schwindel, Übelkeit, Kopfschmerzen – kommt alle zu mir, Freunde), die nächste vor die Füße wirft. Man kann dann mit Fug und Recht davon ausgehen, dass es diesmal noch schlimmer wird.

Dissoziation (oder Derealisation) ist ein Zustand, in dem die Welt plötzlich unwirklich erscheint. Oh, ich glaube, das klingt nicht annähernd so entsetzlich, wie es tatsächlich ist. Nicht nur die Welt fühlt sich plötzlich unwirklich an, auch die Menschen, die man liebt, wirken unecht, das eigene Zuhause hat etwas von einer Kulisse, der eigene Hund wirkt trügerisch, das eigene Gesicht wird einem fremd. Alles macht den Eindruck einer Inszenierung, alles wirkt falsch und einfach … nicht ganz richtig. Später erfuhr ich, dass Psychiater annehmen, es handle sich um eine Reaktion des Gehirns, wenn es von zu vielen Sorgen erschöpft ist – es macht sozusagen zu einem gewissen Grad die Schotten dicht. Eigentlich ist es also ein Schutzmechanismus, aber für mich fühlt es sich ein bisschen so an, als würde eine Freundin mit meinem Partner schlafen und mir erklären, sie habe es nur getan, um mir zu helfen. Besten Dank auch.

Was wäre passiert, hätte ich damals meine Turnschuhe geschnürt und versucht, diesen Gefühlen durch Laufen zu entkommen? Das habe ich mich seitdem oft gefragt. So einfach ist es natürlich nicht, und es wäre geradezu beleidigend und unverantwortlich auch nur anzudeuten, dass es das sein könnte. Laufen ist kein Allheilmittel für schwere psychische Erkrankungen – oder für sonst irgendetwas. Es ist wichtig, dies gleich zu Anfang deutlich zu machen. Aber ich denke häufig an die junge Frau, die ich damals war, und wünschte, ich könnte zurückgehen und andere Dinge ausprobieren, so wie viele meiner Freunde dies in schwierigen Phasen taten. Die Zeit zwischen zwanzig und dreißig ist zum Experimentieren da, zum Spaßhaben und dazu, alles zu genießen, was das Leben einem bietet – heißt es zumindest. Für viele ist es stattdessen eine Zeit massiver Unsicherheit, voller Schulden und dem Gefühl, nicht dazuzugehören – ein Jahrzehnt der Sorgen und Ängste. Ich tat also, was ich konnte. Ich brach das Studium ab, ging zu einem Psychiater und nahm die Antidepressiva, die ich rasch verschrieben bekam. Was wäre die Alternative gewesen? Zu diesem Zeitpunkt schlichen sich Suizidgedanken ein, und selbst durch mein extrem irreales Prisma konnte ich erkennen, dass solche Gedanken nur zu etwas führen würden, über das ich nicht genauer nachdenken wollte.

Trotz alledem hatte ich großes Glück – es ist sehr wichtig, dass ich auch das anerkenne. Ich hatte eine Familie, die zwar vielleicht nicht immer ganz verstand, warum ihre Tochter die ganze Zeit hysterisch weinte und sich weigerte vor die Tür zu gehen, die aber über die finanziellen Mittel verfügte, mich zu einem Psychiater schicken zu können. 78 Prozent der britischen Studenten gaben 2015 an, ein psychisches Problem zu haben, und 33 Prozent von diesen hatten Suizidgedanken.[15] Mein Hausarzt war freundlich, konnte mir aber nur anbieten, mich auf eine Warteliste für eine Therapie zu setzen; die Wartezeit betrug damals sechs Monate. Mehr als einer von zehn Betroffenen wartet zurzeit über ein Jahr darauf, irgendeine Art von Gesprächstherapie zu bekommen. Genauso viele müssen jede Hilfe aus eigener Tasche zahlen. Manche Universitäten bieten nun für Studenten mit Depressionen und Angststörungen Sportgruppen an (ergänzend zu den üblichen Gesprächstherapien). Es ist ermutigend, dass Experten für psychische Gesundheit das Körperliche und das Mentale in Verbindung bringen, auch wenn deren Zusammenhang noch nicht in Gänze erforscht ist.

Eine körperliche Aktivität wie Laufen hilft nicht nur bei Depressionen und Angst. Gut möglich, dass Sie gerade, während Sie dies lesen, etwas ähnlich Isolierendes erleben: Einsamkeit. Allmählich rücken die enormen Auswirkungen von Einsamkeit auf unsere geistige und körperliche Gesundheit in den Fokus. Dennoch scheuen sich immer noch viele Menschen zuzugeben, dass sie darunter leiden. Das Stigma, das die Einsamkeit umgibt, vermittelt uns das Gefühl, wir seien erbärmlich, nicht liebenswert, unpassend – und es kann wirklich schwer sein, sie zu überwinden. Man sagt, es sei hart, allein durchs Leben zu gehen. Allein zu joggen kann auch verdammt hart sein. Vielleicht hat das Konzept des *Parkrun* deshalb so einen durchschlagenden Erfolg. Jede Woche versammeln sich in 414 Parks im Vereinigten Königreich (und in vierzehn Ländern weltweit) Menschen, um zusammen zu joggen.[16] Wenngleich es für mich oft wichtig ist, allein loszuziehen, habe ich einige meiner besten Läufe mit meiner Schwester, einem Ex-Freund und mit neuen Freunden erlebt. Wir schleppten uns nebeneinanderher und wurden nach und nach immer vertrauter miteinander, während wir uns gegenseitig mitzogen. Es ist echt erstaunlich, wie nah man sich jemandem fühlen kann, wenn beide nicht mehr in der Lage sind, die Fassade aufrechtzuerhalten, weil sie hecheln und schwitzen.

Als ich dieses Buch schrieb, wurde von der *Glasgow Caledonian University* eine Umfrage unter mehr als 8000 Personen durchgeführt, um herauszufinden, ob Laufen einen glücklicher machen kann. Der verwendete Fragebogen war der sogenannte *Oxford Happiness Questionnaire*. Die Teilnehmer sollten die Fragen mithilfe einer Skala von eins (glücklich) bis sechs (extrem unglücklich) beantworten. Die *Parkrun*-Teilnehmer erzielten im Durchschnitt ein Ergebnis von 4,4 Punkten, während die übrige Bevölkerung im Mittel vier Punkte erreichte.[17] Das Gemeinschaftsgefühl beim Laufen mit anderen nahm einen hohen Stellenwert bei den Befragten ein. Sie gaben an, dass die Unterstützung und das soziale Element des gemeinsamen Laufens von unschätzbarem Wert sei.

Sara, die nach der Geburt ihres ersten Kindes an einer Wochenbettdepression litt, erzählte mir, dass das Laufen mit einer Freundin sie etwas aufgeheitert habe. Da war jemand, der sie abholte und dazu zwang rauszugehen, jemand, der sie antrieb und dafür sorgte, dass sie nicht aufgab, als sie selbst es vielleicht nicht geschafft hätte.

»Ich bin ein ziemlicher Solojogger und ziehe mich gern zurück, es gibt mir also viel, allein zu laufen. Gleichzeitig hat die Tatsache, dass mich eine Freundin (auf nette Art und Weise) dazu antrieb, wahrscheinlich wesentlich zu meiner Genesung beigetragen«, erzählte sie mir. »Möglicherweise wäre ich irgendwann selbst losgezogen, aber sie hat es definitiv beschleunigt. Und natürlich ist es unheimlich wichtig für eine gesunde Psyche, gute Beziehungen zu haben. Ich hatte immer geglaubt, die physische Seite des Laufens sei das für mich Entscheidende, weil ich geradezu süchtig danach werden kann, was es körperlich auslöst, aber mir ist klargeworden, dass ich ohne diese Freundin vielleicht gar nicht so weit gekommen wäre!«

Sehr viele Menschen, mit denen ich für dieses Buch gesprochen habe, hoben die soziale Komponente des Laufens hervor. Sich mit einem Partner oder Freund zu verabreden oder einfach nur unterwegs Leute zu treffen, kann sich heilsam auf die Isolation auswirken, die psychische Erkrankungen oft mit sich bringen. Selbst wenn man allein läuft, verbindet man sich mit der Außenwelt, und es verblüfft mich immer noch, wie stark die Wirkung ist, nachdem man tagelang mit niemandem gesprochen hat.

Neben dem Einfluss von Sport auf Depressionen und Angststörungen wurde in einigen spannenden klinischen Studien auch untersucht, ob Ausdauersport Menschen mit Schizophrenie helfen kann. Eine Studie der Universität Manchester von 2016 zeigte, dass die Symptome von psychotischen Patienten zu 27 Prozent zurückgingen, wenn sie Sport trieben.[18] Frühe Untersuchungen in den USA von Veteranen mit Posttraumatischer Belastungsstörung (PTBS) haben bewiesen, dass körperliche Betätigung Angst und die damit einhergehenden physischen Symptome reduziert. Die Ergebnisse bedeuten nicht, dass Therapien, Medikamente und sonstige unterstützende Strukturen irrelevant sind, aber sie lassen hoffen, dass es zusätzlich einiges gibt, was wir selbst tun können.

Die Tabletten, die ich nahm, waren definitiv hilfreich. Ich konnte mich wieder im Spiegel ansehen, ohne mich zu fragen, wer zur Hölle mich da anstarrte. Ich bekam einen Job, konnte wieder ausgehen (den Notausgang immer fest im Blick) und führte ein paar Beziehungen. Ich war notdürftig zusammengeflickt, aber mehr auch nicht. Ich war nicht geheilt, aber ich saß nicht mehr bloß stumpf vor Wänden oder hyperventilierte. Deshalb schluckte ich weiterhin die Pillen. Ich sage das nicht, um einen Einblick in meinen gar nicht so außergewöhnlichen Kopf zu gewähren, sondern um zu zeigen, wie leicht man auch nur das blasseste Abbild einer Normalität akzeptiert, wenn man an einer psychischen Krankheit leidet. Man gibt sich mit einer kleinen Leinwand zufrieden und tut so, als genüge einem der winzige Bereich, in dem man sich bewegen kann. Kein vergeudetes Leben, aber ein in vieler Hinsicht sehr reduziertes. Das kann sich okay anfühlen, aber auch unbefriedigend – wie ein Kompromiss, der einem einiges abverlangt. Etwas zu finden, das einen davon befreit, erscheint einem dann wie ein echtes Wunder. Für die einen sind das Medikamente, für andere ist es Meditation. Meine Mutter macht Yoga, wenn sie niedergeschlagen ist. Ein Kollege von mir stemmt Gewichte, um seine Depressionen in Schach zu halten, und ein Freund boxt, weil er damit seine maßlose Wut kontrollieren kann. Eine Bekannte von mir mit einer schweren bipolaren Störung glaubt, ihre Spaziergänge durch den Park würden jeden Tag ein kleines bisschen zu ihrer Rettung beitragen. Ich kenne sogar eine, die stickt, wenn die Angst sich aufbaut. Nach einem Jahrzehnt, in dem ich »irgendwie zurechtgekommen« bin, habe auch ich etwas gefunden, das mir tatsächlich aus diesem Zustand heraushilft: das Laufen.

Eines Tages, nachdem ich mich einige Monate vorsichtig in den Straßen in meiner unmittelbaren Umgebung ausprobiert hatte und meine Füße mit ihnen vertraut waren, beschloss ich, meinen Radius zu erweitern. Ich lief bis an meine eng abgesteckten Grenzen und dann darüber hinaus. Ich lief mitten in die Stadt, zu einer der Brücken, die über die Themse führen, und einen mit dem Versprechen von Luft und Licht auf die andere Seite locken, und überquerte sie ohne einen Blick zurück.

Mit der Sonne auf der Haut lief ich über eine weitere Brücke und über den Parliament Square, auf dem sich die üblichen Touristenmassen, Verkäufer und hupenden Autos drängten. Ich lief durch Soho, staunte über den Lärm, die Rikschas und Sex-Shops. Ich lief und lief wie ein neurotischer Forrest Gump, bis ich mein körperliches Limit erreicht hatte. Nun joggte ich zwar nicht mehr, dafür spazierte ich umher. Mein Magen fühlte sich ganz normal an, ich kontrollierte meine Atmung nicht – ich registrierte meinen Körper gar nicht. Ich konnte meine Umgebung betrachten und genießen. Ich war siegestrunken. Ich war … glücklich.

Wenn man etwas tut, das einem eine Pause von dem gewohnten Elend verschafft, kann es schwierig sein, nicht süchtig danach zu werden. Es ist allgemein bekannt, dass man nicht nur von Drogen und Alkohol abhängig werden kann, sondern – auf andere Weise zwar, aber dennoch – auch von Sport. Einen Glücksrausch, wie ich ihn an diesem Tag mitten in London erlebte, möchte man nicht ziehen lassen, und sei es nur für kurze Zeit. Hat man endlich etwas gefunden, bei dem man sich wenigstens halbwegs normal fühlt, gibt es scheinbar keinen Grund, nicht häufiger darauf zurückzugreifen. Sport ist schließlich gesund – ständig bekommen wir zu hören, wir sollten mehr Sport treiben: von Ärzten, den Medien und nun auch von Instagram-Stars und Vloggern, die Clean Eating und körperliche Höchstleistungen predigen. Aber für jemanden, der meint, eine Krücke zu brauchen oder etwas, das ihm das Gefühl von Verlorenheit nimmt, kann sich Sport schnell von einem Hilfsmittel zu einem Zwang entwickeln. Obwohl die Sportsucht vergleichsweise wenig erforscht ist, kam eine im Jahr 2013 von der Universität Nürnberg-Erlangen durchgeführte Studie zu dem Ergebnis, dass 4,5 Prozent der Ausdauersportler suchtgefährdet waren.[19] Manchmal ist es schwierig den

Punkt zu erkennen, an dem etwas, das einem eigentlich guttut, die Kontrolle über das eigene Leben übernimmt.

Jeder Mensch hat sein eigenes Maß dafür, wie viel zu viel ist, aber meine Kriterien wären unter anderem: Würdest du auf einen lockeren Abend unter Freunden verzichten, um vor einem geplanten größeren Workout keinen Kater zu haben? Isst du nie mit deinen Kollegen zu Mittag, weil du in dieser Zeit lieber laufen gehst? Bekommst du Panik, wenn am Wochenende eine Hochzeit ansteht, weil du dann eine Session im Fitnessstudio verpasst? Widerwillig würde ich zwei dieser Fragen bejahen (also mal ehrlich, ein Kater hält mich doch nicht vom Laufen ab). Zeitweise war das Joggen für mich zweifellos eine Obsession. Die unbändige Freude, die ich über das Ausbleiben von Panikattacken, irrationalen Gedanken und all den anderen Symptomen, die eine Angststörung mit sich bringen kann (es sind über hundert – wer bietet mehr?), empfand, war berauschend. Und wenn man das oft genug erlebt, wird es leicht, zu anderen Dingen Nein zu sagen. Online findet man auf Anhieb unzählige Geschichten von Menschen, die in ihrem Leben echte Opfer bringen, um regelmäßig Sport treiben zu können – Menschen, die dreimal am Tag Workouts machen. Wenn sie einmal Radfahren oder Schwimmen ausfallen lassen müssen, bekommen sie Panik, sind andererseits aber erschöpft von der Anstrengung, das selbstauferlegte Pensum durchzuhalten.

Laufen war etwas, das mir ermöglicht hat, ein Leben zu führen – ein normales Leben mit Freunden, neuen Erfahrungen und sogar Risiken. Es war ein wunderbares Mittel zum Zweck, aber es sollte nie komplett meinen Alltag bestimmen.

Wer jahrelang von verschiedenen Abstufungen der Angst beherrscht wurde, verteidigt alles mit Klauen und Zähnen, was einem auf die Beine hilft. Jedes normale Anzeichen für Panik oder ein flüchtiges Gefühl von Bedrohung kann einen umhauen und fürchten lassen, dass man zurück auf Los geschickt wird. Ich lief dann noch mehr – schnürte die Laufschuhe zweimal am Tag und pushte mich noch härter.

In solchen Zeiten hasste ich das Laufen. Ich fühlte mich wie ein Hamster, der sich freiwillig für ein neues Rad entschieden hat und nun nicht mehr davon runterkommt. Vielleicht hätte ich immer so weitergemacht, wäre nicht nach weniger als einem Jahr, nachdem mein Mann mich verlassen hatte, etwas Schlimmes passiert. Die Frau, die ich wie eine zweite Mutter liebte, die Frau, die mir meinen ersten Job gab und mich lehrte, wie eine Erwachsene zu leben, die mich in den Arm nahm, über mich lachte und vor Vergnügen quietschte, wenn ich Klatsch und Tratsch erzählte, diese Frau starb. Sie starb viel zu früh und nahm eine Lebensfreude mit sich ins Grab, die mir seither nie wieder bei einem Menschen begegnet ist. In den darauffolgenden Tagen und Wochen versanken wir Hinterbliebenen, die wir allmählich begriffen, was uns da genommen worden war, in Trauer. Ich lief in der Hoffnung, den Kummer zu lindern, in der Hoffnung, dass meine bombensichere Methode der letzten neun Monate auch diesmal wirken würde. Und es half tatsächlich. Es ist schwierig zu weinen, während man läuft: Zum einen würde man sich wie in einem Musikvideo aus den Neunzigern vorkommen – jemand rennt weinend in einem atemberaubenden Outfit durch einen Regenschauer –, zum anderen zwingt dich das Laufen dazu, zu verstehen, dass das Leben buchstäblich weitergeht, auch wenn du gerade denkst, das sollte es nicht, und wütend darüber bist. Ich bin nicht die Erste, die versucht hat, mithilfe des Laufens über einen großen Verlust hinwegzukommen. Der älteste Marathonläufer der Welt, Fauja Singh (jugendliche 108 Jahre alt), hat mit Ende achtzig angefangen zu joggen, um den Tod seiner Frau und seines Sohnes zu überwinden.

Aber obwohl das Laufen die Trauer dämpfte, zeigte mir ein trauriges Ereignis dieser Dimension, dass es seine Grenzen hat. Das war etwas, das ich lernen musste. Ich will nicht behaupten, dass der Verlust einer lieben Freundin etwas Positives mit sich bringen kann. Denn das kann es nicht. Aber ich begriff, dass ich keine Angst vor echter Trauer haben musste, dass es nicht nötig ist, sich vor ihr zu verstecken. Zu trauern bedeutet auch nicht unbedingt, dass die psychische Krankheit einen wieder überrollt oder dass man nie über den Verlust hinwegkommt. Man kann sich nicht vollständig gegen echten Kummer wehren, aber man kann lernen, den Unterschied zwischen natürlichen, berechtigten Emotionen (wie Trauer) und irrationalen, ungesunden (wie meine Form der Panik) zu erkennen. Ich schraubte mein überhandnehmendes Laufpensum zurück und erlaubte mir, manchmal traurig zu sein. Und so erinnerte ich mich wieder, warum ich inzwischen so gerne lief.

Laufen ist kein Wundermittel, und inzwischen ist mir klar: Ich kann nicht erwarten, dass es mich gegen die Traurigkeit schützt, die nun einmal zum Leben dazugehört. Aber in schwierigen Phasen und ohne es wirklich zu merken hatte ich eine Bewältigungsstrategie entwickelt, die mir, seitdem ich heulend am Boden lag und mich fragte, wie ich jemals wieder hochkommen sollte, jeden Tag geholfen hat. Es hat mich aus meinem selbstgebauten Käfig befreit, mir zu neuen Jobs verholfen, zu neuen Erfahrungen, zu Optimismus und der Zuversicht, dass ich mehr sein kann als bloß eine Frau mit einer lähmenden Angststörung. Es hat mir eine neue Identität gegeben, eine, in der ich nicht mehr in erster Linie auf Gefahr und Angst fixiert bin. Ich übertreibe nicht, wenn ich sage, dass ich dem Elend davongelaufen bin. Das Laufen hat mein Leben verändert.

2.

IN GESUNDHEIT UND KRANKHEIT

Ich laufe in einer Schleife durch die drei immer gleichen Straßen bei mir in der Nähe. Weiter weg kann ich nicht, falls ich eine Panikattacke bekomme. Mein sicheres Zuhause muss schnell erreichbar sein. Ich bin so langsam, dass ich von einem Hundebesitzer überholt werde, der seinen Hund ausführt, und ich bleibe ungefähr jede Minute stehen, weil meine Lunge brennt und meine Schienbeine schmerzen. Stimmen in meinem Kopf flüstern mir widersprüchliche Dinge ein: »Lauf weiter, heute ist es schon besser als gestern.« – »Warum versuchst du es überhaupt? Du bist richtig schlecht darin.« Und das Gemeinste: »Das bringt deinen Mann auch nicht dazu, dich zu lieben, weißt du.« Der Satz bleibt hängen und nimmt neue Formen an: »Du hast versagt. Die Angst ist dein Begleiter, hör auf, dagegen anzukämpfen. Ist dir nicht peinlich, was aus deinem Leben geworden ist?« Ich gebe mir wirklich Mühe, diese unbarmherzigen Gedanken abzuschütteln, aber es ist schwer. Meine Augen fühlen sich komisch an und meine Arme sind zittrig. Wie jeden Tag frage ich mich: Ist das die Angst oder etwas Schlimmeres? Ich weiß es nicht. Ich weiß nur, dass mein Körper wehtut und ich mich unzulänglich fühle. Meine Beine fühlen sich an wie Blei, ich bin nervös. Ich schaffe zwölf Minuten, dann gehe ich zurück nach Hause und frage mich, ob ich es überhaupt noch einmal tun kann, wenn es doch so schwer ist.

Dieses Buch handelt nicht von einer großen, gescheiterten Liebe. Es viele Jahre nach dem Ende meiner Ehe zu schreiben, fühlt sich fast verlogen an. Sie war so kurz, und im Nachhinein ein so großer Fehler. Aus der Distanz betrachtet war es bloß eine kurze Episode. Ich denke nicht einmal mehr viel daran. Aber ich bereue diese Erfahrung auch nicht gänzlich, denn dadurch war ich gezwungen anzuerkennen, dass etwas viel Größeres und Schlimmeres darauf wartete, in Angriff genommen zu werden. Sie war bloß ein Katalysator, der mich dazu gebracht hat, mich mit meiner Angststörung auseinanderzusetzen. In gewisser Weise bin ich ihr also sogar dankbar. Auf eine sehr seltsame Weise. Eigentlich geht es um eine ganz andere Form der Liebe – jetzt bitte dramatisch anschwellende Musik –, die Liebe zu mir selbst.

Da dieses Buch in großen Teilen von der Angst handelt, ist es wahrscheinlich sinnvoll sich anzuschauen, was das überhaupt bedeutet. Was es *wirklich* bedeutet. Denn die Gedanken, die sich jemand an einem müßigen Sonntagabend macht, stellen noch keine Angststörung dar. Und das ist nichts Schlechtes! Von Zeit zu Zeit besorgt zu sein, ist absolut normal, wir alle zerbrechen uns jeden Tag über unzählige Dinge den Kopf – über die Arbeit, unsere Beziehungen, Geld, darüber, dass Donald Trump Präsident der Vereinigten Staaten ist. Aber eine Angst*störung* ist eine ganz andere Hausnummer. Und obwohl ich einerseits froh bin, wie offen wir inzwischen darüber sprechen, denke ich andererseits manchmal, dass der Begriff etwas verwässert wurde. Es ist ja kein Wettbewerb – wenn eine Person von ihren Ängsten redet, sollte man das respektieren und zuhören, aber gleichzeitig wird das Wort etwas inflationär benutzt. Bestimmt sind die Übergänge fließend, aber ich vermute, wenn dir jemand Ängste offenbart, würdest du zunächst davon ausgehen, dass sich jemand einfach zu viele Sorgen macht.

In dem Versuch, aufrichtiger und weniger verschämt mit meiner wahnsinnigen Panik umzugehen, erzähle ich Menschen immer öfter von meiner Angststörung – von den Schrecken der Vergangenheit und ihren Überbleibseln. Aber vielleicht bin ich nicht freimütig genug, denn oft nicken die Leute nur, zeigen sich auf andere Weise verständnisvoll oder reagieren überhaupt nicht. Das erstaunt mich jedes Mal, denn ich denke, die meisten Menschen wären schockiert, wenn sie selbst erleben würden, wie seltsam und unerträglich es in meinem Kopf zugeht. Wirklich erleichternd ist es, mit anderen Betroffenen zu sprechen. Eine Freundin rief mich einmal an, um mir zu erzählen, sie sei zu dem Schluss gekommen, dass ihre Nachbarn hinter ihr her wären. Die Angst, die hinter diesem vagen, schrägen Gedanken steckte, war komplex und beeindruckend, aber ich *verstand* sie. Weil wir beide merkwürdige, beängstigende Gedanken haben, konnten wir einander von diesen irrationalen Obsessionen erzählen, ohne befürchten zu müssen, verurteilt zu werden.

Was ich damit sagen will: Eine Angststörung ist eine vielschichtige, chaotische und dunkle Angelegenheit. Sie besteht nicht nur aus Panikattacken oder der Angst vor überfüllten Orten – schlimme Dinge, die jedem einleuchten –, sondern im Ergebnis aus unbarmherzigen Wahnvorstellungen, schrecklichen Gedanken, anstrengenden Zwängen, physischem Unwohlsein und einer tiefen Traurigkeit. Während wir lernen, offener über psychische Krankheiten zu sprechen, müssen wir gleichzeitig deutlich machen, wie düster und bizarr sie sich äußern können. Fortschritt und Akzeptanz werden nicht nur erreicht, indem wir allgemein über geistige Gesundheit sprechen und Erfolgsgeschichten von überwundenen Leiden erzählen – wahres Verständnis kann nur erreicht werden, wenn wir darüber hinaus offen über die Hoffnungslosigkeit, die

Angst und die Hässlichkeit des Ganzen sprechen. Die Journalistin Hannah Jane Parkinson hat so ehrlich über ihr Leben mit ihrer bipolaren Störung geschrieben, dass man wirklich nachvollziehen kann, wie die Realität für sie aussieht. Sie tut es schonungslos und ohne Scham. »Einmal wurde ich zwangseingewiesen und verbrachte zweiundzwanzig Stunden auf einer ›psychiatrischen Abteilung‹ (sprich, in einem kleinen, stickigen Raum mit zwei Stühlen darin) und wartete auf ein Bett auf der Station (sie fanden schließlich eins in einer Zweigstelle). Danach wurde ich aus der Psychiatrie entlassen, die Therapie hörte abrupt auf und keine weiterführende psychiatrische Versorgung trat an ihre Stelle.«[20]

Eine Angststörung geht nicht einfach weg, sie kontrolliert dein Leben. Sie kommt mit zu Partys, gesellt sich im Urlaub mit den Liebsten dazu, legt sich zu einem in das vermeintlich sichere Bett. Sie beeinflusst den Alltag in einem Maß, wie normale Sorgen es nicht tun. Bist du nervös wegen eines Vorstellungsgesprächs, verschwindet die Nervosität normalerweise, wenn es vorbei ist. Die Sorgen von jemandem mit einer Angststörung hingegen vervielfältigen sich. Das Gespräch kann super gelaufen sein, aber die Ängste bleiben, blähen sich auf, mutieren. Sie haben einen im Griff, und der ist hart wie ein Schraubstock.

Menschen, die sich über etwas Bestimmtes Sorgen machen, können zutiefst verzweifelt sein, aber Menschen mit einer Angststörung werden in der Regel *immerzu* von einer diffusen Angst und Nervosität begleitet. Angenommen, jemand hat das Vorstellungsgespräch erfolgreich hinter sich gebracht: Menschen ohne Angststörung machen sich nachvollziehbare Gedanken über ihren ersten Tag im neuen Job – wie sie mit den Kollegen zurechtkommen oder mit den neuen Herausforderungen. Menschen mit Angststörung machen sich dagegen über einen Haufen Dinge Sorgen, die weder angemessen noch rational erscheinen. Wie sollen sie die Fahrt dorthin überstehen? Wie mit einer veränderten Routine umgehen? Werden sie vor den neuen Kollegen stolpern und hinfallen? Ob sie wohl am ersten Tag gefeuert werden können? Was, wenn sie eine Panikattacke im Büro bekommen? Was, wenn es brennt und sie nicht wissen, wo der Ausgang ist? Was, wenn der Hund stirbt, während sie nicht zu Hause sind? (Diese Angst hatte ich schon oft.)

Als ich auf die weiterführende Schule kam, hatte ich zuerst die üblichen Befürchtungen wegen meines ersten Schultags: wie ich Freunde finden sollte, ob der Unterricht zu schwer sein würde, wie ich mich einfügen würde. Aber innerhalb der ersten Tage überwältigten mich die Sorgen. Ich lag im Bett und machte mir Gedanken über den Schulweg, übers Zuspätkommen, darüber, niemanden zu kennen, und darüber, dass ich meine Eltern vielleicht nie wiedersehen würde (wie gesagt, die Ängste schießen wie Pilze aus dem Boden). In diesem Jahr weinte ich jeden Tag. Ich wollte nicht an den Ort, an dem ich so verängstigt und traurig war. Ich konnte mich nicht davon freimachen, und es wurde auch mit der Zeit nicht besser. Vielmehr nahmen meine Sorgen andere Formen an, hängten sich an andere Dinge, schlugen Wurzeln in meinem Kopf. Das war meine erste lange Angstepisode, und sie hat mich von allen am meisten verstört, weil ich erst elf war und überhaupt nicht wusste, was mit mir geschah. Eine enge Freundin, die ich mit dreizehn kennenlernte, erzählte mir später, sie habe ihrer Mutter gegenüber immer von »dem traurigen Mädchen« in ihrer Klasse gesprochen. Das war ich. Einen tollen Spitznamen hatte sie mir da verpasst …

Es gibt auch deutliche körperliche Unterschiede. Die üblichen Sorgen zeigen sich oft durch Magenschmerzen oder feuchte Hände, aber diese Symptome verschwinden in aller Regel, wenn die Situation überstanden ist. Menschen mit echten Ängsten haben unter einer ganzen Heerschar von Symptomen zu leiden. Die Angst kann sich auf Hunderte Arten und Weisen körperlich äußern – durch Schmerzen in der Brust, Schwindel, Kopfschmerzen und in anderen verrückteren Formen. Bei mir ist es ein zuckendes Auge, hibbelige Beine, rauschende Ohren und ein glühend heißes Gesicht – also nicht gerade das ideale Profil für eine Dating-Plattform.

In der Schule war mir oft unheimlich übel. Ich bekam Kopfschmerzen, mir war schwindelig und das Atmen fiel mir zunehmend schwer. Die ganze Zeit dachte ich, ich hätte ein Problem, bei dem der Hausarzt mir helfen könnte, und bettelte darum, nicht in die Schule gehen zu müssen. Ängste können so viele körperliche Symptome hervorbringen, da wundert es nicht, dass die Betroffenen häufig denken, sie seien schwer krank. Ich habe vorn geschrieben, die Angst sei schwer zu fassen. Hinterhältig. Sie kann unglaublich gut andere Krankheiten imitieren. Gesundheitssorgen können ungeheuer viel Raum einnehmen – viele Menschen halten ihre erste Panikattacke für einen Herzinfarkt oder einen Schlaganfall. Später glauben sie vielleicht, sie hätten einen Hirntumor, MS oder Parkinson. Die Liste ist endlos. Und Ängste um die Gesundheit sind nicht harmlos. Eine norwegische Studie hat gezeigt, dass Menschen, die darunter leiden, eine 73 Prozent höhere Wahrscheinlichkeit haben, im Laufe von zehn Jahren eine Herzkrankheit zu entwickeln als Menschen ohne diese Angst.[21]

Ängste und Sorgen sind verschiedene Monster. Es ist wichtig, das zu betonen, denn wenn wir psychische Krankheit besser verstehen und das damit einhergehende Stigma verringern wollen, müssen wir begreifen, wie schlimm die krankhafte Angst wirklich ist. Genauso wie man traurig sein oder den

»Babyblues« nicht mit Depressionen gleichsetzen kann, so bedeutet unter einer Angststörung zu leiden auch nicht bloß, dass man nun mal ein nervöser Mensch ist. Und diese Krankheit ist sehr, sehr verbreitet. Die wohl bekannteste psychische Erkrankungen betreffende Statistik ergibt, dass jeder Vierte irgendwann in seinem Leben psychische Probleme hat, aber dass die häufigsten Angst und Depressionen sind, ist wahrscheinlich nicht jedem klar.

Es *gibt* also andere Gründe, weshalb Menschen von Sorgen beherrscht werden, aber im Zusammenhang mit psychischen Erkrankungen ist eine Angststörung der Hauptfaktor. Bevor ich auf die verschiedenen psychischen Krankheiten eingehe, wollen wir kurz das Offensichtliche festhalten. Ich bin kein Experte für Psychiatrie, und wenn du befürchtest, an einer der folgenden Krankheiten zu leiden, GEH ZUM ARZT. Die Internetpräsenzen von gemeinnützigen Organisationen sind ebenfalls eine gute Quelle für konkreten Rat und Aufklärung – Links zu verschiedenen Websites finden sich hinten im Buch. Wie die Schauspielerin Carrie Fisher über ihre bipolare Störung sagte: »Die einzige Lektion für mich und jeden anderen auch ist, dass man sich Hilfe holen muss. Das ist keine harmlose Krankheit. Sie verschwindet nicht einfach.«[22]

Hier nun also die häufigsten Angststörungen[23] (der düsterste Trommelwirbel, den man sich vorstellen kann, bitte):

- Zwangsstörung
- Panikstörung
- Phobien – wie zum Beispiel Agoraphobie oder Klaustrophobie
- Soziale Phobien
- Posttraumatische Belastungsstörung (PTBS)
- Generalisierte Angststörung

Machen wir es uns gemütlich und sehen uns die mal genauer an!

Zwangsstörung

Mir ist wichtig, von Anfang an klarzustellen: Hierbei geht es NICHT UMS AUFRÄUMEN VON SCHRÄNKEN. Wenn mir noch einmal jemand leichthin von einer angeblichen Neurose erzählt, nur weil man zwanghaft seine Handtücher ordnet, verfolge ich diese Person bis in ihr Haus und falte all ihre Handtücher in diese furchtbar kunstvollen Schwanenskulpturen, wie man sie in schicken Hotels findet.

Entgegen diesem falschen Gebrauch ist eine Zwangsstörung eine wirklich gemeine Krankheit. Man geht davon aus, dass in Deutschland 1,9 Prozent der Bevölkerung an ihr leiden.[24] Sie tritt hauptsächlich in zwei Formen auf: als Zwangsgedanken und als Zwangshandlungen. Beiden gemeinsam sind intrusive, unwillkommene, furchteinflößende Gedanken. Das sind nicht bloß verrückte Bilder, die einem sonntagnachts um zwei Uhr in den Kopf kommen und für deren traumatisierende Wirkung man sein eigenes Gehirn hasst – wie zum Beispiel das Bild der eigenen Eltern, die miteinander im Bett sind (auch wenn ihr dafür mein vollstes Mitgefühl habt). Nein, diese Gedanken bleiben im Kopf »stecken«. An einem gewöhnlichen Dienstagnachmittag stellt man sich vielleicht plötzlich vor, man würde das eigene Kind umbringen oder vor einen Zug springen, und anstatt diese absonderlichen Einfälle als merkwürdige Regungen des Gehirns hinzunehmen, fixiert man sich darauf. Panik und Entsetzen, dass man so etwas Abscheuliches denken kann, erfüllen einen – bin ich ein Mörder? Will ich wirklich mein Baby umbringen? Der Schrecken breitet sich aus und die Furcht setzt sich fest. In manchen Fällen fängt man an zu grübeln und gerät immer tiefer in das Labyrinth abstruser Vorstellungen, während man sich bemüht, die Gedanken »auszuschalten«. Versuch einmal, mit einem erschöpften, panischen Gehirn zwölf Stunden am Stück darüber zu diskutieren, ob du wohl pädophil bist oder nicht, und dann sag mir, ob das ordentliche Aufreihen von Schuhen in dieselbe Kategorie fällt.

In ihrem autobiografischen Bericht über ihre psychische Krankheit, *Mad Girl*, beschreibt Bryony Gordon schmerzhaft genau, wie diese Zwänge die Kontrolle über sie gewannen. Ihre Phobie vor Keimen bedeutete, sie hatte »solche Angst vor Blut an meinen Händen, dass ich anfing, sie so oft wie möglich zu waschen, woraufhin sie ironischerweise rissig wurden und zu bluten anfingen.«[25] Später denkt sie, sie habe vielleicht jemanden umgebracht. So weit kann es ein Gehirn mit einer Zwangsstörung treiben. Einmal drehte ich mehrere Runden durch einen Kreisverkehr, weil ich glaubte, jemanden überfahren zu haben. Da war niemand. Das überzeugte mein Gehirn aber nicht.

Wenn man nicht versucht, diese schrecklichen Gedanken zu stoppen, muss man sie stattdessen vielleicht ausagieren. Das kann etwa folgendermaßen aussehen: Man stellt sich vor, die eigene Familie würde bei einem schlimmen Unfall sterben. Man bekommt Panik wegen dieses furchtbaren Gedankens und muss ihn irgendwie abstellen. Also fängt der Kopf an, mit sich selbst zu feilschen: *Wenn du den Lichtschalter fünfundzwanzig Mal an- und ausmachst, sobald du den Raum betrittst, stirbt niemand. Aber du darfst es nicht vergessen! Oh, du bist dir nicht sicher, ob du richtig gezählt hast? Dann mach es lieber noch fünf weitere Male. Und vielleicht solltest du sicherheitshalber noch eine zweite Maßnahme ergreifen. Wasch dir die Hände, bis sie wund, rissig und blutig sind. Irgendetwas stimmt immer noch nicht? Dann mach es noch einmal – wenn du es versaust, stirbt womöglich deine Familie.*

Mit neun Jahren machte ich mir Sorgen, meine Mutter könnte sterben, wenn sie unterwegs war und ich das Licht nicht richtig ausschaltete. Ich wusste gar nicht, was die »richtige« Methode war, aber ich war der Meinung, dass ich es dann »spüren« würde. Das bedeutete, dass ich stundenlang den Lichtschalter betätigen musste. Ja, das klingt bescheuert, aber ich war neun und hatte Angst, dass meine Mutter sterben würde. Hat man eine Zwangsstörung, bringt es nichts, so etwas rational zu diskutieren. Es ist die Krankheit. Das unauflösbare Gewirr im eigenen Kopf. Kein Wunder, dass man im englischsprachigen Raum auch von der *doubting disease*, der Krankheit des Zweifelns, spricht.

Übrigens: Auch ich mag es, wenn Handtücher ordentlich aufgehängt sind.

Für Menschen, die an einer Zwangsstörung ohne die physische Komponente leiden, stellt sie sich dar als irrationale Gedanken, die einem durch den Kopf schwirren. Maz (nicht sein echter Name) ist geschieden und seine Ex-Frau hat das Sorgerecht. Maz hat mir erzählt, dass ihn unbarmherzige Gedanken überfluten, seinen Kindern sei etwas zugestoßen: »Ich habe Bilder von Unfällen im Kopf, von meinen weinenden Kindern, von Beinaheunfällen mit Autos oder Balkonen oder was auch immer.« Wenn er seine Ex nicht erreicht, stellt er sich vor, dass sie gestorben seien. Seine Panik äußert sich körperlich, und das führt zu weiteren intrusiven Gedanken. Manchmal ist er überzeugt, dass seine Gedanken Vorahnungen sind oder sich bereits erfüllt haben, und fährt schnell zu seinen Kindern, um nach ihnen zu sehen. Die Erleichterung währt nie lange, und auch Beschwichtigungsversuche helfen meist nur begrenzt (um mich zu beruhigen, habe ich stundenlang Zwangsstörungen gegoogelt. Das hilft aber – wenn überhaupt – nur kurz und löst häufig neue Ängste aus.) Auch ohne äußere Zwangshandlungen versucht man ständig, den furchtbaren Gedanken etwas entgegenzusetzen, und das kann zu großer Erschöpfung und Verzweiflung führen. Maz fühlt sich, als wäre er bloß noch ein Schatten seiner selbst, wenn er im Bann der Zwangsgedanken ist: »Ich kann mich kaum artikulieren oder atmen, das Licht und die Luft am Morgen schmerzen und ich bin überzeugt, dass alles ein schlimmes Ende nehmen wird.«

Ich kenne diese Not. Manchmal wird das Grübeln so extrem, dass der Kopf anfängt zu springen – wie ein alter Plattenspieler, bei dem die Nadel hängen bleibt. Man ist geistig so erschöpft, dass man anfängt, Wörter, Sätze und Sprüche im Kopf zu wiederholen. Man findet keinen Ausweg aus dieser Schleife und verzweifelt. Das weckt wiederum Ängste, es folgen die körperlichen Symptome und Zwangsgedanken. Klingt es, als würde ich übertreiben? Wenn überhaupt, untertreibe ich etwas, weil der Platz für mehr nicht ausreichen würde.

Panikstörung

Sie ist durch Panikattacken gekennzeichnet – eine extreme Verzerrung der Kampf-oder-Flucht-Reaktion. Was das ist? Damit bezeichnet man das instinktive menschliche Verhalten, das von negativen Emotionen wie Angst ausgelöst wird. Selbstverständlich ist Angst ganz normal, wenn man in Gefahr ist. Wir haben diese Muster entwickelt, um bei einer Bedrohung schnell reagieren zu können: kämpfen oder weglaufen. Das Adrenalin, das in solchen Situationen ausgeschüttet wird, erlaubt es uns, uns schneller zu bewegen, es macht uns stark und unsere Handlungen präzise; manche glauben, die enormen Kräfte, die Menschen hin und wieder in Katastrophenfällen aufbringen, beruhten darauf – zum Beispiel wenn es eine

Mutter schafft, ein Auto anzuheben, um ihren darunter feststeckenden Sohn zu befreien. Das Phänomen hat einen tollen Namen: *hysterical strength*, hysterische Kraft.

Aber Panikattacken ereignen sich auch ohne irgendeine akut drohende Gefahr. Anscheinend werden sie durch einen Fehlalarm ausgelöst. Das daraufhin ausgestoßene Adrenalin und das Cortisol arbeiten gegen uns, lassen uns hyperventilieren, Schwindelanfälle bekommen und zittern, wenn die Angst vorüber ist. Die Gefahr wirkt jedoch so real, dass wir nur schwer glauben können, dass es gar nichts gibt, wovor wir uns fürchten müssten. *Die* Gelegenheit für weitere Panik.

Bevor ich auf die breitgefächerten Symptome dieser fürchterlichen Attacken eingehe, ist es vielleicht hilfreich, wenn ich an dieser Stelle beschreibe, wie es sich anfühlt, *tatsächlich* eine zu erleben. Meine schlimmste Panikattacke hatte ich in Finchley, im Norden Londons. Vermutlich hätte es überall passieren können. Ich war achtzehn und fuhr mit meinem Auto während eines starken Sturms über eine Kreuzung. Die Autos stauten sich und wurden langsamer. Wegen des strömenden Regens musste man durch eine Art See mitten auf der Straße fahren. Mein Herz raste und meine Haut fühlte sich plötzlich eiskalt an. Gleichzeitig war ich schweißgebadet. Während ich langsam auf den »See« zufuhr, dröhnte es in meinen Ohren, und ich verlor meine Sehfähigkeit. Punkte und Blitze tanzten vor meinen Augen, und ich bekam keine Luft. Wirklich. Ich konnte nicht atmen. Ich keuchte und rang nach Luft, aber in meiner Lunge schien keine anzukommen. Ich zitterte am ganzen Körper, und alles fühlte sich unwirklich an. Meine Beine und Arme waren wie losgelöst von meinem Körper und ich glaubte zu sterben, dort im Auto auf der sturmumtosten Straße. Natürlich starb ich nicht. Ich schaffte es über die Kreuzung und hielt am Straßenrand. Ungefähr zwanzig Minuten lang zitterte ich unkontrollierbar, weinte sehr viel und fuhr dann nach Hause. Dass ich diese Kreuzung jahrelang mied, muss ich wohl nicht erwähnen.

Eleanor Morgan, die Autorin von *Anxiety for Beginners*, beschreibt ihre erste Panikattacke noch eindrücklicher. Die erste ist die beängstigendste. Die, bei der du wirklich glaubst, du würdest sterben. Später weiß man vielleicht, dass das nicht geschieht, auch wenn der eigene Körper einen vom Gegenteil überzeugen will. Aber die erste … ist heftig. Morgan war in der Schule und lief zur Toilette, weil sie glaubte, sich übergeben zu müssen. Stattdessen fing die Toilettenschüssel an, sich um sie herumzubewegen und die Wände fühlten sich an »wie Mörtel«.

»Nichts ergab mehr Sinn für meine Sinne … Was, wenn nicht der Tod, sollte das Ende dieses körperlichen und geistigen Falls ins Bodenlose sein?«[26]

Genau wie bei Eleanor begannen auch Beths Panikattacken, als sie ein Teenager war. Sie erzählte mir, die Symptome hätten sie so erschreckt, weil sie sich – wie bei vielen am Anfang – wie die Zeichen einer körperlichen Krankheit anfühlten. »Lange glaubte mir eindeutig niemand, wenn ich versuchte zu erklären, wie ich mich fühlte. Als es anfing, hatte ich alle Symptome eines Schlaganfalls: meine Arme wurden bleischwer, mein Körper wurde stellenweise taub oder kribbelte, ich konnte nichts mehr sehen. Mein ganzer Organismus schien sich auszuschalten, und das machte mir Angst. Meine Beine werden wackelig, ich zittere, friere extrem, mir wird flau und schwindelig. Es kann mich bis zum nächsten Tag außer Gefecht setzen – ein Riesenspaß. Ich bin so angespannt, wenn es beginnt, dass ich die Effekte noch spüre, wenn die Attacke abgeflaut ist. Ich hasse es, die Kontrolle zu verlieren, deshalb versuche ich die Anfälle zu unterdrücken. Das ist meine Art, damit umzugehen. Aber es hat noch nie funktioniert.«

Auch Catherines Panikattacken begannen in der Schulzeit, und zwar zu einem besonders stressigen Zeitpunkt: während ihrer Abschlussprüfungen. Wie üblich zeigten sie sich zunächst sehr stark auf der körperlichen Ebene: »Als ich sechzehn war und noch nicht wusste, dass ich an einer Angststörung und Panikattacken litt, hatte ich körperliche Symptome – Herzklopfen, weiche Knie, verschwommene Sicht, Magenkrämpfe, Hyperventilieren etc.«, erzählte Catherine mir. »Als ich mehr über die Symptome und die Kampf-oder-Flucht-Reaktion lernte, wurden die physischen durch mentale Reaktionen abgelöst. Meine Panikattacken treten nun in Form von Anspannung und leicht verschwommener Sicht auf, Gedanken rasen mir durch den Kopf und ich fühle mich, als wäre ich nicht wirklich da.«

Bei einer Panikstörung hat man mehrere solcher Episoden am Tag – und sie können bis zu zwanzig Minuten oder sogar noch länger andauern. Dabei wäre eine solche Attacke beängstigend genug. Zittern, Atemprobleme, Schwindel, Schmerzen in der Brust, Todesangst. Das Tief, wenn das Adrenalin abflaut. Und dann überleg mal, wie weit du gehen würdest, um so etwas nicht noch einmal zu erleben. Genau wie ich damals nach der Panikattacke im Auto vermeiden Menschen, die unter solchen Anfällen leiden, häufig die Orte, an denen sie geschehen sind. Die Anzahl der »sicheren« Orte wird nach und nach immer kleiner. Zwar kommt es einem vielleicht so vor, als wäre es vernünftig, keine weitere Attacke zu provozieren, aber in Wirklichkeit verstärkt man so die Angst – man nimmt sie ernst. Ein Mensch mit einer Angststörung fürchtet sich ständig vor der nächsten Panikattacke. Zugleich quälen ihn aber auch allgemeinere Ängste, und das bedeutet, dass es für ihn überhaupt keine Sicherheit gibt.

Catherine hat herausgefunden, was ihre Attacken auslöst, und obwohl jeder anders ist, erkenne ich in ihren Beobachtungen viele meiner eigenen Trigger wieder: »Das Gefühl, keine Kontrolle zu haben oder über etwas Bestimmtes nicht genug zu wissen. Zum Beispiel: Mich auf den Weg in die Stadt machen, ohne einen Plan zu haben, wie ich wieder nach Hause komme, spontan sein oder unvorbereitet zu einem Seminar oder einer Prüfung in der Uni gehen. Mein zweites Thema hat anscheinend mit Gesundheit zu tun – manchmal bekomme ich Panikattacken im Zusammenhang mit Dingen, die sich ungünstig auf meine Gesundheit auswirken könnten, beispielsweise wegen der Nebenwirkungen von Antibiotika oder weil ich befürchte, ich könnte eine allergische Reaktion auf irgendetwas zeigen. Manchmal versetzt mich auch die Angst in Ohnmacht zu fallen in Panik. Wenn ich sehr hungrig bin oder zu viel Sport gemacht hab, kann ich eine Panikattacke haben, weil ich Angst habe, das Bewusstsein zu verlieren.«

Catherine hat immer noch Panikattacken, aber sie hat etwas getan, das ich in ihrem Alter versäumt habe: Sie hat sich früh Hilfe gesucht. Sie macht eine kognitive Verhaltenstherapie und wendet gezielt ihre Bewältigungsstrategien an, wenn sie merkt, dass eine Attacke im Anmarsch sein könnte:

»In dem Moment der Panik atme ich tief durch, trinke kleine Schlucke Wasser und sage mir: ›Da ist keine Gefahr, alles ist gut, ganz ruhig.‹ Wenn die Panik sehr schlimm ist, verlasse ich die Situation, aber normalerweise zwinge ich mich dazu, zu bleiben, es durchzustehen und mir selbst zu beweisen, dass die Auslöser meiner Angst in Wirklichkeit harmlos sind. Was die Vorbeugung angeht, achte ich vor allem darauf, dass mein Lebensstil insgesamt gesund und stressfrei ist – genug Schlaf, gutes Essen, Vitamine, Spaziergänge. An Phasen, in denen die Angst stärker in den Vordergrund rückt, erkenne ich, wenn ich mich zu sehr gefordert habe und mir Zeit für mich nehmen muss.«

Phobien

Fast jeder fürchtet sich vor irgendetwas Seltsamem. Nach Daten der Modulstudie zur psychischen Gesundheit des Robert Koch-Instituts leiden etwa zehn Millionen Menschen in Deutschland unter einer Angststörung.[27] Meine Mutter zum Beispiel hasst Ratten. Jahrelang durfte ich in ihrer Gegenwart nicht einmal das Wort aussprechen. Wir mussten »große Mäuse« sagen. Obwohl meine Mutter eine unglaublich starke, intelligente und furchtlose Frau ist, habe ich schon miterlebt, wie sie sich in ein kreischendes Nervenbündel verwandelte, wenn sie mit einer dieser »großen Mäuse« konfrontiert war. Ein Spaziergang auf dem Land vor einigen Jahren entwickelte sich zu einer schlechten Komödie, als wir zwanzig Meter vor uns eine Ratte sahen. »SAG IHR, SIE SOLL VERSCHWINDEN!«, schrie meine Mutter immer wieder, während sie mich am Arm gepackt hielt. Ich konnte nicht aufhören, über diese Bitte zu lachen, was wenig hilfreich war. Ich bin keine nette Tochter. Sie kann ihr eigenes Buch darüber schreiben.

Phobien können das ganze Leben beeinflussen. Meine Mutter kommt selten in Kontakt mit Ratten. Andere Menschen haben weniger Glück mit ihren Ängsten, und es kann ein unglaublicher Stressfaktor sein, sich einer Gefahr ausgesetzt zu sehen – ob diese Gefahr nun echt oder eingebildet ist.

In der Regel werden zwei Kategorien von Phobien unterschieden: die einfachen und die komplexen. Meine Mutter hat eine einfache Phobie. Phobien betreffen häufig Tiere, aber auch Höhen, Blut, Erbrochenes und Fliegen. Hat man vor etwas Bestimmtem Angst, tut man im Normalfall alles, um dem aus dem Weg zu gehen. Wenn du Angst vor Riesenspinnen hast und nicht gerade in Australien lebst, schränkt dich das nicht sonderlich ein, aber wenn es etwas ist, das man nicht immer vermeiden kann, wird deine Welt sehr schnell sehr klein. Mit achtzehn bekam ich plötzlich Flugangst. Vorher hatte mir das Fliegen nichts ausgemacht, aber auf einmal konnte ich kein Flugzeug mehr betreten. Ich hatte entsetzliche Angst. Dadurch verpasste ich fröhliche Familienurlaube, Abenteuer mit Freunden und arbeitsbedingte Reisen. Ab und zu unternahm ich mühselige Fahrten mit dem Zug und gab vor, es sei eine spaßige Fortbewegungsart, aber in Wirklichkeit war es absurd und schränkte mich ein. Allein der Gedanke an einen Flug ließ mich zittern.

Komplexe Phobien sind noch schwerer zu überwinden. Dieser Begriff bezieht sich meist auf Agoraphobie und soziale Phobien. Agoraphobie wird oft als Angst vor weiten, offenen Räumen interpretiert (einer Wüste? Der Mondoberfläche?), meistens ist aber eher die Angst gemeint, ohne eine Panikattacke irgendwo rauszukommen oder wenn keine Hilfe in Sicht ist. Menschen mit einer Angststörung suchen häufig im wörtlichen oder übertragenen Sinn einen Ausweg. Dies kann dazu führen, dass man in der Tube oder in einem gut besuchten Supermarkt unter Stress gerät. Auch jemand mit einer Agoraphobie kann unter Umständen nur ausgewählte Orte besuchen. Im schlimmsten Fall traut man sich gar nicht mehr aus dem Haus – weil man sich möglicherweise nur dort wirklich sicher fühlt. Eine Agoraphobie entwickelt sich in vielen Fällen nach einem traumatischen Erlebnis – wenn man im Aufzug steckengeblieben ist oder nachdem man einen Unfall hatte. Experten schätzen, dass in Deutschland etwa 2,6 Millionen Menschen zwischen 18 und 79 Jahren unter einer Agoraphobie leiden.

Vielleicht erinnert dich das an Klaustrophobie. Zwischen den beiden besteht jedoch ein kleiner, aber wichtiger Unterschied: Klaustrophobie ist die extreme Angst vor geschlossenen oder abgesperrten Räumen. Bei Agoraphobie hat man Angst vor jedem Ort, bei dem ein Entkommen schwierig werden könnte, was Panikattacken oder starke Angst auslöst.

Soziale Phobie

Eine soziale Phobie wird auch soziale Angststörung genannt. Genauso wenig wie Depressionen bedeuten, dass man ein bisschen traurig ist, verhält sich eine Person mit Sozialphobie bloß ein wenig schüchtern bei der Weihnachtsfeier im Büro. Es ist eine lähmende Krankheit. Sie kann sich in der Angst äußern, auf neue Menschen zu treffen, in der Angst vor öffentlichen Auftritten, in der Sorge, sich vor einem Publikum zu blamieren oder in Form von Panikattacken in Situationen, in denen man gezwungen ist, mit anderen Menschen in Kontakt zu treten. Im Vergleich zu nicht Betroffenen ist die Lebensqualität von Menschen mit einer sozialen Phobie geringer, ihr Alkohol- und Drogenkonsum und die Suizidrate sind höher. Man geht davon aus, dass in Deutschland etwa fünf von hundert Personen an einer sozialen Phobie leiden, und dass Frauen häufiger betroffen sind als Männer. Wahrscheinlich ist es nicht überraschend, dass sie sich häufig in der Jugend entwickelt und ohne Hilfe von außen kaum Aussicht auf Besserung besteht.

Ruchira erzählte mir, dass sie sich, seit sie sich erinnern kann, Sorgen darüber mache, was andere über sie denken. Das war schon immer unangenehm, aber erst an der Universität zeigte die Angst ihr wahres Gesicht: »Ich entschuldigte mich in Seminaren, hyperventilierte auf der Toilette und konnte nicht zurück in den Raum, ohne dass es wieder geschah. Das ist es, was ich das Aufflackern nenne – davor behinderte mich die Angst nur in geringerem Ausmaß, zum Beispiel war ich nervös in Menschenmengen, hatte Angst, man könnte mich anschauen, Angst davor, irgendetwas zu unternehmen – alles Dinge, von denen mir gar nicht klar war, dass sie ungewöhnlich waren oder dass ich sie auch ganz anders hätte wahrnehmen können.«

Sie erklärte, sie habe sich nie als jemanden betrachtet, der ein solches Problem haben könnte – aber wer tut das schon? »Ich bin eigentlich ein sehr offener, selbstbewusster Mensch. Wenn ich [früher] ausgegangen bin und neue Leute kennengelernt habe, hatte ich immer viel Spaß, deshalb hat mich der Gedanke, ich könnte eine soziale Angststörung haben, ziemlich geschockt. Eine Sozialphobie kann sehr unterschiedliche Formen annehmen. Bei mir ging es vor allem darum, wie ich im beruflichen Kontext oder aufgrund meines Aussehens eingeschätzt wurde. ›Ernst genommen werden‹ war ein großes Angstthema. Ich war zu der Überzeugung gelangt, dass ich mein jung wirkendes Gesicht kompensieren oder den Gedanken der Leute über mich, bevor sie mich richtig kennenlernten, entgegenwirken müsste.«

Ihre Angst wurde schließlich so stark, dass sie Hilfe suchte, aber bis dahin dauerte es eine Weile. »Damals verließ ich kaum noch das Haus und hatte zum ersten Mal wirklich einen Tiefpunkt erreicht. Die kognitive Verhaltenstherapie hat mir deutlich gemacht, dass vieles davon mit der Angst zu tun hat, ich könnte vor den Augen aller sterben oder in Ohnmacht fallen, wobei ich mir vorstellte, dass mich jeder verurteilen würde. Diese Mischung aus Panik und Sozialphobie – die sich über Jahre unkontrolliert entwickeln konnte – führte dazu, dass ich mich nicht mehr in Menschenmengen aufhalten, in die Tube steigen, Essen bestellen oder sonst irgendetwas tun konnte, ohne eine Panikattacke zu bekommen. Die Therapie hat mir wirklich geholfen – und Citalopram [ein Serotonin-Wiederaufnahmehemmer].«

Wie man sieht, ist eine soziale Phobie absolut nicht das Gleiche wie Schüchternheit.

Posttraumatische Belastungsstörung (PTBS)

Das *Diagnostic and Statistical Manual of Mental Disorders* (DSM; zu Deutsch: diagnostischer und statistischer Leitfaden psychischer Störungen) enthält Definitionen von psychischen Erkrankungen. Darin wird erklärt, dass die PTBS durch das Miterleben von Tod oder angedrohtem Tod ausgelöst wird, von schweren Verletzungen oder sexueller Gewalt. Unabhängig von seinem Auslöser erzeugt das Trauma extreme Verzweiflung und schränkt die soziale Interaktion eines Menschen sowie seine Fähigkeit, zu arbeiten oder in anderer Weise ein normales Leben zu führen, signifikant ein.

Die PTBS verbindet man im Allgemeinen mit Kriegsheimkehrern, und sie ist unter verschiedenen Bezeichnungen überliefert – aus dem Amerikanischen Bürgerkrieg als »heart shock«, Herzschock, aus dem Ersten Weltkrieg als »Kriegszittern«, aus dem Zweiten Weltkrieg als »Kriegsmüdigkeit«.[28] Aber mittlerweile weiß man, dass auch Menschen, die sexuell missbraucht wurden, andere Formen der Gewalt erfahren, Unfälle, eine traumatische Geburt oder Katastrophen erlebt haben, eine PTBS entwickeln können. Zu den Symptomen einer PTBS gehören wiederholte Gedanken an den Angriff oder den Vorfall, Albträume, das Meiden von Gedanken und Situationen, die etwas mit dem Auslöser zu tun haben, ein Gefühl von Unsicherheit, Panikattacken, Schlafprobleme und Konzentrationsschwierigkeiten. Studien zufolge sind in Deutschland geschätzt 1,5 Millionen Menschen davon betroffen. Bislang ist nicht geklärt, warum manche eine PTBS entwickeln und andere nicht.[29]

Die Betroffenen wissen nicht nur genau, was der Auslöser ist, es kann auch sein, dass sie das Ereignis durch Flashbacks, bei denen ein Wort, ein Geruch oder ein Geräusch die traumatisierende Situation wieder wachruft, erneut durchleben.

Verständlicherweise tun Menschen mit PTBS sehr oft alles, was in ihrer Macht steht, um jeglichem Trigger aus dem Weg zu gehen. Sie ändern ihre Gewohnheiten oder schränken ihren Radius ein. Sie werden extrem wachsam, sind immer auf der Hut vor Gefahren. Der Druck, den das erzeugt, kann starke Ängste verursachen.

Seit einiger Zeit werden verschiedene Formen von PTBS definiert, um den unterschiedlichen Ausprägungen gerecht zu werden. Das sind unter anderem:

PTBS mit verzögertem Beginn. Treten die Symptome mehr als sechs Monate nach dem traumatischen Erlebnis auf, bezeichnet man das als »verzögerte PTBS« oder »PTBS mit verzögertem Beginn«.

Komplexe PTBS. Sie entsteht durch ein chronisches Trauma oder Missbrauch über einen längeren Zeitraum. Jemand, der jahrelang Opfer von häuslicher Gewalt war, kann zum Beispiel an einer »komplexen PTBS« leiden.

Wie bei allen psychischen Problemen leben die Betroffenen auch hierbei unter Umständen jahrelang mit den Symptomen, bis eine Diagnose gestellt wird. Bei Nicola wurde als Erwachsene eine PTBS diagnostiziert, nachdem sie in ihrer frühen Jugend von ihrem Vater sexuell missbraucht worden war. Sie versank erst in einer Depression, als sie ihren Job in der Royal Air Force aufgab und wieder in ein ziviles Leben zurückkehrte. Ihr wurde eine psychologische Beratung angeboten, aber sie fand es schwer, über das zu sprechen, was ihr angetan worden war – unter anderem, weil ein Therapeut nicht »weiß, wie es ist, das durchzumachen«.

Die Angst vor Stigmatisierung ist bei Menschen mit einer

PTBS weit verbreitet. Opfer von sexuellem Missbrauch wie Nicola lassen sich zum Beispiel häufig durch Beschuldigungen und aus Angst, ihnen werde nicht geglaubt, davon abschrecken, so früh wie möglich Hilfe zu suchen. Hinzu kommen Scham- und Schuldgefühle, unter denen viele PTBS-Betroffene leiden.

Zum Glück habe ich selbst keine Erfahrung mit dieser schrecklichen Krankheit, aber das Phänomen der Hypervigilanz, der erhöhten Wachsamkeit, ist mir vertraut. Nachdem ich vor einigen Jahren gestalkt wurde, sagte man mir bei einer Beratung, die von *Victim Support* (einer gemeinnützigen Organisation, die Opfer und Zeugen von Verbrechen unterstützt) gestellt wurde, einige meiner Symptome könnten auf PTBS hindeuten. Ich hielt das nicht für wahrscheinlich, da ich nicht in dem Maße litt, wie ich glaubte, dass Menschen mit PTBS es tun, aber ich war definitiv extrem wachsam – ich rechnete an jeder Ecke mit Gefahr und hielt überall Ausschau danach. Ich sah immer wieder unter dem Bett nach, schloss Türen zu und wieder auf, testete meinen Alarm und war nervös – bei jedem Geräusch und jeder Bewegung zuckte ich zusammen. Außerdem war meine Angst wieder sehr stark, ich hatte die gewohnten Symptome hoch zehn. Bei allen Angststörungen kann es schwierig sein, die richtige zu identifizieren. Wenn du glaubst, unter PTBS zu leiden, gibt es viele Anlaufstellen: als Erstes der Hausarzt, aber auch gemeinnützige Organisationen für psychische Krankheiten und auf Traumata spezialisierte Therapeuten. Ein paar Links habe ich am Ende dieses Buches aufgeführt.

Generalisierte Angststörung (GAS)

Hallo, alter Freund! Eine generalisierte Angststörung ist so ziemlich das, wonach es sich anhört – eine unbestimmte, aber ausgeprägte Angst, die sich nicht einfach so abschütteln lässt. Fast drei von hundert Menschen in Deutschland sollen darunter leiden[30], und laut *DSM-5* (der fünften Auflage des oben bereits erwähnten bekanntesten diagnostischen Handbuchs für psychische Erkrankungen in den USA) ist die Zeit, die jemand leidet, bevor er diagnostiziert wird, ausschlaggebend – es veranschlagt mindestens sechs Monate –, um zwischen normalen Sorgen wegen eines bestimmten Lebensumstands und Ängsten zu unterscheiden, die nicht vergehen, egal, was passiert. Bei Letzterer macht man sich auch dann Sorgen, wenn nichts Schlimmes geschehen ist, oder auf eine Art und Weise, die in keinem Verhältnis zum tatsächlichen Risiko steht. Hat man eine Befürchtung im Griff, taucht eine neue auf – und der Kopf malt sich in jeder Situation immer sofort das schlimmste Szenario aus.

Diese Sorgen haben in aller Regel auch körperliche Auswirkungen. Man »spürt« zum Beispiel eine Bedrohung, hat Kopfschmerzen, leidet an Schlaflosigkeit oder ist die ganze Zeit müde und schlapp. Andere spaßige Symptome einer generalisierten Angststörung, die ich selbst hatte, sind ein extremes Kurzzeitgedächtnis, Schwierigkeiten, sich auf irgendetwas zu konzentrieren, und große Gereiztheit sich selbst und anderen gegenüber. Es gibt zahllose weitere Anzeichen, die ich manchmal zur Belohnung auf dubiosen Internetseiten nachlese (Scherz: Ich mache das, um irgendwelche Schmerzen, die ich habe, abzuhaken). Die Krankheit betrifft mehr Frauen als Männer und geht manchmal mit Depressionen einher – was eine Behandlung noch wichtiger macht.

Über Stress in unserer modernen Welt wurde viel geschrieben. So gehen 11 Prozent aller Fehltage in Deutschland wohl auf psychische Belastung zurück.[31] Ständig wird uns suggeriert, dass unser Leben voller Probleme ist: Geld, Arbeit, Familie und Freundschaften. Die daraus resultierenden, sich auf sehr reale Themen beziehenden Sorgen können die entspannteste Person nervös machen. Bei einer GAS sorgt man sich jedoch *extrem* darüber – und dazu noch über zahlreiche andere Dinge, die im Kielwasser der ursprünglichen Angst kommen. Ich kann mir ohne Probleme stundenlang Gedanken über Geld machen, was wie eine berechtigte Sorge erscheint, aber in meinem Kopf bin ich schon bankrott, total aufgeschmissen und werde von Gläubigern gejagt. Zudem überfallen mich plötzlich Ängste bezüglich meiner Gesundheit, darüber, dass ich jemanden bei der Arbeit beleidigt haben könnte, ob ich die Kerze ausgeblasen habe, oder vielleicht fange ich sogar an zu glauben, ich würde an einer schweren Krankheit leiden. Eine Angst löst die andere ab, bis einem der Kopf schwirrt vor lauter Ängsten und man fast verzweifelt. Es ist ein Gewirr, das sich in Lichtgeschwindigkeit entwickelt – man weiß nicht, wo man anfangen soll, das Chaos aufzudröseln.

David hat eine generalisierte Angststörung und lebt damit, seit er denken kann. »In den schlimmsten Phasen äußert sie sich physisch und psychisch. Ich bin körperlich angespannt, habe schweißnasse Hände, bin ruhelos und kann mich nicht lange konzentrieren. Wenn ich mir über etwas Gedanken mache, habe ich starke Magenschmerzen, Herzklopfen und ich schwitze. Mental und emotional manifestiert sie sich als ständige Sorge, Gedankenrasen – die Unfähigkeit, Dinge rational zu erklären oder mit Unsicherheit zu leben. Wenn ich zum Beispiel nicht weiß, wie ein Meeting auf der Arbeit laufen wird, beschäftige ich mich den ganzen Tag manisch damit und kann mich auf nichts anderes fokussieren, bis ich es weiß. Ich habe bestimmte Phobien – Flugangst, Angst vor einer Lebensmittelvergiftung und allgemein vor gesundheitlichen Problemen. Es ist alles in allem wirklich sehr anstrengend.«

Anstrengend, weil der Körper versucht, eigentlich überflüssiges Adrenalin aufzubringen. Die Freisetzung von Adrenalin durch eine generalisierte Angststörung ist enorm. Ich lege mich dann in der Regel ins Bett und versuche, es wegzuschlafen. Aber wenn es besonders schlimm ist, habe ich die Energie einer jungen Gazelle. Ich könnte stundenlang Hampelmänner machen, wenn ich nicht so sehr damit beschäftigt wäre, mich furchtbar zu fühlen, die Haut um meine Nägel herum abzuknabbern und mit den Füßen zu wippen, während nichts meine Aufmerksamkeit länger als eine halbe Minute halten kann. Es überkommt dich wie eine wilde Welle, die alles mit sich reißt und deren Kraft erschreckend ist. Beim Aufwachen spürt man zuerst im Bauch, wie das Adrenalin in einen hineinrauscht, ehe es bis in die Kehle dringt, wo es vor einer nahenden Gefahr warnt. Adrenalin ist eine super Sache bei echten Katastrophen, aber schlecht, wenn eigentlich nichts Besorgniserregendes passiert. Es erzeugt ein sehr reales Gefühl, so real, dass es schwer zu ignorieren ist – also nimmt man es ernst. Irgendetwas stimmt nicht. In einer echten Gefahrensituation hilft einem Adrenalin (genau wie seine hässlichen Schwestern Noradrenalin und Cortisol) vielleicht, mit Herkuleskräften ein Kind aus einem brennenden Haus zu holen. Im Falle einer Angststörung fühlt man sich bloß körperlich krank – wie ein schwitzendes, zitterndes Nervenbündel, dem darüber hinaus auch noch übel ist. Das erzeugt einen Teufelskreis – man spürt die Angst im ganzen Körper, und dieses Adrenalin kann eine Panikattacke auslösen. Wenn es vorbei ist, sucht man Gründe, weshalb es passiert ist – und auf der Suche nach berechtigten Gründen gerät man in die Falle des Grübelns und obsessiver Gedanken. Man kann sehr viel Zeit damit verbringen, Angst vor einer erneuten Panikattacke zu haben, was wiederum zu erhöhtem Adrenalinausstoß führt … und so weiter und so fort.

Das andere Symptom einer generalisierten Angststörung, das mich immer völlig fertigmacht, ist die scheinbare Ahnung einer *gewaltigen* Bedrohung, die einen überfallen kann. Ich erinnere mich an einen Besuch in einem Supermarkt mit meiner Mutter vor ein paar Jahren, als ich plötzlich das Gefühl hatte, die Welt stünde kurz vor ihrem Zusammenbruch. Die Farben in dem Laden erschienen mir falsch, alle Menschen wirkten finster und unfreundlich. Ich spürte förmlich, wie meine Emotionen in den Keller gingen, als hätte ein Dementor aus *Harry Potter* jegliche Freude aus mir herausgesogen. Wie aus dem Nichts erfüllte mich ein entsetzliches Grauen, während alle um mich herum einfach nur ihre Wocheneinkäufe erledigten. Dieses apokalyptische Gefühl ist extrem unheimlich – es fühlt sich so an, als *müsse* es einen Grund dafür geben. Genau wie bei einem Adrenalinschub kann man sich kaum davon freimachen und es der Angststörung zuschreiben, wenn alles in einem vor einer Gefahr warnt.

Diese Katastrophenahnung ist nicht nur mir oder anderen Betroffenen des einundzwanzigsten Jahrhunderts bekannt. Bereits 1733 schrieb der Londoner Arzt George Cheyne ein Buch mit dem Titel *The English Malady* über seine eigene Angst. Er beschreibt darin »Furcht, Grauen und Entsetzen«.[32] Er hat es zwar nicht im Supermarkt um die Ecke erlebt, aber die Gefühle waren anscheinend dieselben.

Ich habe einige der am häufigsten auftretenden Angsterkrankungen beschrieben. Aber vielleicht leidest du nicht an dem Weltuntergangsgefühl, den Panikattacken oder dem seltsamen Augenzucken. Das bedeutet nicht automatisch, dass du keine Angststörung hast oder dass dein Erleben unnormal ist. Allein über die verschiedenen Symptome könnte ich ein ganzes Buch schreiben oder eine Doktorarbeit ausschließlich über all meine bisherigen wahnsinnigen Gedanken und Neurosen verfassen. Das würde allerdings niemand lesen, wahrscheinlich nicht einmal ich selbst. Ich erwähne das nur, damit du weißt: Selbst wenn du dich in dem Beschriebenen nirgends wiederfindest, heißt das nicht, dass deine Angst weniger schrecklich ist oder dein Leben weniger beeinträchtigt, als es bei anderen der Fall ist. Beim Thema psychische Gesundheit geht es nicht darum, einander zu übertrumpfen (obwohl ich früher gerne Quartett gespielt habe – ja, so alt bin ich schon), und wenn die Angst mir irgendetwas Positives gebracht hat, dann ist es mehr Empathie für andere, die im Leben zu kämpfen haben. Wir alle haben irgendwann einmal psychische Schwierigkeiten. Spiele deine nicht herunter und vergleiche sie nicht mit denen anderer. Auch wenn du eine liebevolle Familie und einen guten Job hast, bedeutet das nicht, dass du über deine psychischen Probleme schweigen musst – egal, wie vernachlässigbar sie dir erscheinen. Du weißt am besten, wenn sich deine Gedanken falsch anfühlen, und wenn das so ist, hol dir Hilfe. Ohne Gegenmaßnahmen – welche auch immer das für dich am Ende sein mögen – verschlimmern sich Angststörungen meist. Mir haben Therapie, Medikamente und Laufen geholfen. Für dich sind es vielleicht andere Dinge, aber versuche ernsthaft herauszufinden, was das sein kann. Das ist das Beste, was du für dich, aber auch für alle, die dir nahestehen, tun kannst.

Angststörungen sind nichts Neues. Schon in der römischen und griechischen Literatur des Altertums kommen sie vor. Im 17. Jahrhundert schrieb der Gelehrte Robert Burton aus Oxford in seinem Buch *Die Anatomie der Melancholie* über die Angst, was man nicht heilen könne, müsse man ertragen[33] – was auch heute noch zutrifft. Panikattacken wurden im 18. Jahrhundert als »Panphobien« bezeichnet, und im englischen Sprachgebrauch hat sich der Ausdruck »attacks of the vapours« aus der Zeit erhalten, in der Ohnmacht und Hysterie noch mit Riechsalz bekämpft wurden. Im Jahr 1869 beschrieb der amerikanische Arzt George Miller Beard die Neurasthenie – die Nervenschwäche – als eine zunehmend in der Mittelschicht verbreitete Krankheit.[34] Er glaubte, die Menschen wären von der schnellen Entwicklung der Gesellschaft überfordert. Dabei hatte der Gute wohl keine Vorstellung davon, wie schwer es heute ist, ohne Smartphone, Kreditkarte oder Mathestudium eine Parkuhr zu benutzen.

Sigmund Freud schrieb, »dass das Angstproblem ein Knotenpunkt ist, an welchem die verschiedensten und wichtigsten Fragen zusammentreffen, ein Rätsel, dessen Lösung eine Fülle von Licht über unser Seelenleben ergießen müsste«.[35] Er dachte viel über dieses spezifische psychische Problem nach und glaubte anfangs, eine Angststörung habe mit dem Geburtstrauma zu tun. Später brachte er sie auch mit dem Todestrieb oder einer bestimmten Form verborgener Aggression in Verbindung. Vor allem aber war er der Meinung, sie hänge mit der Hilflosigkeit von Babys zusammen, die ohne andere Menschen nicht überleben könnten. Das erzeuge ein unauslöschliches Trauma. Da Freud die Theorie um Ödipus entwickelte, verwundert es mich sehr, dass er – im Gegensatz zu Philip Larkin – nie auf die Idee gekommen war, es könnte damit zu tun haben, dass Mama und Papa einfach Mist gebaut haben.

Trotz dieser Fülle an Material wurde die Angststörung als selbstständige psychische Krankheit erst in der dritten Ausgabe des diagnostischen und statistischen Leitfadens von 1980 anerkannt. Darin gab es ein Kapitel über Angststörungen, in dem unter anderem Phobien allgemein, soziale Phobien, Panik, generalisierte Angststörung, Zwangsstörungen und PTBS abgehandelt wurden.[36] Fantastisch, denn endlich wurden unsere Störungen offiziell gewürdigt.

Die Anerkennung als eigenständige Krankheit ist wichtig, denn seitdem wird die Angststörung nicht mehr automatisch mit anderen psychischen Erkrankungen in einen Topf geworfen (auch wenn es natürlich Überschneidungen gibt). Und damit wurden gleichzeitig Behandlungen eingeführt, die tatsächlich hilfreich sein können. Glücklicherweise leben wir mittlerweile in einem Zeitalter, in dem Heilmittel nicht nur wirken, sondern in der Regel auch nicht mehr entsetzlich qualvoll sind. Wir müssen nicht mehr die schrecklichen »Mal schauen, ob's funktioniert«-Methoden ertragen, unter denen psychisch Kranke jahrhundertelang litten – wie Trepanation (dabei wurde ein Loch in den Schädel gebohrt, um den Druck zu mindern), Lobotomie (hierbei wurden Nervenbahnen zertrennt, um bestimmte schwere psychische Erkrankungen zu heilen), Diathermie (bei psychotischen Patienten wurde Strom ins Gehirn geleitet) oder das Untertauchen in eiskaltes Wasser, um Frauen mit Hysterie zu behandeln. Hysterische Frauen werden im Laufe der Geschichte immer wieder erwähnt – von Hippokrates, der glaubte, die Gebärmutter der Frau löse sich und wandere durch den Körper, bis zu dem englischen Arzt Thomas Sydenham, der schrieb, Hysterie sei eine Krankheit, unter der nahezu alle Frauen litten – »die wenigsten Frauenzimmer … sind von jeder Gattung dieser Zustände gänzlich befreit.«[37] Die Menschen im Viktorianischen Zeitalter waren äußerst erpicht darauf, bei Frauen Orgasmen hervorzurufen – ob diese das wollten oder nicht –, damit sie weniger unglücklich oder wütend wären (oder vielleicht einfach, um aus ihnen die perfekten, untertänigen Frauen zu machen, die sich die Männer wünschten). Zwischen 1864 und 1889 wurden in einer Anstalt in Virginia die vermeintlichen Gründe für den Ausbruch der Krankheit bei den Patienten notiert. Darunter: Faulheit, Egoismus, enttäuschte Liebe, das »Frauenleiden«, eingebildete weibliche Beschwerden, Eifersucht, Religion, Asthma, Masturbation und »schlechte Angewohnheiten«.[38] Beunruhigend vage und auch wenn Letztere nicht der Hauptgrund für die Einlieferung waren, sind sie doch überaus schwer zu widerlegen.

Für noch mehr Beispiele und Informationen darüber, wie Frauen mit psychischen Problemen im Laufe der Geschichte behandelt wurden, empfehle ich *Mad, Bad and Sad* von Lisa Appignanesi.[39] Es ist vor allem im Hinblick darauf sehr spannend, dass Frauen nach wie vor häufiger als Männer als psychisch krank oder »unausgeglichen« eingestuft werden.

Gesprächstherapie, deren Etablierung viele Freud zuschreiben, wird heute als der wirksamste Ansatz zur Behandlung von Angststörungen betrachtet. Seine berühmte Beschreibung von Josef Breuers Behandlung der Patientin Anna O. (bei der es sich, wie später bekannt wurde, um die Österreicherin Bertha Pappenheim handelte, die Gründerin des Jüdischen Frauenbunds) gilt weithin als Beginn der Psychoanalyse. Welche Diagnose sie hatte? Genau, Hysterie.

Die kognitive Verhaltenstherapie ist wohl einer der effektivsten Behandlungsansätze für Angststörungen. Sie wurde in den 1960er-Jahren von Aaron Beck entwickelt und ist eine Therapieform, bei der man sich mit den eigenen Gedankenmustern auseinandersetzt und schädliches Verhalten kritisch hinterfragt. Kognitive Verhaltenstherapie wird auch für die Behandlung von Depression, Schizophrenie und bipolarer Störung empfohlen; außerdem gibt es Hinweise, dass sie bei chronischer Fatigue, Aggressionen und Schlafstörungen hilfreich sein kann. Da ich sonst immer bei Therapeuten war, die in meiner Kindheit anfangen und mein ganzes Leben durcharbeiten wollten, um die eine Ursache für meine Angst zu finden, war ich erleichtert, als ich die kognitive Verhaltenstherapie ausprobieren und einen Großteil dieses Prozesses überspringen konnte. Als Erstes bekam ich eine Hausaufgabe – ein Blatt Papier bedruckt mit Kästen. In diese sollte ich meine irrationalen Gedanken schreiben und was ich glaubte, was passieren würde, wenn sich meine schlimmsten Befürchtungen bewahrheiteten. Diese Blätter sahen zum Beispiel so aus:

Große Angst: Was, wenn ich anfange, Stimmen zu hören und zu glauben, Aliens wollten mich entführen?

Wahrscheinlichkeit des Eintretens: HOCH.

Schlussfolgerung: Ich würde in einer Irrenanstalt leben müssen und meine Familie nie wiedersehen.

Dann sollte ich die Angst erneut aufschreiben und mir dazu eine realistischere Schlussfolgerung überlegen:

Große Angst: Was, wenn ich anfange, Stimmen zu hören und zu glauben, Aliens wollten mich entführen?

Wahrscheinlichkeit des Eintretens: In Wirklichkeit ziemlich niedrig – 2014 haben zum Beispiel nur etwa 0,7 Prozent der Briten Symptome einer Psychose gezeigt.[40]

Schlussfolgerung: Wenngleich eine geringe Chance besteht, dass ich an einer psychotischen Störung leiden könnte, führen viele psychisch Kranke ein erfülltes Leben und haben ihre Erkrankung unter Kontrolle. Nur wenige müssen tatsächlich in eine »Irrenanstalt«. Es gibt bewährte Vorgehensweisen, und ich würde sehr gute Unterstützung bekommen.

Ich war dieser Methode gegenüber skeptisch. Jahrelang hatte ich mit entsetzlichen Ängsten gelebt und es kam mir zu simpel vor, sie einfach aufzuschreiben und neu einzuordnen. Wer hätte das gedacht? Es funktionierte. Ich schrieb die alternativen Schlussfolgerungen auf und vergaß sie schnell wieder. Später, wenn natürlich eine neue, NOCH SCHLIMMERE Angst auftrat, tickte ich wie üblich aus und rutschte in die Katastrophenahnung ab. Aber dann bremste mich etwas – ich erinnerte mich an das Arbeitsblatt und fragte mich, ob ich mir ein anderes Ergebnis vorstellen könnte, ob ich möglicherweise selbst entscheiden konnte, wie weit ich in meiner Fantasie gehen wollte. Ich greife immer noch von Zeit zu Zeit mental auf diese Methode zurück, wenn meine Gedanken rasen und ich sie im Zaum halten muss.

Bei mir und vielen anderen, die das Glück hatten, eine kognitive Verhaltenstherapie machen zu können, hat sie gut funktioniert. Im Augenblick sind die Wartelisten für Patienten jedoch so lang, dass häufig zuerst einmal Medikamente verschrieben werden.[41] Während ich dieses Buch schrieb, habe ich mit so vielen Menschen gesprochen, die immer noch auf eine – begrenzte – Anzahl von Therapiestunden warteten und währenddessen Medikamente nahmen. Die am häufigsten für Angststörungen verschriebenen Medikamente sind Selektive Serotonin-Wiederaufnahmehemmer (englische, auch im deutschsprachigen Raum gebräuchliche Abkürzung: SSRI), die das Serotoninlevel im Gehirn erhöhen sollen. Nachdem es seine Botenfunktion zwischen den Nervenzellen im Gehirn erfüllt hat, wird Serotonin normalerweise wieder von den Zellen absorbiert. SSRIs blockieren diese Wiederaufnahme, wodurch mehr Serotonin für die Signalübertragung zwischen den Nervenzellen zur Verfügung steht. Es kann auch sein, dass ein Serotonin-Noradrenalin-Wiederaufnahmehemmer (SNRI) angeboten wird, diese erhöhen die Konzentration der beiden chemischen Stoffe, oder Benzodiazepine, die eine sedierende Wirkung haben und nicht über einen langen Zeitraum eingenommen werden dürfen, da sie abhängig machen. Meiner persönlichen Erfahrung nach sind sie verdammt genial für kurze Zeit, in der man akut Schwierigkeiten hat, den Tag zu überstehen. Aber meist werden sie nicht für mehr als zwei Wochen verschrieben – und das aus gutem Grund. Besonders, wenn man mit weit aufgerissenen Augen in die Praxis kommt, die Pillen über den grünen Klee lobt und lautstark darauf besteht, dass man mehr von dem Zeug brauche. Das war wohl in Retrospektive nicht mein geschicktester Schachzug damals.

Welches Medikament auch immer verschrieben wurde, man fängt mit einer niedrigen Dosis an, und der Hausarzt oder die Hausärztin sollte wegen der Nebenwirkungen ein Auge auf dich haben, um dann mit dir abzustimmen, ob du eine höhere Dosis benötigst. Erwarte bitte keine sofortige Erleichterung; in der Regel wirken diese Medikamente auch erst nach zwei bis vier Wochen. Ich weiß, dass sich das wie eine Ewigkeit anfühlt, aber nimm sie weiter und verliere nicht den Mut!

Wie bei so vielem, das mit psychischen Krankheiten zu tun hat, ist auch das Thema Medikamente in diesem Zusammenhang immer noch stigmatisiert. Zum Teil hat es damit zu tun, dass es für nicht Betroffene schwer zu verstehen ist, warum andere Menschen sie brauchen. Es hat auch mit Unwissenheit zu tun oder mangelnder Aufklärung darüber, wie die Medikamente *tatsächlich* wirken. Die Schlagzeilen in bestimmten Medien sind da, gelinde gesagt, nicht hilfreich. »Eine Nation abhängig von Glückspillen« schrieb die *Daily Mail* Ende 2017[42] reißerisch und implizierte damit, dass diejenigen, die Antidepressiva nähmen, eine schnelle Lösung wollten oder auf ein High aus seien, das in Wirklichkeit gar nicht existiert.

Also, um das alles einmal klarzustellen: Ist jemand, der Antidepressiva nimmt, verrückt? (Nein.) Heißt es, dass derjenige gefährlich ist? (Nein.) Machen sie einen zu einem gefühllosen Roboter? (Hahaha. NEIN.) Trotzdem erzählen wir selbst unseren engsten Freunden und Verwandten nur verschämt und zögerlich davon. Auch ich habe zuerst gezögert, meinem Freund zu erzählen, dass ich Psychopharmaka nehme, weil ich fürchtete, ich könnte in seiner Achtung sinken. Ziemlich albern. Ist auch nicht passiert. Wirklich, kein bisschen.

Ich fände es großartig, wenn wir in einer Welt lebten, in der man sich genauso wenig für die Einnahme von Antidepressiva schämen müsste wie für Kopfschmerzmittel. Aber an dem Punkt sind wir noch nicht. Ich habe über die Jahre immer wieder phasenweise Psychopharmaka genommen, aber aus Angst, man könnte mich als gestört abstempeln, habe ich niemandem davon erzählt. Ich kannte sonst niemanden, der welche nahm, und ich wollte nicht die Einzige sein. Dabei stimmte das gar nicht. In Wirklichkeit kannte ich sehr viele. Als ich schließlich anfing, mich Leuten zu offenbaren (nach und nach, ganz vorsichtig), erfuhr ich von so vielen Freunden und Verwandten, dass sie auch schon mal welche genommen hatten. Einige für ein paar Monate, andere ein paar Jahre lang. Und wieder andere haben sehr deutlich gemacht, dass sie sie nie absetzen würden. Nur ein paar wenige Menschen wunderten sich, dass ich offen darüber sprach, und rieten mir, es vor Arbeitgebern geheim zu halten – ein Zeichen, dass das Stigma *tatsächlich* existiert.

Ich bin für mich noch zu keinem endgültigen Schluss gekommen, wie lange ich die Medikamente nehmen werde. Aber ich weiß, dass sie mich aus der tiefsten Verzweiflung geholt und wieder in die Lage versetzt haben, an etwas anderes als Tod und Zerstörung zu denken. Sie haben meine Emotionen nicht abflachen lassen, sondern mir im Gegenteil ermöglicht, etwas anderes als große Not zu empfinden. Sie haben mir die Chance gegeben, herauszufinden, was mir helfen würde, um glücklich zu werden. Denn – tut mir leid, falls ich dich damit enttäusche – die Pillen machen einen nicht glücklich, egal, was die Panikmache bestimmter Schlagzeilen einem über bewusstseinsverändernde Drogen erzählt. Sie ermöglichen einem einfach, nicht so unfassbar traurig zu sein. Aber sie wirken nicht bei jedem und können ziemlich schwerwiegende Nebenwirkungen haben. Bei mir ist es Nachtschweiß (ganz schön ekelhaft – und eine Freude, das einem neuen Partner zu erklären), andere mögliche Nebenwirkungen sind Übelkeit, Schwindel und Lustlosigkeit – aber sie treten eben nicht immer auf, und man muss für sich selbst entscheiden, was man bereit ist, zu ertragen. In jedem Fall sollte man sich nicht davon abschrecken lassen, dass einen Leute verurteilen, die keine Ahnung von der Traurigkeit und Angst haben, die andere durchmachen. Schön für sie, aber tu bitte, was für dich gut ist.

Trotz der ganzen Gesprächstherapien und Medikamente schaffte ich es jedoch nie, einen Zustand vollkommenen inneren Gleichgewichts zu erreichen. Die Medikamente linderten zwar das Weltuntergangsgefühl, die Gesprächstherapie zeigte mir, wie ich meine Gedanken besser kontrollieren kann, aber ich hatte immer den Eindruck, mehr sei nicht drin. Es war, als stünde ich zögernd auf einem Hügel, während alle um mich herum auf Skiern an mir vorbeisausten und mir von unten zuwinkten, ich solle es ihnen nachtun (ich bin noch nie Ski gefahren, ich finde, es sieht unglaublich furchterregend aus). Und das ist okay so, es gibt keine Wunderheilung und man kann nicht erwarten, dass durch ein Mittel alle Probleme wie weggeblasen sind. Ich bin froh, dass ich diese beiden Therapieformen in Anspruch nehmen konnte, und bin immer noch dankbar, dass sie mich an einen Punkt brachten, an dem ich selbst nach anderen Dingen Ausschau halten konnte, die mir darüber hinaus guttun könnten. Dinge, mit deren Hilfe ich wirklich glücklich werden könnte – und nicht nur irgendwie zurechtkommen.

Nichts gegen das Zurechtkommen per se, aber es kann einen auch lähmen. Wenn man diesen Zustand erstmals erreicht, fühlt sich das großartig an – als wäre man über ein gewaltiges Hindernis gesprungen. Aber dann merkt man, dass in der Ferne weitere Hürden warten, und es ist frustrierend, wenn man die auch überwinden will. Das ist noch so ein kleines Ärgernis, das eine psychische Krankheit mit sich bringen kann – egal, wie weit man sich davon erholt hat oder damit zurechtkommt, immer gibt es weitere Ebenen, auf denen man sich damit auseinandersetzen muss, sowie neue Ängste, die es zu besiegen gilt. Die Reise ist nie ganz vorbei, es gibt kein endgültiges Happy End bei den Sorgen, mit denen man konfrontiert wird. Es ist ein langer und manchmal langsamer Prozess, aber wenn man ihn einmal begonnen hat, wird einem klar, wie viel besser dieser Weg ist als die Alternative. Das heißt nicht, dass man nicht zwischendurch den Mut verliert, aber dann sollte man sich klarmachen, wie weit man schon gekommen ist. Auch auf die Gefahr hin, wie ein Motivationstrainer zu klingen: Wie erfolgreich du bist, entscheidest du selbst. Als ich zum ersten Mal nach sechzehn Jahren feststellte, dass ich in die Tube steigen konnte, ohne in Ohnmacht zu fallen, war ich stolzer als die Eltern eines Schauspielschülers bei einer Aufführung. Das Gefühl war unbeschreiblich. Und wenn ich mich einmal nicht mutig genug oder nicht so kompetent wie die anderen Menschen um mich herum fühle, denke ich daran. Ein Schritt nach dem anderen.

3.

KLEINE KINDER, GROSSES LEID

Heute bin ich zehn Minuten gelaufen, ohne meinen Timer zu überprüfen. Das ist das erste Mal – normalerweise muss ich unbedingt nachsehen, wie viel ich geschafft habe (oder, nicht so schön, wie wenig). Zehn Minuten sind ein echter Meilenstein, ein konkreter Erfolg, der nicht von der Hand zu weisen ist. Eine zehnminütige Strecke, also zehn Minuten entfernt von meinem Schutzgebiet, meinem Zuhause. Wie üblich protestierte mein Kopf zuerst, indem er anfing, Fragen zu stellen und »Was, wenn« einzuwerfen, damit ich schnell wieder zurückhastete. Aber nach fünf Minuten hörte ich ihm nicht mehr zu. Ich beobachtete die Schulkinder, die in Gruppen vor den Toren ihrer Schule zusammenstanden und Fried Chicken aßen, die Frauen mit riesigen Buggys, die mit Kindern und Einkäufen völlig überladen waren und mich zwangen, auf die Straße auszuweichen. Ich entfernte mich von der Hauptstraße und trieb mich einen Hügel hinauf. Meine Arme schienen eine Art Motor für meinen Körper zu sein; sie schwangen im natürlichen Rhythmus hin und her, als ich dazu überging, auf den Fußballen zu laufen und so zu beschleunigen. Dabei empfand ich eine Freude, als ob ich es gewohnt wäre, das jeden Tag zu machen, als würden meine Gliedmaßen ihre liebsten Bewegungen ausführen. Zum ersten Mal schienen alle Teile meines Körpers zusammenzuspielen, als wäre ich eine geborene Läuferin, keine blutige Anfängerin. Am Ende schaffte ich achtzehn Minuten und entdeckte dieses Hochgefühl, das Sport hervorrufen kann.

Die Kindheit ist, im besten Fall, eine Zeit, in der man frei von den späteren Bürden lernen und die Welt entdecken kann. Sie ist in der Regel auch die Lebensphase, in der man am meisten Sport treibt. Eine Studie des University College London von 2013 hat jedoch gezeigt, dass britische Kinder das nicht annähernd genug tun.[43] Dabei ist es so wichtig, dass sie sich viel bewegen. Die Weltgesundheitsorganisation (WHO) empfiehlt für Kinder und Jugendliche von fünf bis siebzehn Jahren zur Stärkung von Herz und Knochen, zur Verbesserung der Beweglichkeit und zur Einhaltung des Normalgewichts mindestens eine Stunde Bewegung am Tag. Eine norwegische Studie aus dem Jahr 2017 ging noch weiter: Sie wies nach, dass Sechs- bis Achtjährige, die sich moderat bis dynamisch bewegten, innerhalb von zwei Jahren nach Studienbeginn weniger anfällig für schwere Depressionen waren.[44] Aus dieser Studie ließ sich auch ablesen, dass die Kinder sich umso weniger bewegten, je älter sie wurden. Vielleicht kann man deshalb mittlerweile ein Fitnessarmband speziell für Kinder kaufen, das sie ermuntert, 250 Schritte pro Stunde zu gehen. Bei einem Kind wie mir hätte das allerdings wohl nicht gewirkt.

In meiner Kindheit kam ich ganz bestimmt nicht auf die erforderliche Stunde am Tag, ja, nicht einmal auf eine Viertelstunde. Wild entschlossen bewegte ich mich so wenig wie möglich. Schon früh wurde mir klar, dass ein molliges Kind mit wenig Teamgeist eher nicht beim Fußball oder Staffellauf ausgewählt wurde. Kindlicher Stolz und eine ordentliche Portion Scham führten dazu, dass ich beschloss, es gar nicht erst zu versuchen. Jahrelang saß ich sämtliche Aktivitäten wie Tauziehen, Schlagball, Ausdauer-Training (auch bekannt als Shuttle-Run-Tests), Schwimmen und Tennis einfach aus. Nie rannte ich hinter einem Bus her. Ich spielte nicht einmal beim Kussspiel mit (wahrscheinlich standen die Jungs bei mir sowieso nicht Schlange, die Mistkerle). Und ich sollte dies erst viel später im Leben bereuen.

Bis dahin tat ich überwiegend Dinge, für die ich mich nicht vom Fleck bewegen musste: Ich las, malte, entdeckte das Fernsehen und aß *jede Menge*. Weder verbesserte ich mich im Netball, noch gewann ich irgendwelche Staffelläufe. Ich konzentrierte mich darauf, mein wachsendes Angstproblem zu perfektionieren. Natürlich war mir nicht bewusst, dass ich eins hatte. Ich weinte bloß haltlos, wenn meine Mutter das Haus verließ, und stellte mir die schrecklichen Dinge vor, die ihr in der gefährlichen, unheimlichen Welt vor unserem Gartentor zustoßen würden. Mir war häufiger übel als anderen Kindern. Ich fürchtete mich vor Dingen, die eigentlich nicht furchteinflößend waren – ein surrealistisches Gemälde, ein Musikstück, ein lautes Auto. Ich wollte nie etwas Neues ausprobieren. Mir tat häufig der Brustkorb weh. Ich hatte Magenschmerzen. Ich träumte schlecht und machte mir für ein so kleines Kind viel zu viele Sorgen um die Menschen, die mir wichtig waren.

Der Nationale Gesundheitsdienst von Großbritannien schätzt, dass 300 000 junge Menschen an einer Angststörung leiden, darunter jedoch nur zwei bis fünf Prozent der unter Zwölfjährigen.[45] Und ich durfte mich dazuzählen.

Ich erinnere mich zwar an einige frühere Beispiele von Trennungsangst, aber meine deutlichste Erinnerung an eine solche Situation stammt von einem Schulfest, das ich mit meiner Mutter besuchte, als ich sieben war. Meine Brust fing an wehzutun, als wir uns an einem Imbissstand anstellten. Wirklich weh. Ich wurde still, fasste mir an den Hals und versuchte normal zu atmen. Ich fragte meine Mutter, ob wir nach Hause gehen könnten, aber wir waren gerade erst angekommen und mir schien es nicht offensichtlich schlecht zu gehen – zumindest konnte ich nicht erklären, was mit mir nicht stimmte. Am Ende gingen wir früher als geplant, weil ich nicht lockerließ. Irgendetwas erschien mir seltsam und unheimlich. Schon mit sieben wusste ich, dass ich nur zu Hause die nötige Sicherheit finden würde.

Dieser kleine Vorfall war ein Vorgeschmack dessen, was noch kommen sollte, wenngleich es noch viele Jahre dauern würde, bis ich erfuhr, was dahintersteckte.

Die Angst begleitet mich schon so lange, wie ich denken kann, aber über die Jahre war sie mal mehr, mal weniger präsent. Und immer wenn ich glaubte, sie gerade im Griff zu haben, sie endlich ganz los zu sein, machte sie sich wieder bemerkbar. Als wollte sie mir beweisen, dass sie dank immer neuen, noch schrecklicheren Symptomen die Macht über mich hatte.

Mit elf wechselte ich auf die weiterführende Schule, und diese Veränderung warf mich endgültig aus der Bahn. Ich weinte jeden Tag – wie viele andere Kinder auch, die unglücklich darüber sind, dass sie sich an einen neuen Ort gewöhnen und neue Freundschaften schließen müssen. Aber bei mir hörte es damit nicht auf. Ich entwickelte zwanghafte Ticks – zum Beispiel schluckte ich jedes Mal, wenn ich einen schlimmen Gedanken hatte, blinzelte, um meine Schulängste zu neutralisieren und, ein bisschen eklig, spuckte aus – als müsste ich die schlechten Gefühle so schnell wie möglich loswerden. Ich hatte keine Ahnung, was das bedeutete, ich wusste nur, dass ich diese Dinge tun »musste«. Sie beanspruchten mich völlig. Ich erinnere mich, dass ich morgens oft die Bushaltestelle verpasste, an der ich hätte aussteigen müssen, weil ich nicht auf die richtige Art und Weise geblinzelt hatte. Ich konnte einfach nicht gewinnen – die Kriterien änderten sich ständig, mein eigener Kopf dachte sich neue Möglichkeiten aus, um mich auszutricksen oder zu überrumpeln. Wenn ich nicht blinzeln musste, dann musste ich vermeiden, auf die Risse im Asphalt zu treten – lauter kleine Aufgaben, die mich einschränkten. Im Nachhinein kommt es mir albern vor, wie mich der Bürgersteig aus dem Konzept bringen konnte, wie ich die Schritte zurückverfolgen und erneut gehen musste, wenn ich es »falsch« gemacht hatte.

Diese Gewohnheiten – einerseits das Ausführen und andererseits das Verbergen – nahmen Stunden in Anspruch. Es war meine eiserne Regel, dass niemand davon erfahren durfte. Damals dissoziierte ich auch zum ersten Mal, löste mich innerlich von meiner Umgebung, wenn alles zu viel wurde. Das bleibt für mich das furchterregendste Symptom meiner Angststörung, und das einzige, das ich auch bis heute nie ganz loswurde. Zwar geht man davon aus, dass das Gehirn sich in Augenblicken extremer Angst in die Dissoziation flüchtet, um einen zu schützen, aber ich fühle mich dadurch nur noch schlimmer. Es ist, als würde ich ertrinken, und obwohl ich verzweifelt versuche, mich mit den Beinen an die Oberfläche zu bringen, bewegen sich meine Beine nicht. Der Raum und alles darin erscheint auf einmal unwirklich. Die Farben werden überdeutlich, Geräusche schrill und es kommt mir vor, als wäre ich in Luftpolsterfolie eingewickelt und unfähig, zurück in die Realität zu finden. Zum ersten Mal erlebte ich das bei einer Bar-Mitzwa-Feier und fand es so schrecklich, dass mir nichts anderes von dem Abend in Erinnerung geblieben ist.

In den schlimmsten Momenten habe ich in den Spiegel gesehen und mein Gesicht nicht als mein eigenes erkannt – und zwar nicht nur, weil an diesem Morgen meine Haare und meine Haut fürchterlich aussahen. Das ist befremdlich und verdammt unangenehm. Als ich zehn war, verreiste ich das erste Mal mit einer Freundin. Ich hielt es nur eine Nacht aus. Alles und jeder wirkte fremd und bösartig, und ich glaubte, irgendetwas sei nicht in Ordnung mit mir (ich litt noch jahrelang unter Trennungsangst – meine armen Eltern haben sich sicher sehr nach ein wenig Zeit für sich gesehnt). Wenn ich gestresst bin, passiert es immer noch. Als ich mit Anfang zwanzig in einem Nebel aus Angst und Depressionen gefangen war, wirkten die Menschen um mich herum wie Schauspieler in einem schlechten Film, wenn ich dissoziierte. Ich schüttete Adrenalin aus und meine Emotionen waren extremer als sonst, und aus irgendeinem Grund ließ das selbst meine Liebsten wie Pappfiguren erscheinen. Ich drang nicht durch, konnte keine Verbindung zu ihnen herstellen. Alles fühlte sich unecht und gespielt an, als befände ich mich im Uncanny Valley, im Tal des Grauens. (Die Uncanny-Valley-Hypothese bezieht sich auf humanoide Objekte, die fast, aber eben nicht ganz wie Menschen wirken, und vor denen wir uns deshalb gruseln.)

Ich denke, dass dies der Grund ist, weshalb ich anfing, mir Sorgen zu machen, ich könnte eine Psychose entwickeln. Menschen haben ein Urbedürfnis danach, miteinander in Kontakt zu treten. Wir leiden, wenn Verbindungen aufgelöst werden – wenn eine Liebesbeziehung in die Brüche geht oder eine Freundschaft vorbei ist. Wir brauchen das Gefühl der Nähe zu anderen. Aber in dem Augenblick, in dem man dissoziiert, ist all das plötzlich verschwunden. Es ist, als befände sich eine Glaswand zwischen einem selbst und dem Rest der Welt, wodurch alles fern und undeutlich erscheint. Ich betrachtete meine geliebten Familienmitglieder und sah nur Fremde. Nichts machte mir mehr Angst.

Was sonst noch? Na ja, ich kratzte und zupfte viel an meiner Haut herum, bis ich blutete und sich Narben bildeten, riss mir Haare aus (eine milde Form von Trichotillomanie, einer Störung, bei der die Betroffenen den starken Drang haben, sich Haare auszureißen, und große Erleichterung empfinden, wenn sie es tun; eher bei Jugendlichen als bei Erwachsenen verbreitet) und biss mir die Lippen blutig. Alles schicke Narben, über die man sich als Erwachsener freut. »Warum hast du überall Narben an den Beinen, Bella?« – »Ach, das ist bloß, weil ich mir dort die Haare ausriss, bis ich blutete, wenn ich das Gefühl hatte, die Kontrolle zu verlieren. Noch jemand einen Drink?«

Ich erzählte niemandem von diesen Symptomen, so furchteinflößend ich sie auch fand. Ich schämte mich und hatte Angst, dass etwas Schlimmes passieren würde, wenn ich darüber sprach. Bis heute weiß ich nicht, was das hätte sein sollen, aber für eine unglückliche Elfjährige waren es sehr reale, bedrohliche Dinge. Für mich schien die Welt ständig kurz vor dem Untergang zu stehen. Hätte ich als frühreifes Kind Kafka gelesen, hätte ich bei seiner Beschreibung zustimmend genickt: »[...] das Gefühl, mitten im Leib einen Knäuel zu haben, der sich rasch aufwickelt mit unendlich vielen Fäden, die er vom Rande meines Leibes zu sich spannt.«[46] (Wie man sich wohl denken kann, war ich keine Enid-Blyton-Leserin.)

Heutzutage erhalten Kinder mit derartigen Symptomen, wie ich sie damals hatte, glücklicherweise einfacher Hilfe. Ein guter Ausgangspunkt, um sich zu informieren, sind Angebote im Internet, zum Beispiel im deutschsprachigen Raum von der Stiftung für die psychische Gesundheit von Kindern.[47] Allerdings bin ich mir sicher, dass viele Kinder unheimliche Gedanken und Zwänge haben, von denen sie niemandem erzählen. So verständnisvoll meine Eltern auch waren, ich glaube nicht, dass sie irgendwann einmal ernsthaft dachten, ich könnte eine psychische Störung haben. »Bella wird wieder nervös«, hieß es regelmäßig, aber man ging davon aus, dass ich diese Phase irgendwann überwinden würde. Hätte ich ihnen gesagt, dass ich zunehmend komplizierte Pakte mit mir selbst schloss, damit sie nicht starben, hätten sie sich vielleicht mehr Sorgen gemacht. Aber ich tat es nicht.

Und dann war diese Phase ja auch tatsächlich wieder vorbei. Für eine Weile. Ich war ein linkisches kleines Kind, aber als Teenager blühte ich auf. Meine Freunde waren das Wichtigste für mich. Zum ersten Mal in meinem bis dato recht kurzen Leben hatte ich das Gefühl, dazuzugehören – ich hatte keine komischen Ticks, entfernte mich nicht auf einmal von der Welt um mich herum, hatte keine Schmerzen in der Brust und keine Angst, dass meine Mutter sterben könnte, wenn ich nicht genau so und so viele Male blinzelte. Ich sprang fröhlich durch London wie all meine Freunde und glaubte, ich hätte in meiner Kindheit eben eine Pechsträhne gehabt.

Ich hatte Freunde und Spaß. So konnte ich meine üblichen Angstsymptome in vielerlei Hinsicht verdrängen, hatte als Teenager also mehr Glück als andere. Jeder weiß, dass die Jugend im besten Fall eine schwierige Zeit ist, im schlimmsten eine unerträgliche. Und das nicht nur wegen der normalen Herausforderungen der Pubertät, die für sich genommen schon unangenehm genug sind. Fünfzig Prozent der psychischen Erkrankungen bei Erwachsenen haben ihren Anfang vor dem fünfzehnten Lebensjahr der Betroffenen genommen, und 75 Prozent sind bis zum achtzehnten Lebensjahr manifest geworden. Man geht davon aus, dass psychische Probleme bei Jugendlichen zunehmen: Eine Studie des britischen Department for Education von 2017 ergab, dass jedes dritte junge Mädchen an einer Angststörung oder Depressionen leidet, das ist ein Zuwachs von zehn Prozent innerhalb von zehn Jahren. Neuropsychiatrische Erkrankungen sind der Hauptgrund für die Leistungseinschränkungen junger Menschen auf der ganzen Welt, und wenn sie in dieser entscheidenden Lebensphase nicht behandelt werden, fehlt es ihnen später an Bildung und an Möglichkeiten. Stattdessen haben sie mit Isolation und Stigmatisierung zu kämpfen. Mit anderen Worten: Offensichtlich ist es enorm wichtig, diese Dinge früh anzugehen, und es wird immer deutlicher, dass Sport eine große Rolle dabei spielt. Das Bundesgesundheitsministerium empfiehlt für die körperliche Gesundheit von Vier- bis Sechsjährigen zwei Stunden Bewegung am Tag[48]. In England betont das *Royal College of Psychiatry* die Vorzüge regelmäßiger Aktivität auch für die geistige Gesundheit.

Wie so viele andere nahm ich meine Probleme jedoch nicht früh genug in Angriff – ich war zu sehr damit beschäftigt, sie zu unterdrücken, um als »normal« durchzugehen. Ich schwänzte den Sportunterricht, saß herum und hegte und pflegte so, ohne es zu wissen, die Saat meiner Ängste, die ich schon so lange in mir trug. In den letzten Jahren sind wir unglaublich weit gekommen, was die Bekämpfung der mit einer psychischen Krankheit einhergehenden Stigmatisierung und Scham angeht – ich staune immer noch über die Veränderungen, auch wenn natürlich noch viel zu tun bleibt. Vor nur fünfzehn Jahren hatte ich noch eine psychische Störung mit einer Psychose gleichgesetzt – zudem mit einer dramatisierten, falschen Version. In der Schule haben wir nichts über psychische Erkrankungen gelernt und niemand hat damals offen darüber gesprochen, höchstens auf eine flapsige Art und Weise sowie mit der Gewissheit, dass es nie uns treffen würde, immer nur die anderen. Nur dass das in Wirklichkeit gar nicht stimmte – zwei enge Freunde hatten zu dieser Zeit psychotische Episoden. Nachdem sie in Behandlung gewesen waren, tauchten sie ab und zu noch auf, aber sie waren nicht mehr dieselben. Und wir begriffen nicht, was passiert war. Wir hielten es für das Beste, die Angelegenheit unter den Teppich zu kehren und nach vorn zu blicken. Ich hatte also nie damit gerechnet, ich könnte krank sein oder wegen meiner Ängste Hilfe brauchen. Und so schlichen sie sich langsam wieder in mein Leben. Es begann mit

Atemproblemen. Hatte ich vielleicht Asthma? (Nein, Panikattacken.) Dann bekam ich Kopfschmerzen und machte mir Sorgen, ich könnte einen Hirntumor haben (nein, siehe oben). Ich fühlte mich die ganze Zeit krank und müde. Ich fiel in einem Club in Ohnmacht und ging danach erst recht davon aus, dass ich an einer schweren Krankheit litt.

Die erste Episode einer chronischen psychischen Störung spielt sich normalerweise im Jugendalter ab, eine erste Behandlung findet jedoch meistens erst später statt. Ich hielt mich also an den Zeitplan. Zwar wusste ich nicht, was los war, aber ich begann (wieder einmal) die Symptome mit meinen eigenen Mitteln zu bekämpfen. Und ich dachte mir unglaublich komplizierte, lächerliche Erklärungen für sie aus. Von da an war ich immer diejenige, die fuhr, wenn wir ausgingen, falls meinen Freundinnen etwas zustieß, wenn sie betrunken waren (in Wirklichkeit hatte ich wahnsinnige Angst vor Terroranschlägen und glaubte, mit einem Auto wäre ich sicherer). Ich nahm nicht mehr die Tube und riss Witze darüber, dass ich nicht schlechter als Vieh behandelt werden wollte (dabei bekam ich in Wirklichkeit Panikattacken in engen Räumen). Ich fuhr nicht über Schnellstraßen aus Angst, dort eine Panikattacke zu haben und einen Unfall zu verursachen, aber ich kam drumherum, indem ich anbot, andere Strecken zu übernehmen. Ich flog nicht mehr, was etwas schwerer zu erklären war. Ich war gezwungen zuzugeben, dass ich Angst hatte, und hasste es, hier die Wahrheit sagen zu müssen. Wenn wir eine Bar oder einen Club besuchten, wo ich den Ausgang nicht klar sehen konnte, fühlte ich mich sofort schlecht. Wohin ich auch ging, nahm ich Paracetamol und Apfelsaft mit, als wären das meine Waffen für jede Art von Notfall – warum, weiß ich nicht, aber alle fanden es lustig. Schnell verlor ich die Sorglosigkeit, von der ich geglaubt hatte, sie würde mir für immer erhalten bleiben.

Ich zwang gute Freunde und Partner dazu, Kinos und Theater zu verlassen, wenn ich mich eingesperrt fühlte. Ich sagte ständig Leuten ab, wenn ich irgendeine Vorahnung hatte, mit einer Veranstaltung könne etwas »nicht stimmen«. Dennoch zählte ich nicht eins und eins zusammen. Mir war immer noch nicht klar, dass ich eine Angststörung hatte. Mein erster Freund, der Arme, musste mit ziemlich vielen merkwürdigen Verhaltensweisen zurechtkommen, die ich selbst nicht ganz verstand und ihm daher auch nicht erklären konnte. Ich weinte viel bei gemeinsamen Abendessen. Ich lief oft von ihnen weg. Der Autor Scott Stossel bringt es in seinen Memoiren über seine Angststörungen hervorragend zum Ausdruck: »Ich habe schon Verabredungen platzen lassen, bei Prüfungen das Weite gesucht und bei Bewerbungsgesprächen einen Zusammenbruch erlitten, desgleichen im Flugzeug, im Zug und im Auto oder auch einfach nur auf dem Gehweg.«[49] Ich habe Freunde verloren, weil ich nicht erklären konnte, warum ich so unzuverlässig war. Trotzdem glaubte ich immer noch, dass es das wert wäre, um »sicher« zu sein.

Meine Bewältigungsstrategien waren Mist, aber dank ihnen kam ich ein paar Jahre zurecht. Ich konnte das Leben bis zu einem gewissen Grad immer noch genießen und fühlte mich nach wie vor ziemlich »normal«, ich war eben nur manchmal krank und recht häufig außer Atem. Beim Versuch, die Symptome in den Griff zu bekommen, ohne die eigentliche Ursache zu kennen, ging ich viel zu häufig mit verschiedenen Beschwerden zum Hausarzt. Ich frage mich oft, ob ich die Schritte unternommen hätte, von denen man heute weiß, dass sie bei Angsterkrankungen helfen – Atemübungen, Achtsamkeit, Bewegung –, wenn ich gewusst hätte, was mit mir nicht stimmte. Wahrscheinlich nicht. Ich war viel zu unsicher, als dass ich irgendetwas getan hätte, das komisch wirken oder die Aufmerksamkeit auf mich lenken könnte. Ich war nicht die Einzige, die physischen Aktivitäten aus dem Weg ging. Recherchen von *Sport England* haben ergeben, dass Frauen in fast jedem Alter weniger Sport treiben als Männer.[50] Die Gründe dafür sind komplex, aber die Rückmeldungen zeigten, dass Sport mit einem naturgegebenen Talent, Aggression, Unweiblichkeit und übertriebenem Kampfgeist assoziiert wird. Die Angst vor dem Urteil anderer ist immer wieder ein Thema.

Offen gestanden wollte ich keinen Sport treiben, weil ich dachte, die Leute würden mich auslachen. Ich war in keiner Mannschaftssportart gut und glaubte, mich lächerlich zu machen, wenn ich es trotzdem probieren würde. Die Jungenschule um die Ecke hatte riesige Sportplätze – für Fußball, Cricket, Rugby, Leichtathletik. Alle Schüler dort schienen sich jeden Tag irgendwie auszutoben. Wir dagegen erhielten leidenschaftslosen Sportunterricht, in dem wir Bälle hin und her warfen oder gezwungen wurden, auf einen alten, verstaubten Bock zu klettern. Ab der Oberstufe waren wir auf uns allein gestellt. Wir spazierten im nahegelegenen Park, was ich wiederum als »Rauchen im Gebüsch« interpretierte. Darin war ich gut. Die Kampagne »This Girl Can«[51] engagiert sich stark dafür, Mädchen und Frauen klarzumachen, wie wichtig Sport für das Wohlbefinden ist, dass es nichts ist, wobei man sich schämen müsste. Aber die Vorurteile sind nicht leicht zu überwinden, vor allem, wenn Mädchen und Jungen gemeinsamen Sportunterricht haben. Das ist einer der wichtigsten Faktoren, wie eine Studie ergab.

Auch wenn es nicht als Hauptgrund angegeben wird, dass Frauen so einen Widerwillen gegenüber Sport an den Tag legen, hatte ich immer den Verdacht, Sexismus könne einen bedeutenden Anteil haben. Als ich groß wurde, ging man davon aus, dass die Jungs Fußball spielen, während die Mädchen Ketten aus Gänseblümchen basteln oder mit Kreide malen … oder einfach still dasitzen. Anscheinend hat sich das bis heute nicht wirklich geändert. Im Jahr 2016 erschien das Buch *Eat, Sweat, Play* von der Sportjournalistin Anna Kessel, in dem sie Mädchen dazu ermutigt, Sport zu treiben. Sie beschreibt die unterschiedlichen sportlichen Erwartungen an Jungen und Mädchen – und wie wenig ermutigend diese sind. Als sie zufällig ein Fußballtraining für Jungen beobachtet, stellt sie fest, dass die Kinder weder ermuntert noch gelobt werden, dass man sie hingegen ausschimpft, wenn sie etwas nicht schaffen. »Viele spielten nur halbherzig, und der Lehrer nahm sie kaum wahr.«[52] Zumindest wirkte es hier, als wäre der Lehrer anwesend. Später beobachtet Kessel, wie derselbe Lehrer eine gemischte Gruppe trainiert, und die Mädchen mit einer gewissen Resignation behandelt. »Er ging anscheinend nicht davon aus, dass es sich lohne, bei den Mädchen viel Aufwand zu betreiben.«

Hinzu kommt, dass viele Mädchen (darunter auch ich) aus Scham über ihren Körper ungern an körperlichen Aktivitäten teilnehmen. Das zieht sich bis ins Erwachsenenalter. Eine Umfrage der Zeitschrift *Cosmopolitan* aus dem Jahr 2015 ergab, dass sich die Mehrheit der befragten Frauen im Fitnessstudio eingeschüchtert fühlte – 14 Prozent fürchteten insbesondere das Urteil der Männer.[53] Das gilt nicht nur für das Fitnessstudio. Das Einzige, was ich von Anfang an am Laufen gehasst habe, sind die vielen Männer, die einen als Zielscheibe sehen, wenn man draußen joggt. Männer haben mich gezwungen, stehen zu bleiben, sind ungebeten an meiner Seite gelaufen, hupten aus ihren Autos und Transportern heraus, sind langsam neben mir hergefahren und einmal – das werde ich nie vergessen – packte mich einer an der Hüfte, als ich an ihm vorbeilief. Ich hasse es, mir überlegen zu müssen, welche Straßen ich nehmen sollte, ob jemand so betrunken ist, dass er sich mir in den Weg stellen wird, oder zu wissen, dass so ein toller Hecht es als sein gottgegebenes Recht ansehen wird, meine kurze Hose bei heißem Wetter zu kommentieren, als wäre er in der Jury einer Topmodel-Sendung anstatt nur irgendein … na ja … irgendein ekliger, perverser Typ.

Bereits vor der Pubertät machte ich mir über diese Formen der Einschüchterung Gedanken. Als ich in die Grundschule ging, waren die Geschlechterklischees noch ziemlich starr, und die Jungs lachten einen aus, wenn man mit ihnen Fußball spielen wollte. Anfangs war dieses Verhalten nur leicht entmutigend, doch einen Teenager, der sich in seinem sich gerade entwickelnden Körper noch nicht ganz zu Hause fühlt, kann es dazu bringen, gar keinen Sport mehr zu treiben. In ihrem großartigen Buch *Running Like a Girl* über das Training vor und schließlich die Teilnahme an einem Marathon schreibt Alexandra Heminsley über eine ähnliche Abneigung, die sie als Jugendliche gegen Sport hegte: »Mein Körper, der mir früher einmal so viel Freude bereitet hatte, fühlte sich nun wie eine willkürliche Zwangsjacke an. Wenn ich mir nicht den Kopf darüber zerbrach, wie ich aussah, machte ich mir Sorgen, welche Form er als Nächstes annehmen würde.«[54]

Es ist nicht leicht, das zu verifizieren, aber viele Experten glauben, dass Menschen, die Sport schon in der Schule schrecklich fanden, auch später eher unsportlich bleiben.[55] Mit sechzehn ging ich in ein nahegelegenes Fitnessstudio, um mir zumindest einmal anzuschauen, ob es ein Fehler war, gar keinen Sport zu treiben. Bei diesem einen Besuch wurde ich angeflirtet, niedergemacht, weil ich ein Gerät falsch benutzte, und beim Gewichtheben ausgelacht. Danach setzte ich vierzehn Jahre lang keinen Fuß mehr in ein Fitnessstudio. Übertrieben? Mag sein, aber ich war eine unsichere Anfängerin und fand die Atmosphäre dort mehr als unangenehm – regelrecht abweisend.

Ich unternahm also nichts, das mir vielleicht hätte helfen können, und trotz all meiner albernen mentalen Sicherheitsvorkehrungen steuerte ich auf etwas zu, das eine prüde Dame viktorianischer Zeit wohl vornehm als »Nervenzusammenbruch«* bezeichnet hätte.

Ohne eine klare Vorstellung, was ich als Nächstes tun sollte, ging ich von der Schule ab. Auf eine Universität fern der Heimat zu gehen, kam nicht infrage. Ich hatte zu viel Angst, um von zu Hause auszuziehen. Wovor genau ich Angst hatte, war nicht klar, aber ich griff auf meine üblichen, zuverlässigen Ausreden zurück – London war eine zu tolle Stadt, das Leben auf einem Campus erschien mir öde. Ich wollte anders sein. Von all den Dingen, die ich mir durch meine Angst vorenthalten habe, bereue ich am meisten, diesen Schritt nicht gegangen zu sein. Den Großteil der Jahre zwischen zwanzig und dreißig verbrachte ich wie ein Teenager. Ich hing in der Luft. Vielleicht hätte mich ein Studium an einem anderen Ort schneller erwachsen werden lassen. Alle, die weggingen, blühten auf eine Weise auf, die mir versagt war. Sie wagten sich hinaus in eine Welt der Unabhängigkeit, lernten neue Freunde kennen und entschieden sich, wie sie leben wollten.

Ich dagegen blieb an Ort und Stelle, aber selbst das gab mir nicht genügend Sicherheit. Die Universität, die ich auswählte, befand sich im Stadtzentrum. Schon der Tag der Einschreibung war furchteinflößend und ich konnte meine Panik gerade so lange unterdrücken, bis ich den Studierendenausweis

---

* Das ist kein medizinischer Fachbegriff. Er gefällt mir einfach, weil ich mir dann vorstellen kann, wie ich in einem alten Turm voller Spinnweben – ein Brautkleid tragend – eingesperrt bin. Lasst mir diese Freude.

in der Hand hielt. Mein Vater musste im Laufe des Vormittags vorbeikommen, um mir Mut zuzusprechen und mich davon abzuhalten, entsetzt das Weite zu suchen. Tja, mein Vater musste mir an meinem ersten Tag in der Universität die Hand halten. Inzwischen ist mir das ziemlich egal – im Gegensatz zu damals.

Das Studium lief super und ich schloss mit Bestnoten ab. SCHERZ. Ich brach es nach sechs Monaten ab, bekam es einfach nicht hin. Ich konnte die Panik nicht mehr ertragen, die ich jedes Mal bekam, sobald ich in die Stadt fuhr. Auch während der Vorlesungen hatte ich extreme Panikattacken. Das Seltsame daran ist, dass man glaubt, alle würden einen anstarren – tatsächlich bekommt aber generell niemand etwas davon mit. Trotzdem besiegten sie mich. Überall lauerten anscheinend Gefahren, und es machte mich müde, mich gegen sie zu wappnen. Ich hatte Schweißausbrüche, war erschöpft und den Tränen nah, weil ich so ein Nichtsnutz war.

Meine Eltern hatten inzwischen begriffen, dass etwas nicht stimmte, und schickten mich zu einem Therapeuten, der mir in aller Ruhe erklärte, dass ich an Panikattacken und einer generalisierten Angststörung litt. Vielleicht ist es absurd, dass ich neunzehn Jahre brauchte, um herauszufinden, dass ich ein psychisches Problem hatte. Leider geschieht das häufiger, als man glauben mag. Laut dem Robert Koch-Institut leidet wohl jeder vierte Deutsche einmal im Leben unter psychischen Problemen,[56] und man kann sich gut vorstellen, dass sich viele von ihnen allein durchschlagen, also ohne die richtige Diagnose oder angemessene Hilfe. Während der Arbeit an diesem Buch sprach ich mit einem Freund über das Thema, und er erzählte mir, dass bei ihm erst vor Kurzem eine Angststörung und eine Depression diagnostiziert worden war (die beiden treten bekanntlich gern zusammen auf). Er ist vierunddreißig und war fünfzehn Jahre lang davon ausgegangen, dass er einfach ein »trauriger Typ« sei, dass aber ansonsten alles in Ordnung wäre. Erst eine Beziehungskrise hatte ihn dazu gebracht, Hilfe zu suchen, und er war ehrlich überrascht darüber, dass er an einer Krankheit litt. Nachdem die Diagnose gestellt worden war, bekam er endlich Unterstützung. Für ihn war die Information, dass er nun ein besseres Leben führen konnte, eine Erleichterung, aber ich fand es bedrückend, dass er geglaubt hatte, traurig zu sein, sei eben sein Schicksal. Und er ist damit nicht allein.

Als ich herausgefunden hatte, was mein Problem war, ließen die Panikattacken ein wenig nach. Als hätte schon das Wissen, was ich hatte, die Angst gemindert. Wissen ist Macht und so. Mir war nun klar, dass eine Panikattacke mich nicht umbringen würde – und plötzlich traten sie seltener auf. Wenn das nur bei allen Symptomen von psychischen Erkrankungen so einfach wäre. Der Begriff »Angststörung« war mir allerdings peinlich. Nachdem ich mich jahrelang bemüht hatte, normal zu sein, kam ich mir vor wie eine Versagerin, als ich nun zugeben musste, dass ich es nicht war. Auch wenn meine Andersartigkeit weder meine Schuld war noch eine Schwäche, fühlte es sich doch so an. Ich machte Witze drüber – schon immer mein bevorzugtes Mittel, um etwas abzuwehren (heute noch, wie man hier vielleicht merkt) – und versuchte, die Krankheit kleinzureden.

Obwohl ich nun eine ungefähre Vorstellung von meiner Situation hatte, gelang es mir *immer noch* nicht, sie irgendwie sinnvoll anzugehen. Vielleicht wurde ich leichtsinnig – ich wusste ja jetzt, was eine Panikattacke war. Das genügte. Ich informierte mich nicht über andere Symptome, die diese Attacken begleiten konnten, oder darüber, ob ich diese Krankheit für den Rest meines Lebens haben würde. Ich probierte nur ein Outfit aus, als würde ich diese Ängste nur so lange mit mir herumtragen, bis ich aus ihnen herausgewachsen wäre. Mir wurden Betablocker verschrieben, die ursprünglich für Herzprobleme entwickelt worden waren, aber auch physische Nebenwirkungen der Panik – wie Herzrasen und feuchte Hände – lindern. Sie werden häufig von Menschen mit Lampenfieber genommen. Auf den Körper wirkten sie sehr effektiv, aber sie halfen nicht gegen meine sich überschlagenden Gedanken. Diese winzigen Tabletten können eine Angststörung nicht heilen oder auch nur die Ängste verringern, sie helfen nur ein bisschen gegen die alltäglichen Symptome.

Ich eierte ein wenig herum, ziemlich verloren, wie Neunzehnjährige es nun einmal häufig sind. Aber dann schaffte ich es auf die Kunstakademie und hatte ein wunderbares Jahr, lernte neue Freunde kennen, entspannte mich und glaubte, ich wäre die Angst für alle Zeiten los. Doch meine hinterlistige Krankheit hatte natürlich andere Pläne. In meinem zweiten Studienjahr brach alles zusammen. Es waren erst Kleinigkeiten. Ich fühlte mich auf dem Weg in die Akademie im Bus merkwürdig. Ich hatte plötzlich den Eindruck, irgendetwas sei nicht in Ordnung, die Welt wurde dunkel und bedrohlich. Am Ende betrat ich das Gebäude, verließ es sofort wieder und hatte auf dem Hochschulparkplatz die furchtbarste Panikattacke meines Lebens. Ich rang nicht nur nach Luft oder kämpfte gegen den Schwindel an, es war, als wäre in meinem Gehirn etwas gekippt. So etwas hatte ich noch nicht erlebt. Die Gedanken rasten in einem völlig neuen Tempo durch meinen Kopf. Wörter blieben in einer Endlosschleife hängen. Die Farben wirkten unnatürlich hell – als hätte ich Lichtschläuche hinter den Augen. Selbst meine besorgten Freunde sahen aus wie Fremde mit Masken vertrauter Gesichter. Ich saß auf dem Parkplatz und versuchte, diese neuen, seltsamen Symptome abzuschütteln, schnappte nach Luft und rieb meine Hände schnell und heftig aneinander.

Da ich keine Ahnung hatte, was mit meinem Gehirn geschah, schob ich Kopfschmerzen vor, ging so schnell wie möglich nach Hause und tat es als einmalig ab. Aber am nächsten Tag konnte ich nicht in den Bus steigen. Und am übernächsten auch nicht. Ich ging eine Woche lang nicht zur Akademie und versteckte mich zu Hause. Ich spürte, dass irgendetwas mit mir nicht stimmte, und wachte mit Panik im Bauch morgens auf. Es ist häufig so, dass Betroffene am Morgen am nervösesten sind, weil dann das Stresshormon Cortisol ansteigt. Man wacht auf, fühlt sich, als hätte man schon drei Liter Kaffee getrunken, und die Katastrophenvorahnung überfällt einen. Dadurch kann schon der Tagesbeginn zur schrecklichsten Sache der Welt werden, als wüsste man bereits, dass das, was einen als Nächstes und noch vor dem Zähneputzen erwartet, nicht zu bewältigen sei.

Und das merkwürdige Gefühl, dass in meinem Gehirn etwas gekippt war, verschwand nicht. Mein Kopf spielte völlig verrückt, meine Gedanken tanzten zu einer Musik, die ich nicht hören konnte, und sie tanzten schlecht – traten gegen meinen Schädel, stolperten übereinander und taten meinen Augen weh. Menschen mit einer Angststörung kennen diese »Was, wenn«-Fragen nur zu gut – Fragen, die sich das Gehirn meistens ohne Vorwarnung selbst stellt. Diese können relativ naheliegend sein wie »Was, wenn ich im Meeting ohnmächtig werde?« oder »Was, wenn niemand mich mag?«. Das war ich ja gewohnt. Aber die Fragen, die mein Gehirn sich jetzt stellte, waren finsterer. An dem Tag auf dem Parkplatz hatte ich mich so seltsam gefühlt, dass ich ernsthaft befürchtete, ich könnte noch etwas anderes als die Angststörung haben. Nun fragte sich mein Gehirn das, was auf der Hand lag: »Was, wenn ich verrückt werde?«

Das ist ein sogenannter intrusiver Gedanke, ein erstaunlicherweise gar nicht so seltenes Phänomen – wir alle haben mal welche. »Was, wenn ich diese alte Dame die Rolltreppe runterschubse?« wäre ein Beispiel. Diese Ideen kommen uns unvermittelt in den Kopf, und ihre Absurdität überrascht uns, aber es ist nicht so, als wollten wir wirklich alte Damen die Rolltreppe hinunterschubsen. Der Psychologe Stanley Rachman, ein führender Experte für Zwangserkrankungen, befragte 1978 eine Gruppe gesunder Studenten und eine Gruppe seiner Patienten. Er fand dabei heraus, dass fast jeder in beiden Gruppen schon solche Gedanken gehabt hatte. Der entscheidende Unterschied war bloß, dass die Menschen, die nicht an einer Zwangsstörung litten, ihnen keinerlei Bedeutung oder Gewicht beimaßen. Den Patienten war dies jedoch nicht möglich. Sie fühlten sich wie gelähmt durch die intrusiven Gedanken, grübelten und beschäftigten sich unablässig damit, was sie wohl bedeuten könnten. Jemand mit einer Angsterkrankung, einer Depression oder einer Zwangsstörung denkt zum Beispiel: »Was, wenn ich diese alte Dame die Rolltreppe runterschubse?« – und ist überzeugt, dass er es tatsächlich tun wird. Er sorgt sich, dass ihn das zu einem Monster oder sogar zu einem Mörder macht. Das kann dazu führen, dass man im Geiste ein kompliziertes Puzzle entwickelt, um diese Einfälle unschädlich zu machen. Manche beschwören dann ein Bild ihrer sich in Sicherheit befindenden Familie herauf oder müssen an ein bestimmtes Wort denken, um diesen Gedanken zu neutralisieren.

Mein Gehirn fragte sich, ob ich verrückt war, und natürlich drehte ich daraufhin völlig am Rad. Ein Mensch ohne Angststörung lacht vielleicht nur und ignoriert es. Ich nicht! Ich konnte nicht mehr schlafen und verbrachte jede freie Minute damit, mich in weitere Vorstellungen zu verstricken, um diesen Gedanken loszuwerden. Das Dumme ist, je mehr man versucht, sich zu beruhigen, desto stärker bemüht sich das Gehirn, einen Schritt voraus zu sein. Dieses heimtückische Ding hat jedes Mal ein neues Ass im Ärmel, um einem noch mehr Angst einzujagen.

Wie über Nacht hatten sich meine »Was, wenn?«-Gedanken von den gewohnten Ängsten – »Was, wenn das Flugzeug abstürzt?« – zu solchen entwickelt, die mich grübeln ließen: »Was, wenn ich glaube, alle seien hinter mir her?« Beides ziemlich irrational, aber die eine Sorte war mir vertraut und basierte auf etwas, das irgendwie mit der Realität zu tun hatte. Bei der anderen ließen sich weder der Gedanke selbst noch sein Gegenteil beweisen – trotzdem lief mein Gehirn heiß bei dem Versuch. Ich googelte Symptome, Theorien und Statistiken. Ich lag im Bett und wälzte die Ergebnisse hin und her, völlig überwältigt von der Gedankenflut – es fühlte sich an, als wären es Tausende Ideen pro Sekunde: »Was, wenn ich verrückt bin?« – »Was, wenn ich glaube, alle seien hinter mir her?« – »Was, wenn ich meine Schwester umbringe?« – »Was, wenn nichts auf der Ratgeberseite, die ich gerade angeklickt habe, stimmt?« – »Was, wenn ich gefährlich bin?« – »Am besten durchdenke ich das alles noch mal.« Verdammt anstrengend.

Solche obsessiven Gedanken gibt es seit Menschengedenken – vor allem in Form von übertriebener Religiosität. Verständlich, wenn man sich die Bedeutung des Glaubens und die Furcht vor der Kirche in früheren Zeiten vor Augen führt. Intrusive Gedanken über Gott versetzten die Betroffenen in Angst und Schrecken. Im Jahr 1691 veröffentlichte Bischof John Moore ein Pamphlet über diese Gedanken. Als ich es das erste Mal las, musste ich lächeln. Nicht nur beschreibt er mein Millenial-Gehirn beängstigend gut, auch die Taktik, wie diese Gedanken zu bekämpfen seien, kennt man von zahllosen zeitgenössischen Experten und aus modernen Büchern zum Thema:

»Wenn dich diese Gedanken übermannen, lasse dich nicht entmutigen … Kämpfe auch nicht mit aller Macht gegen sie an; denn die Erfahrung lehrt, dass sie bei starkem Widerstand zunehmen; aber verfliegen, sich auflösen & zu Staub zerfallen, wenn man sie vernachlässigt und sich nicht über die Maßen mit ihnen beschäftigt … Es ist also nicht der wütende Kampf mit den melancholischen Gedanken, der nur den Körper schwächt und den Zustand verschlimmert, sondern die sanfte Anwendung solch angenehmer Dinge, um die Kraft wiederherzustellen und den ermatteten Geist sich erholen zu lassen, durch die der chaotische Tumult im Kopf zum Verstummen gebracht und aufgelöst wird.«[57]

Wer hätte gedacht, dass ein Bischof des 17. Jahrhunderts mir so aus der Seele sprechen würde?

Ich habe nie jemandem ausführlich von dieser Lebensphase erzählt. Vor allem weil ich mich, wie bereits gesagt, schämte. Ich habe meiner Familie und Freunden gegenüber nur ein paar Anspielungen auf diese Gedanken gemacht. Eines Abends saß ich zum Beispiel hysterisch schluchzend auf dem Bett und mein Vater saß bei mir und versuchte, mich zu beruhigen. »Aber vielleicht glaube ich ja, dass alle Menschen Roboter sind«, weinte ich, und er versicherte mir, dass dies nicht der Fall sei. Aber ich war mir nicht sicher, ob er recht hatte, und sah auch, dass es für einen Nicht-Profi vielleicht eine Nummer zu viel war, wenn seine Tochter solche Gedanken äußerte. Also ging ich anderen Menschen gegenüber nicht ins Detail. Ich sagte einfach nur, dass ich wahnsinnig würde, und ließ sie daraus ableiten, was immer sie wollten.

Aber du hast für dieses Buch bezahlt (das hoffe ich zumindest – nicht einfach einstecken oder so!). Und vielleicht denkst du, dass die Ängste einer privilegierten Frau schon nicht so schlimm sein können. Deshalb versuche ich hier, die damaligen, verdammt beschissenen Denkprozesse so ehrlich wie möglich wiederzugeben.

In den drei Tagen nach der Attacke auf dem Parkplatz dachte mein Gehirn das Folgende:

Das war unheimlich und neu, vielleicht ist das etwas anderes als die Angststörung.

Wenn es nicht die Angststörung ist, werde ich vielleicht wahnsinnig?

Was ist Wahnsinn? Wahrscheinlich dasselbe wie eine Psychose.

Oh scheiße, ich bin ein Psycho.

Psychos glauben, ihr Fernseher würde ihnen Botschaften schicken. Denke ich das?

Nein, natürlich nicht. Andererseits habe ich gerade ferngesehen und mich gefragt, ob ich so etwas denke. Also MUSS ICH ES DENKEN.

Nein, tust du nicht, denn du hast ja eine Angststörung und das ist bloß eine dieser Ängste.

Nein, ich fühle mich distanziert und merkwürdig und alles sieht unecht aus.

Glaube ich, ich befände mich in der Truman Show*? Denke ich, alle um mich herum wären Schauspieler?*

Nein, das ist bloß eine Derealisation, das hattest du schon mal.

Aber ich kann nicht aufhören, es zu denken. Ich denke es WIRKLICH – also bin ich wahnsinnig. Ich werde in einer Irrenanstalt leben müssen und anfangen, Stimmen zu hören.

Höre ich Stimmen? Ist die Stimme, die ich beim Einschlafen im Kopf habe, ein Zeichen dafür, dass ich abdrifte?

Ich versuche, meine Freunde zu ertappen, zu beweisen, dass sie nur schauspielern, obwohl mein Verstand weiß, dass sie es nicht tun. Vertraue ich denn wirklich niemandem?

Wirkt die Welt wie eine Filmkulisse? Es ist alles so leblos und eigenartig. Was, wenn ich glaube, alles sei unwirklich und nichts real?

Was, wenn ich meine Eltern umbringe, weil ich denke, dass sie Roboter sind, und dann nicht mehr weiß, dass ich es getan habe?

Was, wenn ich in einer Simulation lebe? Was, wenn ich in Wahrheit tot bin? Am besten denke ich über all das noch einmal nach und diskutiere es mit mir selbst stundenlang aus.

Von diesen Gedanken hatte ich noch Tausende. Ich übertreibe nicht, wenn ich sage, dass ich den ganzen Tag an nichts anderes dachte. An wirklich nichts anderes. Ich konnte nicht essen. Ich konnte nicht schlafen. Stattdessen sah ich hinter meinen geschlossenen Augen, wie es surreale Comicfiguren miteinander trieben (hypnagoge Halluzinationen). Sie schockierten mich mit ihrer Sittenlosigkeit, bei der selbst ein Pornostar rot geworden wäre, so sehr, dass an Schlaf nicht zu denken war.

Durch die Häufigkeit und Intensität dieser Gedanken fühlte es sich an, als würden ständig Wellen über mir zusammenschlagen, und sie ließen mir keine Zeit, mich vor dem nächsten Angriff zu erholen. Ich hatte keine Gelegenheit, eine bedrohliche »Was, wenn?«-Frage erleichtert hinter mir zu lassen, bevor bereits die nächste auftauchte. Ich ignorierte den Rat des weisen Bischofs und diskutierte mit meinen Gedanken, versuchte sie zu widerlegen, sie zu akzeptieren oder abzuschütteln. Nichts funktionierte. Mein Kopf war ein einziges Chaos aus irrationalen Gedanken, und ich hyperventilierte, weinte und würgte, sobald mir ein neuer in den Kopf schoss – als könnte ich ihn so aus mir selbst vertreiben.

Auch mit meiner generalisierten Angst kam ich nicht weiter. Trotz des anstrengenden Kampfes gegen meine eigenen Gedanken vibrierte mein ganzer Körper vor Adrenalin. Ich konnte nichts essen, mir drehte sich der Magen um – ich fühlte mich so schwach, dass ich kaum Kraft für etwas anderes hatte. Nicht, dass ich irgendetwas zu tun gehabt hätte. Ich konnte nicht zurück an die Kunstakademie. Ich wollte niemanden sehen. Ich lag einfach nur im Bett. Stand ab und zu auf. Wanderte tief in Gedanken versunken weinend und ziellos durchs Haus. Ich grübelte und grübelte und grübelte.

An diesem Punkt war ich absolut nicht mehr in der Lage, mir selbst zu helfen. Meine Schwester nennt diese Phase freundlich »die Zeit, als du die Wände anstarrtest«. Also waren andere gefragt. Ich war äußerst privilegiert, weil ich eine Familie habe, die für die Lösung dieses Problems Geld ausgeben konnte. Mein Hausarzt, der mir zuerst Betablocker verschrieben hatte, bot mir nun ein sehr altmodisches Antidepressivum mit einer beruhigenden Wirkung an und warnte mich vor: Wenn ich an einer Therapie interessiert sei, müsste ich mit einer Wartezeit von sechs Monaten rechnen. Ich weinte ob dieser hoffnungslosen Information. Fast täglich denke ich an die Menschen, die Suizidgedanken hegen, verzweifelt und hilflos sind und keine Chance haben, rechtzeitig Hilfe zu bekommen.

Die Versorgungslage im psychiatrischen Bereich war in Großbritannien schon immer angespannt, und die in letzter Zeit vorgenommenen Kürzungen tragen nicht dazu bei, Menschen mit schweren psychischen Erkrankungen zu helfen. Sie kriegen nicht früh genug einen Arzttermin, schon gar nicht bei einem Facharzt – obwohl die Regierung verspricht, eine Milliarde Pfund zusätzlich in die Behandlung von psychischen Krankheiten zu stecken.[58] Der britische Gesundheitsdienst NHS führte 2008 ein Programm ein, dessen erklärtes Ziel es 2016 war, dass 75 Prozent der Menschen mit psychischen Problemen innerhalb von sechs Wochen und 95 Prozent nach maximal achtzehn Wochen einen Arzttermin bekommen sollten.[59] Das ist besser als nichts, aber versuch mal, einem verzweifelten, verängstigten Menschen zu erklären, dass er diesen Zustand möglicherweise noch vier Monate lang ertragen muss. Eine Freundin von mir war immer mal wieder in der Psychiatrie und kann ein Lied von abgesagten Sitzungen singen, von Wartelisten, unendlich langen Anreisen zu einer Klinik fernab von daheim und vor allem von falschen Diagnosen, weil sie jedes Mal andere Ärzte hat. Damit will ich nicht behaupten, der NHS tue nicht alles, was in seiner Macht stünde, denn das tut er bestimmt – aber ihm stehen nicht die angemessenen Ressourcen für jeden Betroffenen zur Verfügung.

Ich hatte das Glück, fast sofort an einen unglaublich liebenswürdigen Psychiater zu geraten, der mir zuhörte, als ich ihm von jedem einzelnen meiner schrecklichen Gedanken erzählte, als ich ihm klarzumachen versuchte, dass ich verrückt sein musste, und bitterlich weinte. Er erklärte mir, dass auch die intrusiven Gedanken Symptome meiner Angststörung wären (ich sag's ja, bei diesen Zwängen geht es nicht um extreme Ordnungsliebe). Er verschrieb mir Antidepressiva, die ich vorher strikt abgelehnt hatte (es war mir immer wie eine Niederlage vorgekommen), nun aber akzeptierte, weil ich sterben wollte und gleichzeitig trotzdem irgendwie wusste, dass das nicht normal war. Bryony Gordon beschreibt den Widerwillen gegen Psychopharmaka gut in ihrer Autobiografie *Mad Girl*: Allein die Lektüre der Packungsbeilage sei beängstigend (»so lang wie *Krieg und Frieden*«), aber im Endeffekt seien ihr die Nebenwirkungen egal gewesen – sie wollte in dem Augenblick lieber Arthrose als ihre Zwangsstörung haben. Ich erinnere mich, dass ich dasselbe dachte. Das sollte genügen, um das Vorurteil zu entkräften, dass wir Menschen, die Antidepressiva nehmen, auf irgendein vermeintliches, mühelos zu erreichendes Hochgefühl aus wären.

»Die ›Hoffnung‹ ist ein Federding –«, schreibt Emily Dickinson, »Das in der Seele hockt«.[60] In den darauffolgenden Wochen kroch ich sehr langsam durch den Tunnel auf einen schwachen Lichtschimmer zu. Als die Wirkung der Medikamente allmählich einsetzte, wurde ich zu Freunden geschickt, die in Nottingham studierten. Ich saß im Zug und starrte wie betäubt aus dem Fenster, während sich die intrusiven Gedanken in meinem Kopf überschlugen. »Was, wenn ich glaube, die Landschaft sei nicht echt?« – »Was, wenn meine Freunde versuchen, mich zu vergiften?« – »Warum sollten sie das tun? Das ist doch verrückt.« – »Du bist nicht verrückt, das ist deine Angststörung …«

Ich bekam den Besuch hin. Ich ging ein paar Mal mit einkaufen. Ich verbrachte sogar einen Abend im Pub. Aber ich war angeschlagen von diesem Knacks in meinem Gehirn. Ich glaubte, dass diese Gedanken meinem Geist unwiderruflichen Schaden zugefügt hätten, genau wie die Ängste und die Todesfantasien. Zwar nahmen die Gedanken langsam ab, aber wie sollte ich mit meinem Leben weitermachen, als sei nichts gewesen? Nach wie vor brauchte ich Sicherheit, googelte wie wild Symptome – und fürchtete mich.

Außerdem war ich ungemein wütend. Wütend, dass ich diese Angst aufgebürdet bekommen hatte, die mir an guten Tagen im Magen lag und mich an schlechten durchströmte, als wäre mein Körper nur der Wirt eines mich hassenden, furchteinflößenden Gremlins. Bei allen anderen sah das Leben so leicht und sorglos aus. Warum bekam ich das nicht hin – wenigstens für einen Tag?

Doch je ruhiger es in meinem Gehirn wurde, desto depressiver wurde ich. Die Traurigkeit überdeckte die Angst wie eine nasse Decke, die die Flammen eines Feuers erstickt. Mich erfüllte eine allumfassende Hoffnungslosigkeit. Selbst mein Hund brachte mich zum Weinen. Ich sah ihm in die wässrigen Augen und dachte, er hätte eine bessere Besitzerin verdient.

Meine Freunde und Verwandten hatten mir durch eine Krise geholfen, die ich allein nicht hätte bewältigen können. Ich selbst hatte mir überhaupt nicht helfen können. Dank ihnen hatte ich gerade eben das rettende Ufer erreicht, fand dort aber keine Erleichterung. Ich war zwanzig, hatte keine Ausbildung oder Stelle. Stattdessen hatte ich mehr Angst denn je. Ich fragte mich, ob ich mich jemals wirklich von den Sorgen befreien können würde, aber es erschien mir nicht sehr wahrscheinlich. Das Leben war wohl für mich vorbei, bevor ich die Gelegenheit gehabt hatte, es wirklich auszuprobieren.

4.

IST ES FÜR EINEN ANFANG ZU SPÄT?

Ich jogge zum ersten Mal mit meiner Schwester. Es ist überhaupt das erste Mal, das ich mit jemandem laufe. Meine Schwester ist groß und unfassbar stark, und sie hat sich immer über meine geringe Größe (ich bin ungefähr 1,70 m, also nur im Verhältnis zu meiner Familie von Riesen klein) und meine Unfähigkeit, sie im Armdrücken zu besiegen oder mühelos Deckel von Gläsern aufzudrehen, lustig gemacht. Ohne Schwierigkeiten hat sie einige Jahre vor mir mit dem Laufen begonnen und absolvierte mit Vergnügen Halbmarathons, obwohl sie am Abend zuvor eine Flasche Rotwein geleert hatte. Sie schwimmt im Januar in Seen, während wir anderen mit zwei Mänteln übereinander am Ufer stehen und sie auslachen. Unsere Herangehensweisen an Sport sind also ziemlich unterschiedlich. Aber nun laufen wir an einem Sommertag im Gleichschritt (na ja, fast), und ich kann sogar sprechen, während ich versuche, mitzuhalten. Wir haben uns davongeschlichen, als der Rest der Familie sich zur Verdauung des Mittagessens hingelegt hat, und laufen durch das Dorf unserer Eltern, vorbei an Hühnern und Schafen, die auf der Weide grasen, vorbei am örtlichen Pub, in dem wir als Kinder gegessen haben. Wir laufen über Landstraßen und dann an Hecken entlang über matschige Wege. Insgeheim platze ich vor Stolz, dass ich mit meiner langbeinigen Schwester Schritt halten kann. Ich fand ihre Witze über meine ängstliche, anfällige Natur zwar immer lustig, aber es fühlt sich auch unglaublich gut an, etwas mit ihr zusammen machen zu können, für das man Kraft und Durchhaltevermögen braucht. Beim Laufen sprechen wir über die vergangenen Monate, und ich inhaliere förmlich ihr Lob über meinen Kampf gegen die Angst. Dann – ganz die jüngere (und ehrgeizigere) Schwester – beschließt sie, dass ich ihr zu langsam laufe, und steigert ihr Tempo. Nachdem sie ein paar Schleifen zu mir zurückgedreht hat, laufen wir wieder nach Hause, und ich stelle fest, dass ich vierundzwanzig Minuten am Stück geschafft habe, ohne auch nur einmal zu schauen, wie weit ich schon gekommen war. Vorher hatte ich Laufen für etwas gehalten, das man ausschließlich allein tat, immer etwas verlegen und fast schon entschuldigend. Aber bei dem ersten Lauf mit meiner Schwester verflog die Zeit nur so, und ich beschloss, meine zunehmende Leidenschaft nicht mehr vor anderen Läufern zu verstecken, auch wenn ich langsam war und nach wie vor keine Preise im Armdrücken gewann.

Warum habe ich eine Angststörung? Wodurch wird sie verursacht? Es kann schwierig sein, an einer so missverstandenen Krankheit zu leiden, und genauso schwierig ist es, dass sie nicht leicht zu erklären ist – das geht selbst Experten so. Der britische Gesundheitsdienst führt verschiedene Gründe an, weshalb jemand an einer Angsterkrankung wie der generalisierten Angststörung leiden könnte. Darunter:

- Eine Überaktivität bestimmter Hirnregionen, die mit der Steuerung von Gefühlen und Verhalten zu tun haben.
- Eine Unausgewogenheit bezüglich der Botenstoffe Serotonin und Noradrenalin, die für die Stimmungsregulierung zuständig sind.
- Gene – es gibt Schätzungen, nach denen die Wahrscheinlichkeit, eine generalisierte Angststörung zu entwickeln, fünfmal so hoch ist, wenn man einen nahen Verwandten mit dieser Krankheit hat.

- Belastende oder traumatische Ereignisse in der Vergangenheit.[61]

Außerdem gibt es natürlich unzählige weitere Gründe. Biologische, soziale und psychologische Faktoren können auf viele verschiedene Arten dazu beitragen. Das moderne Leben ist voller Stressquellen, die der geistigen Gesundheit zusetzen können. Lange Arbeitszeiten, Pendeln, Finanzen, Einsamkeit und mangelnde Gleichberechtigung – all das kann dafür sorgen, dass es jemandem, der zu ängstlichen Gedanken oder trüben Stimmungen neigt, schnell schlechter geht. Wir leben weniger gemeinschaftlich zusammen, unsere Familien sind verstreut. Unser Kreis an Freunden und Verwandten wohnt oft weit weg – im Jahr 2018 lebten 17,33 Millionen Menschen in Deutschland allein.[62] Das sind viele einsamkeitsgefährdete Menschen.

Auch Armut hat einen großen Einfluss auf die psychische Gesundheit. Das *Centre for Social Justice* (CSJ), ein konservativer Thinktank, hat herausgefunden, dass Kinder und Erwachsene aus den unteren Einkommensschichten ein dreimal so hohes Risiko haben, an den meistverbreiteten psychischen Störungen zu erkranken, wie solche aus den obersten Einkommensschichten.[63] Ihre Anfälligkeit für Psychosen ist neunmal höher. Der Bericht stellt sechs Faktoren heraus, aufgrund derer die unteren Einkommensschichten anfällig für psychische Krankheiten sind:

- Arbeitslosigkeit
- Chancenlosigkeit
- erhöhtes Schuldenrisiko
- Mangel an Qualifikationen
- Auseinanderbrechen der Familie
- Suchtprobleme

Neben Menschen aus ärmeren Haushalten leiden Schwarze und Angehörige ethnischer Minderheiten unverhältnismäßig häufig an psychischen Problemen. Diese Menschen werden häufiger als psychisch krank diagnostiziert und in eine Klinik eingewiesen, erzielen häufiger schlechte Behandlungsergebnisse, und die Gefahr, dass sie sich aus den Hilfe anbietenden Institutionen zurückziehen, ist höher. Das ist wiederum wenig überraschend, wenn man sich vor Augen führt, dass Angehörige ethnischer Minderheiten häufiger als Weiße zwangseingewiesen werden (das heißt, sie wurden aufgrund der Gesetze zur psychischen Gesundheit in die Psychiatrie gebracht, manchmal gegen ihren Willen). Zusätzlich werden »Schwarze mit einer Wahrscheinlichkeit von vierzig Prozent eher abgewiesen, wenn sie sich zur Unterstützung bei psychischen Problemen an Einrichtungen wenden«, stellt das CSJ fest.[64]

Es gibt also gute Gründe, warum einige Personengruppen stärker von psychischen Problemen betroffen sind als andere. Ein paar dieser gefährlichen Lücken könnten geschlossen werden – mit der richtigen Finanzierung, angemessenen Ressourcen, Bildungsmaßnahmen und dem Verständnis kultureller Eigenarten. In unserer Gesellschaft gibt es einiges, das nicht in Ordnung ist, und viele Menschen, denen wir nicht gerecht werden. Und manchmal hilft es ungemein, wenigstens einen dieser Faktoren anzugehen. Aber wenn man leidet, interessiert man sich nicht im Geringsten für ansonsten berechtigte Erklärungen.

Am Ende der oben erwähnten Liste steht ein Faktor für die Entwicklung einer generalisierten Angststörung, zu dem ich letztlich immer zurückkehre: »Viele Menschen entwickeln ohne ersichtlichen Grund eine generalisierte Angststörung.«[65] Dasselbe gilt für Zwangsstörungen (Werden sie durch ein Trauma hervorgerufen? Durch eine körperliche Erkrankung?

Oder sind die Gene schuld?), soziale Phobien und eine Reihe anderer psychischer Krankheiten. Das kann frustrierend sein. Manche von uns werden nie erfahren, weshalb sie Angststörungen oder Depressionen haben – und woher sollen wir dann die Hoffnung auf eine »Problemlösung« nehmen, wenn wir die Ursache nicht kennen? Diese Unsicherheit hat mich ziemlich lange beschäftigt, als es mir nicht gut ging. Mein Großvater war ein ängstlicher Mann, der sich oft (begründete und unbegründete) Sorgen um seine Gesundheit machte. Reichte das, um mich so traurig zu machen? Und wenn ja, warum ließ es meinen Vater und meine Schwester unberührt? Liegt es daran, dass ich als Kind eine Mandelentzündung hatte? Selbst meine Mutter war plötzlich ein möglicher Einflussfaktor: Lag es daran, dass sie mich im Alter von zwei Monaten mit dem Babysitter allein gelassen hatte? Sie bekam Schuldgefühle, die sie bis heute nicht losgeworden ist. Erst vor Kurzem wurden bei Mäusen Gehirnzellen gefunden, die wohl für die Angstkontrolle zuständig sind – liegt also der Schlüssel in meinem Hippocampus?

Ich wollte unbedingt den Ursprung meines Problems kennen, es war mir wichtig genug, um mit einem eifrigen Therapeuten meine frühe Kindheit auseinanderzupflücken, der offenbar glaubte, wir würden die Antwort finden, wenn wir uns nur genug Mühe gaben. Ich wollte es ja auch, aber es klappte nicht. Immerhin hat mich das zu der Recherche über den Zusammenhang zwischen körperlichen Krankheiten und dem Einsetzen psychischer Probleme gebracht. Ich las mich in die Gehirnchemie ein und verlor mich auf Internetseiten, die völlig absurde Begründungen für psychische Erkrankungen lieferten – erstellt von verzweifelten Menschen wie mir, die sich etwas wünschen, dem sie ihre Krankheit zuschreiben können, um sie dann entsprechend zu therapieren. Verzichten Sie auf Milchprodukte! Ach, wenn es doch nur so einfach wäre.

Auch wenn man manchmal den Eindruck haben könnte, die Angststörung sei eine durch und durch moderne Krankheit, existiert sie schon seit Menschengedenken – nur mit anderen Namen. Vor langer Zeit wurde sie in den religiösen Kontext gestellt und mit Sünde, Erlösung sowie dem Jüngsten Gericht in Zusammenhang gebracht. Hippokrates erwähnte in seinen Texten Phobien – insbesondere vor Flöten. Existenzialistische Philosophen wie Heidegger glaubten, die Angst rühre daher, dass uns unsere Endlichkeit bewusst wird. Sehr aufmunternd.

Beruhigt das Wissen, dass Menschen schon vor Hunderten von Jahren dasselbe durchgemacht haben? Das ist wohl von jedem selbst abhängig. Mich hat es immer ein wenig getröstet, dass die großen Denker früherer Zeiten auch mit intrusiven Gedanken und den körperlichen Paniksymptomen zu kämpfen hatten. Aber es zeigt auch, wie wenig wir die Angst in den Griff bekommen haben. Und das ist weniger ermutigend. Vor allem, weil heute so viele darunter leiden.

Das Leben kann keine ununterbrochene Reise ständigen Glücks sein, auf der man Problemen stoisch mit einem Lächeln begegnet. Und das war es noch nie, egal, was manche Boulevardzeitschriften einen glauben machen wollen. Traurigkeit und Sorge haben schon immer eine Rolle gespielt.

Aber Angststörungen nehmen zu – zumindest wollen uns das die Medien vermitteln. Es macht mich immer wütend, wenn ich Schlagzeilen über die »Angstepidemie« lese – als wären psychische Krankheiten ansteckend und würden uns zu neurotischen Zombies machen. Aber abgesehen von meinem Ärger über so manche dieser Berichterstattungen scheinen Statistiken tatsächlich auf einen weltweiten Anstieg hinzuweisen. Die Weltgesundheitsorganisation (WHO) wies im Jahr 2016 darauf hin, dass die Anzahl der an den häufigsten psychischen Störungen Erkrankten auf der ganzen Welt zugenommen hat.

Zwischen 1990 und 2013 schoss auch die Anzahl derer, die an Angststörungen und/oder Depressionen litten, um fast 50 Prozent in die Höhe, von 416 auf 615 Millionen.[66]

Der Eindruck, dass Angststörungen vor allem ein modernes Problem seien, ist also nicht verwunderlich. Neben dem tatsächlichen Anstieg an Erkrankten gibt es noch verschiedene andere Gründe für diese Zahlen: exaktere Definitionen der Krankheiten, schnellere Diagnosen sowie die Verfügbarkeit offizieller Zahlen – alles gute Dinge, wenn man es sich recht überlegt.

Aber selbst wenn mittlerweile genauere Daten über psychische Störungen zugänglich sind, selbst wenn man weiß, dass man aus biologischer Sicht von Anfang an schlechte Karten hatte, oder man erkennt, dass ein traumatisches Erlebnis all das ausgelöst hat – hilft das wirklich? Zum Leben mit einer psychischen Krankheit gehört auch, sich mit dieser scheinbaren Ungerechtigkeit auseinanderzusetzen und zu akzeptieren, dass man selbst eben das Los mit der Angststörung gezogen hat. Zu wissen, dass es psychische Krankheiten immer schon gab, nützt einem vielleicht nicht viel, aber zu wissen, dass man nicht allein ist, kann durchaus tröstlich sein. Vielleicht finde ich nie eine Antwort darauf, warum ich dieses Talent zum Sorgenmachen habe, aber da ich zunehmend offen damit umgehe, lerne ich andere Menschen kennen, die mich verstehen und die mir mit Empathie und Wohlwollen begegnen. Der beste Weg, um die unheimlichen und traurigen Gedanken in Schach zu halten, ist, nicht allein zu sein. Für manche Menschen heißt das, sich Freunden und der Familie anzuvertrauen. Andere suchen sich vielleicht Unterstützung in einer Selbsthilfegruppe – vor Ort oder online. Das Wichtigste ist, nicht einfach nur herumzusitzen und sich zu fragen: »Warum ich?«, so wie ich es allzu lange getan habe. Sprich mit anderen. In Bezug auf psychische Gesundheit ist »wir« viel besser als »ich«.

Ich möchte mit der Dokumentation meiner ersten dreißig Lebensjahre niemanden langweilen, auch dich nicht. Nicht ohne Grund nicken wir (oder zumindest die meisten von uns) wissend, wenn klischeehaft proklamiert wird, ab dreißig werde man für die Jahre davor entschädigt. Die meisten Menschen finden das Alter zwischen zwanzig und dreißig schwierig – und wenn es dir anders ging, was hast du in dieser Zeit gemacht? An der großartigen Karriere gearbeitet? Früh ins Bett gegangen? Ich hasse dich – und war nicht anders. Oprah Winfrey meinte mal: »In meinen Zwanzigern war ich eine verlorene Seele. In dieser Zeit geht es darum, sich selbst zu finden.«[67]

Ich weiß nicht, wie das mit den verlorenen Seelen so ist, aber meine Angststörung verschwand damals definitiv nicht. Nein, im Gegenteil, sie wurde schlimmer. Ich nahm Antidepressiva und ging mit unterschiedlichen Ergebnissen zu ein paar Therapeuten. Einer wollte bekanntlich unaufhörlich über meine Kindheit sprechen, um dem Problem auf den Grund zu gehen. Ein anderer kritzelte viel herum, während ich redete, was ich gleichzeitig lustig und einschüchternd fand – war ich so langweilig? (Vermutlich.) Einmal ging ich zu einem unheimlich gut aussehenden Mann, der Slipper und einen Ring am kleinen Finger trug, bei dem sollte ich es mir auf einer riesigen Lederliege bequem machen und mit meinem fünf Jahre alten Ich sprechen. »Beruhige sie, Isabella, halte ihre Hand und sag ihr, sie braucht keine Angst zu haben.« Ich übertreibe leider nicht, wenn ich sage, dass sich physische Anzeichen von Panik aufgrund der Absurdität dieser Situation zeigten. Nachdem ich ihm einen Scheck über eine UNFASSBAR hohe Summe in die Hand gedrückt hatte, floh ich aus seiner Praxis und kehrte nie wieder zurück. Mein fünfjähriges Ich kann mich mal kreuzweise.

Ich arbeitete als Journalistin, fühlte mich aber meistens unzulänglich, dumm und unsicher. Ich bewarb mich nie um eine

Beförderung und hielt mich auch sonst in der Regel zurück. Schuld daran war eventuell nicht nur meine Angststörung – in einer kürzlich von mehreren führenden Universitäten durchgeführten Studie wurden 985 000 Personen aus achtundvierzig Ländern gebeten, folgenden Satz zu bewerten: »Ich sehe mich selbst als jemanden mit großem Selbstbewusstsein.« Die Forscher fanden heraus, dass Männer durchweg ein höheres Selbstbewusstsein hatten als Frauen. Bei mir kommt hinzu, dass ich jahrelang das Haus nicht verlassen konnte, und als ich schließlich auszog, dann bloß auf die andere Straßenseite, was meine Freunde zum Schreien komisch fanden. Es ist ja auch irgendwie lustig – aber irgendwie halt auch nicht. Ich konnte nicht meine Flügel ausbreiten und ein selbstständiges Leben führen; mein Gehirn ließ das nicht zu. Ständig schoss mir »Was, wenn, was, wenn, was, wenn?« durch den Kopf. Geh lieber nicht zu weit von zu Hause weg. Riskiere es nicht. Was genau hätte ich denn riskiert? Na, alles.

Ich führte also wohl ein ziemlich eingeschränktes Leben. Ich konnte arbeiten – so gesehen bin ich ein Glückspilz, denn 300 000 chronisch psychisch Kranke verlieren jährlich ihren Job, wie eine im Oktober 2017 veröffentlichte, auf Betreiben der damaligen Premierministerin May durchgeführte Studie herausfand. Meine Chefin ging sehr wohlwollend mit meinen plötzlichen Panikmomenten um und bemühte sich um Verständnis, mehr als ich selbst. Innerhalb meiner engen Grenzen traf ich mich mit Leuten. Ich bewegte mich nicht weit weg – wie auch? Ich fuhr ja nicht einmal mit der Tube. Ich blieb in dem von mir selbst abgesteckten Bereich, malte auf dieser kleinen Leinwand. Ich machte mir selbst vor, das genüge – schließlich glaubt man irgendwann, was man sich oft genug erzählt. Meine Angst kam in Wellen, nahm zu und ebbte wieder ab. Manchmal wurde ich übermütig und glaubte, ich sei über die große Katastrophe meiner späten Teenagerjahre hinweg, woraufhin ich ausnahmslos erneut in eine schlechte Phase rutschte. Ich führte eine zum Scheitern verurteilte Beziehung, bis ich sechsundzwanzig war, und nach der Trennung war das ganze Grauen, das ich sechs Jahre zuvor erlebt hatte, mit all seinen Symptomen sofort wieder da.

Wieder wurde ich jede wache Minute von einem Kreislauf aus Panik, intrusiven Gedanken und Beinahe-Hysterie in Atem gehalten. Es war die Hölle, wesentlich schlimmer als vor der Beziehung. Wieder ging ich zu dem sanftmütigen Psychiater und bestand darauf, dass er mich einwies. Wie zuvor schon war er freundlich und geduldig. »Lassen Sie sich das von einem alten Mann sagen, Isabella«, meinte er. »Gescheiterte Herzensangelegenheiten erzeugen den schlimmsten Schmerz.«

Oh, wie ich weinte.

Also nahm ich noch mehr Medikamente, starrte die Wände an, zog mich zurück. Ich erinnere mich, wie meine Mutter mit mir Shoppen ging, um mich aufzuheitern, und ich weinte beim Anblick von einem Paar Schuhe (vielleicht sollte ich das als Titel meiner Autobiografie nehmen). Ich erinnere mich, wie mein Vater mich in den Schlaf tröstete, als wäre ich ein hilfloses Kind – und das war ich ja auch irgendwie. Aber irgendwie auch nicht. Es war alles falsch, auf den Kopf gestellt, eine dunkle Variante meiner Jugend. Der erneute, von mir so gefürchtete Zusammenbruch war donnernd eingetreten, wie um mich zu erinnern, dass ich wahrscheinlich niemals ohne die Angst leben würde. Und trotz all der Unterstützung, der Freundlichkeit und der Liebe, die ich zum Glück bekam, wusste ich insgeheim, dass ich mich diesmal nicht vollständig davon erholen würde. Es rechtfertigte die Angst, die ich vor diesem Ausmaß an Panik gehabt hatte. Ich hatte mich wie ein Vogel Strauß verhalten, den Kopf in den Sand gesteckt, und gehofft, dass ich davonkommen würde, wenn ich mich nur klein machte, mich nicht zu sehr forderte, kein Risiko einging. Aber ich war Risiken eingegangen, sie sind schließlich unvermeidlich, und sie hatten mich umgeworfen. Ich bettelte darum, in die Psychiatrie geschickt zu werden, um eine Zwangseinweisung, irgendetwas, das diesem so schwierigen Leben ein Ende setzen würde. Ich hatte das Gefühl, nicht das richtige Rüstzeug für dieses Spiel mitbekommen zu haben, und wollte es nicht mehr spielen.

Inzwischen darfst du ruhigen Gewissens genervt davon sein, wie hartnäckig und dumm ich mich weigerte, meine Probleme anzugehen. Im Nachhinein bin ich selbst sauer auf mich. Ich machte alles viel schlimmer, als es hätte sein müssen, weil ich alles tat, was man nicht tun sollte, wenn eine psychische Krankheit diagnostiziert wird: Ich versteckte sie, versuchte sie wegzudiskutieren und ließ zu, dass sie die Oberhand gewann. Und das tun wahnsinnig viele Menschen. Aber kein Wunder, oder? Zumindest nicht, wenn man bedenkt, wie die Presse jahrelang über psychische Störungen berichtet hat, und wenn man sich überlegt, wie gedankenlos von »Psychos« und »Verrückten« gesprochen wird. Und dann ist da noch das klassische Vorurteil, mit dem man unvermeidlich irgendwann konfrontiert wird: Depressionen oder Angsterkrankungen sind in Wahrheit eine Schwäche – man könne sich ja schließlich auch einfach mal zusammenreißen. Diese Ansichten sind zwar nicht mehr ganz so stark verbreitet, aber sie existieren dennoch. Ich kann also jeden verstehen, dem es zu heikel ist, offen über seine Probleme zu sprechen. Letztendlich ist Offenheit aber der einzige Weg, um die Vorurteile zu entkräften. Plus: Je mehr wir über psychische Probleme reden, desto mehr Menschen erfahren von der effektiven Unterstützung da draußen und desto weniger Menschen verlassen sich auf ihre eigenen, unklugen

Bewältigungsstrategien. Es hat mir Mut gemacht, an diesem Buch zu schreiben, weil sich deshalb viele junge Menschen bei mir gemeldet haben, die erzählten, dass sie sich bereits früh an andere gewandt haben. Es ist großartig, dass die kommende Generation sich nicht versteckt und abwartet, und ich bewundere alle, die sich sofort Hilfe holen. Aber es gibt noch viel zu tun und es nützt nichts, sich tapfer an die entsprechenden Institutionen zu wenden, wenn die Ressourcen nicht da sind, jeden, der um Hilfe bittet, sofort versorgen zu können.

Während ich wieder damit beschäftigt war, meine Angststörung zu leugnen, sie vor anderen kleinzureden und zu hoffen, sie würde vorübergehen, lernte ich einen Mann kennen. Am Anfang schien er sich nicht sonderlich für mich zu interessieren, was ihn natürlich nur umso begehrenswerter machte. Ich lungerte in seiner Nähe herum, traf mich mit ihm, wenn er es vorschlug, und hielt mich zurück, wenn er kein übermäßiges Interesse zeigte. Aufgrund meines geringen Selbstbewusstseins und der Dankbarkeit, dass jemand mich zumindest ein bisschen mochte, verlangte ich nie von ihm, ernstgenommen zu werden. Ein typischer Fußabtreter. Und während ich das so schreibe, ist es mir unendlich peinlich. Damals hatte ich einfach das Gefühl, dass dieser erwachsene Mann, der einige Jahre älter war als ich, mich vervollständigen würde, wie ich es allein nicht konnte. Vielleicht würde ein Partner mich jetzt in das ersehnte echte Leben schubsen? Ein völlig absurder Gedanke – wie soll man eine vernünftige Beziehung führen, wenn man völlig verkorkst ist? Aber ich bestand darauf.

Einmal schaute ich eine ziemlich schlechte romantische Komödie, in der eine Figur ihre Freundin drängt, etwas in ihrem Leben zu verändern. Ein Satz ist mir daraus im Gedächtnis geblieben. Ich bitte um Entschuldigung, wenn ich ihn falsch zitiere, aber ich werde mir diesen Film nicht noch einmal ansehen (okay, vielleicht doch): »Manche Menschen kommen in ihrem Leben an einen Punkt, an dem sie sich entscheiden müssen: Entweder sie nehmen all ihre Kraft zusammen und tun etwas Furchteinflößendes oder sie werden zu Hüllenmenschen. Wenn man einen von ihnen trifft, fragt man sich, was mit ihnen passiert ist.«

Das ist hängen geblieben, weil ich wusste, dass ich selbst ein solcher Hüllenmensch war. Nettes Auftreten nach außen hin, durchaus in der Lage, einen ganz und gar erwachsenen Menschen zu mimen, manchmal sogar witzig – aber das war's. Wenn man in mich hineinsehen wollte, war da nichts, kein verborgener Kern. Ich war bloß eine Hülle. Eine nette Hülle, aber das reicht nicht. Freunde von damals werden überrascht sein, wenn sie dies lesen, oder es nicht so recht glauben können. »So schlimm war sie doch gar nicht«, denken manche vielleicht. »Sie war nicht besonders traurig.« Aber genau darin wird man gut, wenn man jahrelang mit einer Angststörung lebt. Man versteckt sie, überspielt sie und lehnt mit ausgefeilten Entschuldigungen alle Aktivitäten ab, die einem Angst machen könnten. Wenn du jemals eine Panikattacke hattest, weißt du, dass es sich anfühlt, als könne jeder auf der ganzen Welt dabei zuschauen – als wäre man ein knallroter, hupender Feuerwehrwagen in einer stillen Bibliothek. Aber in Wirklichkeit ist man eher wie eine Ente, die scheinbar gelassen im Wasser schwimmt – das wilde Paddeln und Umsichtreten findet unter der Oberfläche statt.

Man kann es sehr gut so aussehen lassen, als wäre man mehr als eine Hülle. Und so hielt ich an dieser Liebschaft fest. Der Mann war intelligent, bodenständig und liebenswert, er hatte im Gegensatz zu mir keine Probleme (noch so ein verrückter Gedanke – jeder hat Probleme, jeder hat mit komischen Dingen zu kämpfen, er also natürlich auch). Sein Interesse an mir nahm zu. So sehr, dass er mir nach drei Monaten, in denen wir offiziell zusammen waren, einen Heiratsantrag machte. Das führte bei mir zu einer richtigen Panik. Es war eindeutig das, was ich wollte: eine normale Beziehung, aus der ich die Kraft zog, die ich allein nicht aufbrachte, und die mich zu einer Persönlichkeit machte, wie ich es allein nicht konnte. Wenn es mir schon nicht gelang, ein vollwertiger Mensch zu sein, konnte ich vielleicht einfach jemanden an Bord holen, der mich aufwertete. Aber es ging alles so schnell, wurde so überstürzt festgeklopft, dass meine Reaktion auf seinen Antrag höchstens verhalten ausfiel. Ich sagte Ja und fuhr dann mit dem Bus nach Hause, wo ich prompt in Tränen ausbrach und bei meiner Mutter Rat suchte (sie sagte, das sei normal – danke, Mum). Aber wie hätte sich das richtig anfühlen können, wenn sich auch sonst nichts richtig anfühlte?

Eines der größten Probleme bei einer Angststörung ist die Unsicherheit darüber, was als irrationale Angst gelten kann und was als berechtigte Sorge. Wenn man an einer schweren Angsterkrankung leidet, gewöhnt man sich daran, dass sie für den Großteil des ganzen Mistes verantwortlich ist. Statt zu befürchten, ich könne einen Schlaganfall haben, weiß ich in der Regel: »Ach, das ist wieder die Panik.« Wenn mir schwindlig ist, wenn ich Hunger habe, wenn mir kalt ist, wenn ich müde bin, wenn ich Magenschmerzen habe oder mich den Tränen nahe fühle, verlasse ich mich auf Ockhams Rasiermesser – dass die einfachste Erklärung meist die beste ist. Es ist seltsam, nicht mehr seinem Instinkt vertrauen zu können, der einem sagt, etwas sei nicht in Ordnung. Man weiß nie, ob die Angststörung eine andere ernste Krankheit verdeckt oder ob sie selbst die Ursache für die Symptome ist. Sie ist halt einfach ein hinterhältiges Miststück, das andere Krankheiten imitiert, vor denen man Angst hat, und sich Probleme ausdenkt, die alles und nichts sein könnten. Im Augenblick habe ich Rückenschmerzen. Mein Gehirn hat eine Menge Spaß dabei, verrückte Theorien zu entwickeln. Es sind *Rückenschmerzen.* Fast jeder hat sie. Aber mein Kopf schlägt mir verschiedene andere, allesamt exotischere Erklärungen vor. Es wird dich nicht überraschen, dass ich sehr beliebt bei Ärzten bin, vor allem, weil ich oft sage: »Wo ich schon mal hier bin …«

Das Internet (bloß keine Gesundheitsfragen googeln, Leute, sonst glaubt ihr am Ende nur, ihr habt euch eine Tropenkrankheit eingefangen!) ist voller Menschen mit einer Angststörung, die sich trotz ihrer Diagnose Sorgen über Symptome machen, die auf Krebs, Diabetes, Psychosen oder weiß der Geier was für andere Krankheiten hinweisen könnten. Irgendwie ahnen sie meist schon, dass die Angststörung dahintersteckt, aber man weiß ja nie. Es geht um die Sicherheit, sagen zu können: Klar, wahrscheinlich ist es das – aber die Sorgen verstummen nicht einfach. Es ist ein schmaler Grat, weil man die Regungen nicht ignorieren sollte, aber sich auch nicht von ihnen beherrschen lassen darf. Ich habe den Dreh noch nicht ganz raus.

Ich hatte also panische Angst vor der Ehe und wusste nicht, ob es daran lag, dass dies eben mein Grundgefühl war, oder ob mein Gehirn mir dieses eine Mal zur Seite stehen und mich warnen wollte. Ich bemühte mich lange, das herauszufinden, aber wie sollte das gehen? Ich hatte nie versucht, meine Angst zu verstehen – nicht wirklich –, und ich vertraute mir weder in der einen noch in der anderen Richtung. Manchmal war ich überzeugt davon, dass alles in Ordnung sei und meine Ängste irrational; manchmal war mir tief im Inneren klar, dass meine Beziehung nicht gut war. Ich sprach mit niemandem darüber; die Maschinerie war angelaufen, alle mochten meinen Freund, ich war im »richtigen« Alter und mir fiel kein Grund ein, mein

Leben durcheinanderzubringen und diese Sicherheit, die mir die Beziehung versprach, aufs Spiel zu setzen. Außerdem ging ich davon aus, dass ich in jedem Fall die Schuldige wäre.

Also heirateten wir. Ich hatte Zeit gehabt, mich an die Vorstellung zu gewöhnen, und war mittlerweile mit ganzem Herzen dabei. Es gab ein paar Warnzeichen, aber da mein Selbstbewusstsein im Eimer war, nahm ich einiges hin, das ich heute im Traum nicht mehr akzeptieren würde. Die Hochzeit war TOLL, übrigens. Ich kann das nur empfehlen, wenn du einen netten Partner hast und mal etwas Schönes anziehen magst. Wir hatten eine große, feuchtfröhliche und entspannte Feier, zum Teil war mein Hund mit dabei und es gab tonnenweise Tiramisu. Ich weiß nicht viel darüber, wie man eine gute Ehe führt (genau genommen: nichts), aber die Feier selbst kann großartig sein! Freunde, Familie, Musik – und alle müssen einem sagen, wie gut man aussieht. Überleg es dir. Und lad mich ein; ich liebe Hochzeiten immer noch, auch wenn meine der Auftakt eines Desasters war. Plane die Feier aber um Himmels willen so, dass die Trauung nachmittags stattfindet. Niemand möchte um elf Uhr vormittags schon Sekt trinken. Zumindest nicht, wenn man um elf Uhr abends noch auf den Beinen stehen soll.

Ich hatte an diesem Tag überhaupt keine Angst. An langweiligen Sonntagen bekomme ich Panik, aber anscheinend nicht dann, wenn ich heirate und vorher ordentlich gegrübelt habe, ob das eine gute Idee sein konnte. Mein Gehirn ist ein Scherzkeks. Als wir in die Flitterwochen aufbrachen, dachte ich kurz, dass die Hochzeit vielleicht doch das Heilmittel gewesen wäre und dass von nun an alles in Ordnung käme. FALSCH! Die erste Nacht verbrachte ich schlaflos, fühlte mich benommen, ausgelaugt und einfach merkwürdig. Die Menschen sahen komisch aus, ich hätte schwören können, dass der Boden sich bewegte, und die Farben stimmten nicht. Und das war nur der

Anfang. Vor der Hochzeit hatte ich die Angst entwickelt, ich könnte einen anaphylaktischen Schock erleiden – ausgelöst durch Essen, Make-up oder Haarfärbemittel. Es beanspruchte mich so, wie meine verrückten Gedanken das eben taten (irrationale Gedanken haben anscheinend die Tendenz, herumzuspringen und sich an neue Ängste zu hängen, die einen dann überraschen und Panik auslösen – es wird immerhin nie langweilig), und ich verbrachte viel Zeit damit, seltsam ein- und auszuatmen, um zu überprüfen, dass ich es konnte. Ich wurde von einer Biene gestochen, bekam eine riesige Panikattacke und schlief danach drei Stunden. Unsere Hochzeitsreise wurde von dieser dummen, albernen Angst bestimmt – obwohl ich, wie üblich, kein Wort darüber verlor. Hinzu kam, dass ich ständig das Gefühl hatte, jeden Augenblick in Ohnmacht fallen zu können, und dass ich wieder anfing zu dissoziieren. Mein frischgebackener Ehemann wurde mir fremd und ich fühlte mich wie ein Roboter. Klingt doch wie der Beginn einer wunderbaren Liebesgeschichte, oder?

An einem der letzten Tage flehte ich meinen Mann in einer belebten Einkaufsstraße an, sich nicht einen Kaffee zu holen und mich deswegen allein zurückzulassen. Nicht, weil ich so im siebten Himmel schwebte und es keine Sekunde ohne ihn aushielt, sondern weil ich zu große Angst hatte, draußen allein zu sein. Ich war neunundzwanzig, frisch verheiratet, hatte also einen Ehemann und dazu einen Hund sowie wahrscheinlich eine Rente in Aussicht, konnte aber keine zwei Minuten allein sein. Dorthin hatte die Angststörung, die mich mein Leben lang begleitet und die ich genauso lange ignoriert hatte, mich also gebracht. Ich fühlte mich erbärmlich und bin mir sicher, dass mein Mann das genauso sah.

Manche Menschen blühen auf, wenn sie von anderen gebraucht werden – deren Verletzlichkeit gibt ihnen ein Gefühl von Stärke. Aber bei Menschen mit einer Angsterkrankung ist das anders. Und eigentlich tut es niemandem gut. So sehr man sich auch jemanden wünscht, der einen unterstützt und beschützt, im Endeffekt wird das eigene Gehirn dadurch nur noch ängstlicher. Dann flüstert es: »Siehst du, selbst deine Liebsten glauben, dass das Leben für dich zu bedrohlich und gefährlich ist. Bleib besser hier drinnen sitzen, rausgehen ist zu riskant.«

Aber Leute reagieren unterschiedlich auf Angst. Manche sagen »Kopf hoch«, andere schauen einen an, als würde man jeden Moment zusammenbrechen, wieder andere erzählen einem von den eigenen andauernden Sorgen und man selbst nickt nur und lächelt angesichts dieser Einfühlungsversuche. (Hast *du* jemals geweint, weil du gedacht hast, du hättest deine Schwester umgebracht, weil du auf der falschen Gehwegplatte gelaufen bist und dadurch den Zorn irgendeines bösen Geistes heraufbeschworen hast? Selbstverständlich ging es meiner Schwester gut und es war bloß mein Gehirn, das sich wie ein Arschloch verhielt. Aber erzähl mir ruhig mehr davon, wie unwohl du dich in Flugzeugen fühlst.)

Ein Typ bekam doch tatsächlich einen Ständer, als ich sagte, ich hätte eine Panikattacke. Stell dir das mal vor! Von den Ängsten eines anderen Menschen erregt zu werden. Er versuchte dann noch, meine Hand an seinen Penis zu führen, als hätte er erwartet, dass ich mich darüber freue. Mir fällt keine beschissenere Reaktion auf eine Angsterkrankung ein, aber schreib mir bitte, wenn du eine weißt!

Aber ich schweife ab. Geh *diesem* Typen jedenfalls aus dem Weg. Und lass niemals zu, dass Menschen aus falsch verstandener Liebe oder um sich selbst besser zu fühlen, deine Angst verstärken. Das passiert häufig und ist echt mies. Lerne, die Anzeichen zu erkennen und frühzeitig einen Abgang zu machen.

Natürlich ist das alles hier nur meine Sicht auf die Dinge. Aber: Ich habe ihn geliebt. Ich glaubte, alles würde gut. Ich war entschlossen, die Ehe durchzuziehen und an ihr zu arbeiten, komme, was wolle. Aber insgeheim war ich ein Hüllenmensch und konnte es immer schlechter verbergen. Es ist schwierig, sich auf langfristige Pläne einzulassen, wenn man Angst hat, in den Supermarkt um die Ecke zu gehen.

Wir wurschtelten uns bis Weihnachten durch, dann brach alles zusammen. Oder vielleicht war das vorher schon geschehen, wurde nun aber durch äußere Umstände erst sichtbar. Mein Mann war in einen schlimmen Autounfall verwickelt, der uns beide erschütterte und ihn traumatisierte. Obwohl er körperlich unverletzt geblieben war, verschlechterte sich seine Stimmung und seine sonst so gute Laune verschwand.

Er beharrte darauf, dass es ihm gut gehe, und trotz aller Gegenbeweise beließ ich es dabei. Ich dachte, es würde vorübergehen, weil er nur eine traurige Phase habe – aber ich lag fürchterlich falsch. Ein Wochenende unterwegs gipfelte darin, dass ich in einem schicken Restaurant mit echten Silbertellern weinte und ihn bat, netter zu mir zu sein. Ich bat ihn immer häufiger darum. Ganz egozentrisch nahm ich an, dass ich der kaputte Teil in dieser Partnerschaft sei. Ich ging unglaublich naiv davon aus, dass ich für alle Zeiten diejenige sein würde, um die man sich kümmerte. Er brauchte Hilfe, aber wie so viele depressive oder angstgeplagte Menschen fragte er nicht danach und sprach nicht darüber. Wie gesagt, niemand ist »gefestigt«. Niemand ist komplett mit sich im Reinen. Dämlicherweise wollte ich damals jemanden, der die Dinge besser im Griff hat als ich. Ich hatte jedoch jemanden gefunden, der ebenfalls verletzlich war und Ängste hatte. Und war ihm überhaupt keine Hilfe.

Nun ging es also uns beiden schlecht. Ihm war mein Ausmaß an Angst nicht klar und mir die Größe des dunklen Lochs nicht, in das er gefallen war. Darüber reden wollte oder konnte er nicht, und ich wollte nicht einfach im Schlafzimmer eine Bombe hochgehen lassen, also machten wir weiter mit dieser Blindfahrt einer Ehe. Meine Ängste und sein Ärger nahmen so sehr zu, dass wir uns im Bett irgendwann nur noch den Rücken zukehrten.

Inzwischen litt ich unter ziemlich starker Agoraphobie. Ich kämpfte häufig mit intrusiven Gedanken und hatte wieder Panikattacken. Ich konnte nicht mit öffentlichen Verkehrsmitteln fahren, in die Stadt gehen oder Neues ausprobieren. Ich musste mich zwei Wochen krankschreiben lassen, weil mein Gehirn in seiner altbekannten Schleife hing und mich wieder die Verzweiflung überkam. Ich verstand das alles nicht und war wütend. Ich sah den Auslöser nicht, der im Nachhinein unübersehbar wirkt: Meine Ehe scheiterte gerade.

Ich las vor Kurzem ein Interview mit dem früheren Arsenal-Spieler Tony Adams, in dem er sagte, seine Ehe funktioniere gut, weil seine Frau und er einander eigentlich nicht bräuchten. Sie liebten sich, aber sie würden auch wunderbar allein zurechtkommen. Ihre Entscheidung, ein Paar zu sein, trafen sie also vollkommen freiwillig; sie beruhte nicht darauf, dass einer vom anderen Unterstützung, Geld oder eine andere Form der Sicherheit benötigte. Tony Adams ist auf niemanden als Stütze angewiesen, und mittlerweile verstehe ich diesen Ansatz. Ich hatte die Grenzen zwischen Liebe und Bedürftigkeit aufgehoben, hatte Bestätigung gesucht. Stattdessen war mein Mann zunehmend kühl, kurz angebunden und nicht mehr besonders liebevoll. Und vermutlich hatte ich das größtenteils sogar verdient.

Der Tag, an dem mein Mann mich verließ, war der erste Tag, an dem ich auf sein Betreiben hin zu einem neuen Therapeuten ging. Ich kam Hoffnung versprühend zurück, brachte

Cupcakes und Luftballons mit, weil mein Mann Geburtstag hatte. Ich wollte ihm sagen, dass ich glaubte, es könne alles besser werden. Der nette Therapeut hatte mir versichert, dass ich meine Ängste loswerden und eine bessere Ehefrau werden würde, wenn ich mir Mühe gäbe. Also auch eine bessere Erwachsene. Aber er saß am Tisch, rührte die Cupcakes nicht an und sagte, er werde mich verlassen. Ich schrieb bereits, wie ich mich bei diesen Worten fühlte, wie ich bat, bettelte und weinte. Nichts half. Wie sich herausstellte, war diese Trennung von langer Hand geplant und er hatte sich bereits Wochen zuvor eine Unterkunft gesucht. Seine Entscheidung stand fest und mir blieb keine andere Wahl, als nachträglich das Geschehene zu begreifen. »Wir hätten nie heiraten sollen«, sind in meinem Kopf seine letzten Worte an mich. Ich erinnere mich auch daran, wie ich wie in einem schlechten Film buchstäblich nach Luft rang. Selbst der Hund heulte. Und dann war mein Mann weg.

Ich fühlte mich zutiefst gedemütigt. Wir waren gescheitert, aber vor allem hatte ich versagt. Ich hatte es nicht geschafft, das zu tun, was alle anderen weltweit scheinbar tagtäglich taten: lieben und geliebt zu werden. Dafür mag es viele Gründe gegeben haben, weil Beziehungen kompliziert und Menschen nicht vorhersehbar sind, aber ich gab primär meiner Angststörung die Schuld. Sie fühlte sich wie ein Makel an.

Fast jeder hat eine unschöne Trennung hinter sich, und auch die Tatsache, dass ich nebenher noch mit meiner Angststörung zu kämpfen hatte, macht es nicht zu etwas Besonderem. Mit dem anfänglichen Schmerz ging ich um, wie es die meisten tun, wobei ich nicht mehr viel aus diesen ersten Wochen weiß. Keine inspirierenden, kraftgebenden Kalendersprüche, keine belebende Musik, die mir das Gefühl gab, es würde irgendwann wieder okay sein. Ich erinnere mich nur daran, viel auf dem Boden gelegen zu haben (vielleicht einfach, um sicherzugehen, dass ich nicht noch tiefer fiel).

Es ist verrückt, aber in den Tagen darauf war ich weniger ängstlich. Ich hatte einen Haufen anderer beschissener Gefühle, darunter Wut und Traurigkeit, aber nicht in erster Linie Angst. Es lag eine eigenartige Erleichterung darin, dass alles so krachend in sich zusammenstürzte – ich hatte nichts mehr zu verlieren und dieser Gedanke machte mich fast furchtlos. Offenbar hatte meine Ehe alles noch verschlimmert, anstatt es zu verbessern. Plötzlich war ich ruhelos – ich wollte *irgendetwas* tun. Und da ich weder Bear Grylls noch Amelia Earhart bin, brach ich nicht zu einer unglaublich mutigen Abenteuerweltreise auf, sondern ging einfach laufen.

Beim ersten Mal, als ich die Gasse rauf- und runterrannte, war Wut mein Hauptantrieb. Ich wollte mit aller Macht aus meinem Kopf ausbrechen und wusste nicht, wie ich es anstellen sollte. Ich stand kurz davor, zu schreien und jemanden zu verprügeln, dachte aber, dass es helfen könnte, mich so schnell wie möglich zu bewegen. Wie sich dann zeigte, war das nicht besonders schnell, aber es war wenigstens *etwas*. Als ich mit den drei Minuten Schnaufen und Keuchen fertig war, hinkte ich mit dem Gefühl nach Hause, mein Ziel irgendwie erreicht zu haben. Körperlich fühlte ich mich schrecklich, aber ich hatte für einen Moment meine Gedanken beiseiteschieben können. Ich war aus dem Elendskreislauf ausgestiegen, in dem ich schon lange vor der Trennung gesteckt hatte, und einmal etwas anderes versucht – etwas, von dem niemand außer mir wusste.

Manchmal, wenn man am Rand der Verzweiflung ist, kann eine einzige Sache alles verändern. Wenn man wirklich am Boden liegt, bedeutet selbst eine kleine Veränderung einen Hoffnungsschimmer. Als ich rumfragte, was andere in schweren

Zeiten probiert hatten, bekam ich unterschiedliche Antworten: lustige, naheliegende und auch völlig verrückte. DVD-Sammlungen waren sehr beliebt – *The West Wing* in Endlosschleife (kann ich auch empfehlen); genau wie Lesen – Bücher, Zeitschriften, Zeitungen. Manche schworen auf gemeinsame Tätigkeiten – zum Beispiel mit anderen Anfängern ein Instrument erlernen oder der gute, alte Handarbeitszirkel. Ein ehemaliger Kollege engagierte sich bei so vielen Wohltätigkeitsorganisationen, dass er völlig davon in Anspruch genommen wurde, sich um andere zu kümmern, und somit keine Zeit mehr für seine eigenen Probleme hatte. Kochen war auch beliebt: Eine Befragte erzählte, sie habe jeden Tag Kartoffelgratin gegessen, bis es ihr besser ging, ein anderer probierte alle möglichen Hühnchenrezepte aus. Das Foto eines Unbekannten im Internet zeigte mir eine erstaunliche Angewohnheit, die der Mann nach einem Zusammenbruch entwickelt hatte: Er baute mit Lego. Töpfern war auch so etwas, bei dem man etwas formt, etwas erschafft, etwas aufbaut, statt es zu zerstören.

Manche Menschen erzählten mir auch von größeren Herausforderungen, wie Reisen in den Himalaya, Schweige- und Meditationsretreats oder Ultramarathons. Ich bewundere sie dafür, denn für mich wäre das alles völlig unerreichbar. Die häufigste Antwort war jedoch: Bewegung. Lange Spaziergänge – ohne Ziel oder geplante Route –, jemand beschrieb es so schön: »Gehen! Stundenlang ziellos gehen, dabei Musik hören, stehen bleiben und Leute gucken. Sich bei gutem Wetter auf die Bank setzen, die Augen schließen und sich das Gesicht von der Sonne wärmen lassen.« Yoga, um den Geist zu fokussieren und den Körper zu entspannen, boxen, um das Adrenalin und die Wut loszuwerden. Und laufen. Laufen wurde häufig erwähnt. Meine Wahl war also nicht sonderlich originell, aber ich war wohl auf der richtigen Fährte.

Mein Leben änderte sich nicht großartig, ich ging weiter zur Arbeit, weinte weiterhin auf der Toilette und floh vor dem Gesichtsausdruck aller, denen ich erklären musste, dass meine Ehe bereits wieder vorbei war. Ich rief meinen Mann an, um ihn zu fragen, ob er seine Meinung geändert hatte (Achtung, Spoiler: nein, nie). Ich packte all seine Sachen zusammen, argwöhnisch beobachtet von dem Hund, der wimmerte, während ich manisch Hemden in Müllsäcke und Bücher in alte Kartons stopfte. Er kam vorbei, um alles abzuholen, und ich bemerkte, dass er keinen Ehering mehr trug. Er hatte lange, bevor ich es bemerkte, nach einem Ausweg aus unserer Ehe gesucht. Erstaunlich, was wir partout nicht sehen wollen. Meine liebe Schwester kam und verbrachte sehr viel Zeit bei mir – ohne dass es mir auffiel, zog sie praktisch bei mir ein, sorgte dafür, dass ich morgens aufstand, duschte und aß. Ich konnte weder die Trennung noch meine lange kultivierten Ängste ignorieren, aber ich konnte beidem für ein paar Minuten am Tag entfliehen, wenn ich meine alten Turnschuhe schnürte, mich nach Einbruch der Dunkelheit aus dem Haus zu der Gasse schlich, die ich am ersten Tag auf und ab gelaufen war.

Ich ging immer wieder zum selben Startpunkt zurück und lief immer wieder zum selben Song. Bei jedem Mal schnaufte ich und kam mir vor wie ein Elefant. Aber ich merkte, dass ich bald länger lief, seltener stehen blieb und sogar zuließ, dass der lächerlich wütende Song in einen anderen überging.

Auch körperliche Veränderungen fielen mir auf. Ich schlief besser und starrte nicht nur an die Decke, während meine Schwester schlafend neben mir lag. Ihr regelmäßiger Atem und ihre Wärme waren irgendwie tröstlich – eine einfache Bestätigung, dass ich nicht alles verloren hatte. Das Adrenalin schoss nicht jedes Mal, wenn ich einen intrusiven Gedanken oder einen Moment der Panik hatte, in die Höhe. Ich weinte nicht sofort nach dem Aufwachen. Fortschritt! Zumindest ein kleiner.

Damals dachte ich nicht besonders fokussiert über irgendetwas nach. Jeder Tag war zermürbend, und ich schaffte nicht mehr als aufzustehen und zur Arbeit zu gehen. Mit Sicherheit versuchte ich nicht wirklich, meine Sorgen auf lange Sicht zu lindern oder ein Allheilmittel zu finden, aber selbst ich registrierte, dass meine abendlichen Joggingrunden die Last, die ich seit dem Scheitern meiner Ehe auf meinen Schultern spürte, etwas leichter machten.

Am vierten Laufabend (manchmal denke ich, von Laufen kann bei diesem Vorwärtsschleppen von damals gar nicht die Rede sein) erreichte ich das Ende der Gasse und blieb nicht stehen. Man könnte meinen, das sei keine große Sache, aber ich hatte so viel Angst davor, allein draußen zu sein und meinen »Sicherheitsbereich« zu verlassen, dass es für mich ungefähr einer Reise nach Neuseeland entsprach. Ich kam auf der Hauptstraße raus und lief vorsichtig weiter, überzeugt davon, dass Passanten und Fahrer meine Langsamkeit auslachen würden. Das befürchten viele Anfänger – als riefe jemand hinter einem durch ein Megafon: »Ich habe gerade erst angefangen und stelle mich ziemlich dumm an, bitte lachen Sie jetzt!« Es gibt nur eine einzige hilfreiche Anmerkung diesbezüglich: So ist es nicht. Die ersten dreißig Jahre meines Lebens bin ich kein einziges Mal freiwillig gelaufen. Und mir fiel in dieser Zeit kein einziger Läufer auf – kein Anfänger, kein fantastischer Sprinter –, wirklich kein einziger. Und wenn, dann nur, weil ich mich darüber wunderte, dass es Menschen gab, die ... na ja, tatsächlich vom Sofa aufstehen und sich schnell bewegen wollten. Man muss es gelassen sehen, und glaub mir: Die meisten blicken sowieso nicht von ihrem Handy auf (was auch ein weiteres Problem ist, wenn man mit dem Laufen anfängt, aber dazu später mehr).

Niemand zuckte mit der Wimper. Niemand schrie entsetzt auf. Und ich fiel nicht vor Angst in eine tiefe Ohnmacht. An jenem Abend lief ich weitere fünf Minuten und kehrte so beschwingt nach Hause zurück, als hätte ich eine Hürde genommen, die ich schon immer angehen wollte.

Von diesem Abend an spürte ich eine Veränderung in mir. Es war eine winzige, kaum wahrnehmbare Verschiebung, die, wie ich nun weiß, Hoffnung gewesen sein muss. Ich erstellte Playlists mit aggressiver, schneller Musik fürs Laufen, um mich zum Weitermachen zu ermutigen. Ich las Läuferforen und staunte darüber, wie beiläufig Menschen davon berichteten, dass sie mehr als dreißig Kilometer einfach aus Spaß absolviert hatten. Ich schaute mir online Laufschuhe an und gab es irgendwann aufgrund der bunten Auswahl überfordert auf.

Inzwischen schnürte ich mein abgenutztes, altes Paar jeden Abend und lief los. Und jedes Mal lief ich ein kleines Stückchen weiter. Meine Lunge brannte, meine Schienbeine schmerzten und ich hasste jede einzelne Minute, aber innerhalb einer Woche schaffte ich zehn Minuten am Stück. Pure Sturheit trieb mich an. Ich würde mich nicht zusammenrollen und aufgeben. Ich würde weitermachen, auch wenn ich den Grund dafür nicht wusste.

Laut Forschungen eines Teams des University College London dauert es sechsundsechzig Tage, bis man eine neue Gewohnheit dauerhaft in sein Leben integriert hat.[68] Dazu muss man eine Handlung stetig und in derselben Umgebung wiederholen. Strenggenommen kann man Laufen eigentlich nicht als Gewohnheit bezeichnen, aber unbewusst hielt ich mich an diese Vorgaben, um meine neue Aktivität zu festigen. Diese sechsundsechzig Tage können hilfreich sein, wenn man mit dem Laufen anfangen will, denn oft sagen Menschen, sie würden das Laufen »hassen«. Auch ich hatte das behauptet, aber da ich es in Wirklichkeit nie ausprobiert hatte, war das nur eine Ausrede. Man hasst das Laufen nicht. Man kann es langweilig, ungemütlich oder draußen zu kalt finden. Aber all diese Dinge können behoben werden – durch Zeit, Kondition und Ausrüstung. Nach sechsundsechzig Tagen sollte sich die Mühe auszahlen …

In der zweiten Woche der Gassenläufe schmerzten meine Beine. Jedes Mal, wenn mein Fuß am Boden aufkam, schoss es meine Unterschenkel hoch und ich musste für den Rest des Laufs die Zähne zusammenbeißen. Vielleicht fühlte sich Laufen so an, dachte ich. Oder war es ein Zeichen dafür, dass ich vorankam? Natürlich nicht. Eine kurze Recherche ergab, dass ich sogenannte *Shin Splints* (ein Schienbeinkantensyndrom) hatte. Wahrscheinlich hatte ich es bekommen, weil ich ungeeignete Sportschuhe trug, die vorher acht Jahre im Schrank gestanden hatten, oder weil ich zu schnell lief und nicht die richtige Technik hatte. Ich weiß übrigens bis heute nicht, ob ich die richtige Technik habe, aber ich wollte nicht aufhören, nur weil meine blöden Schienbeine wehtaten. Ich gab also klein bei und ging in einen Laufladen. Beim ersten Mal sind das unheimlich einschüchternde Orte. Dort gibt es schlanke Models in engen Leggings, Anzeigen für Energydrinks und über acht Millionen Schuhe für verschiedene Laufarten. Fast hätte ich auf dem Absatz kehrtgemacht, als ich in einer Ecke ein echtes LAUFBAND entdeckte, auf dem man gefilmt wird, während die Verkäufer den geeigneten Schuh für einen finden wollen. Aber ich blieb, trampelte auf dem Laufband und verließ den Laden mit unfassbar teuren, neonfarbenen Schuhen. Ich hatte Geld in mein Laufexperiment gesteckt. Nun musste ich also liefern.

Der Autor Charlie Brooker schrieb von seinen Anfängen als Läufer vor einigen Jahren.[69] Auch er hatte so einen beängstigenden Laufschuhmoment, in dem ihm klar geworden war, dass er nun wirklich weitermachen müsse – oder aufhören.

»Schließlich knickte ich ein und kaufte mir ein Paar anständige Laufschuhe, um die abgelatschten Turnschuhe zu ersetzen, die ich bis dahin getragen hatte. Als dieser Damm gebrochen war, kaufte ich auch noch diese abgefuckten kurzen Laufhosen. Nicht ein Paar, sondern mehrere … Ich kann mir selbst kaum noch im Spiegel gegenübertreten.«

Mit vernünftigen Schuhen ausgestattet, wartete ich darauf, dass die Schienbeine nicht mehr so schmerzten, und lief wieder los. Jedes Mal, wenn ich zurück nach Hause wollte, handelte ich noch zehn Sekunden mehr raus. Wenn ich auf einer neuen Straße nervös wurde, sagte ich mir, dass ich jederzeit umkehren konnte. Und so wagte ich mich allmählich hinaus in die Welt. Vorher hatte ich es vor lauter Panik nicht einmal bis zur nächsten Einkaufsstraße geschafft und nun joggte ich sie entlang. Ich entdeckte meine Umgebung neu – bewunderte eine Brücke, die mir noch nie aufgefallen war, sah ein paar Armenhäuser, die in einem Sträßchen verborgen lagen. Ich fing an, Gesichter wiederzuerkennen – die Mütter mit den Buggys im Café, den Mann, der vor der Feuerwehrwache Cider trinkt, den Teppichhändler, der sorgfältig seine Ware auf dem Bürgersteig vor dem Laden repariert. Nachdem ich mich jahrelang zu Hause in meinem Elend gesuhlt hatte, richtete ich nun den Blick nach außen. Das Laufen ermöglichte mir eine Pause von meinen Ängsten. Ich war so konzentriert darauf, nicht hinzufallen oder in eine alte Dame mit Einkaufswagen zu laufen, dass ich keine Zeit für Panik hatte.

Und selbst wenn sich die alten Anzeichen der herannahenden Angst zeigten, verhinderte die körperliche Aktivität des Joggens deren Festsetzen. Die rhythmische Bewegung – die großen Schritte, die schwingenden Arme – wird so gleichmäßig und beruhigend. Die Arme pendeln hin und her. Ein Fuß, der andere Fuß. Der Körper leicht nach vorne geneigt. Hypnose. Die Atmung, über die ich mir so viele Gedanken gemacht hatte, geschah automatisch. Einatmen, ausatmen. Nicht aufhören, auch wenn es wehtut. Ich brauchte den Sauerstoff, um weiterzulaufen, und das bedeutete, ich hatte keine Zeit für die Sorgen, ob ich atmen *konnte* oder ob sich meine Kehle zuschnürte. Ich wurde mir selbst gegenüber härter. Ein Stechen, ein Anstieg von Adrenalin oder ein schlimmer Gedanke: Solange ich lief, hielt ich mich nicht damit auf. Die restliche Zeit des Tages gehörte ihnen, nicht aber diese paar Minuten.

Einen Monat, nachdem mein Mann ein letztes Mal zur Tür hinausgegangen war, hatte ich eimerweise Tränen vergossen, jeden erdenklichen Wein getrunken, genug Zigaretten geraucht, um zehn Jahre gealtert zu sein, und war weiter gelaufen, als ich es je für möglich gehalten hätte. Ich war in strömendem Regen gejoggt, im Dunkeln, betrunken, müde, weinerlich oder wütend. Manchmal alles auf einmal. Ich hatte Laufschuhe gekauft und eine Lauf-App heruntergeladen. Zum ersten Mal seit Langem hatte ich gefühlt etwas im Griff, egal wie wenig es auch war. Ich musste mich fürs Laufen nicht auf jemand anderen verlassen und ich fühlte mich dabei nicht wie ein schwächliches Wrack. Ich wusste es zu dem Zeitpunkt noch nicht, aber ich hatte erfolgreich eine neue Gewohnheit etabliert. Ich war angefixt.

5.

SPORT SCHÜCHTERT EIN

Das ist mein zweiter Lauf heute und keiner der beiden fühlte sich gut an. Ich bin nicht irgendwohin gelaufen, sondern weg von etwas; hatte gehofft, das Laufen würde meine Gefühle dämpfen und mir eine Verschnaufpause geben. Nur acht Monate nach den beschissenen Ereignissen, die mich erst zum Laufen brachten, ist etwas unermesslich Schreckliches passiert: eine Freundin der Familie ist gestorben. Aber diese Formulierung »Freundin der Familie« ist viel zu blass, zu emotionslos. Wie nennt man jemanden, der sich selbst als deine zweite Mutter bezeichnete? Wie nennt man eine Frau, die dir alles ermöglicht? Die dich schimpft, wenn du Mist gebaut hast, dich zu einer Erwachsenen macht und die dich so lange ins Badezimmer einsperrt, bis du ihr Klatsch und Tratsch erzählt hast? Sie war einer dieser Menschen, nach denen sich die Leute umdrehen und fragen: »Wer ist das denn? Die möchte ich kennenlernen.« Ihr Tod kam nach langer Krankheit nicht unerwartet; trotzdem ist es absurd, dass ausgerechnet George nicht mehr da sein soll. Die Lücke, die sie hinterlässt, ist eher ein von einem Asteroiden geschlagener Krater – ein verbranntes, tiefes, brutales Loch. Also laufe ich die ganze Zeit. Morgens, abends – immer wenn ich fürchte, alles bricht zusammen. Es beschert mir kein High. Ich schwitze, weil ich zu schnell laufe, tue mir weh, weil es sich besser anfühlt, als herumzusitzen und an sie zu denken. Ich will nicht, dass es ganz in mein Bewusstsein dringt, also laufe ich den Highgate Hill hinauf, ohne anzuhalten, bis ich stehen bleiben muss, weil ich Seitenstiche

bekomme. Ich sitze im Dunkeln auf einer Bank und warte darauf, dass meine Atmung sich normalisiert. Und dann laufe ich weiter, weil ich nicht nach Hause und nicht weinen will. Und auch weil sie die zäheste Frau war, die ich je kennengelernt habe. Ich weiß noch nicht, wie man solche Trauer verarbeitet, aber an diesem verregneten Abend wirkt Laufen zumindest wie ein legitimer Versuch.

Falls du denkst, dass die Nachfrage nach Sport in den letzten Jahren gestiegen ist, ist das kein Wunder. Das angeborene Bedürfnis nach Bewegung hat furchterregende Sportlervölker wie die Tough Mudders, Barry's Bootcampers, die CrossFit-Crew und ehrgeizige Spinner hervorgebracht. Jede Woche wird eine neue Sportart atemlos als das Beste aller Zeiten angepriesen – als großartige Methode, Fettleibigkeit, Osteoporose, Herzerkrankungen und Depressionen zu bekämpfen. Einiges davon ist unangenehm ambitioniert – ein entspannter Spaziergang ist schließlich nicht genug, wenn man stattdessen zwölf Stunden Fahrrad fahren oder in einem kochend heißen Raum Yoga praktizieren könnte.

Aber während Zahlen der Techniker Krankenkasse aus dem Jahr 2016 zeigen, dass 50 Prozent der Deutschen mindestens eine Stunde Sport pro Woche machen, bewegen sich 48 Prozent wenig bis gar nicht (bezeichnen sich sogar zu 18 Prozent als »Antisportler«).[70]

Die Sparmaßnahmen, aufgrund derer Hunderte Spielplätze in den letzten Jahren geschlossen wurden, helfen dagegen natürlich auch nicht. Auch die von den Gemeinden durchgeführten Schließungen von Schwimmbädern und anderen Sportstätten machen es nicht besser. Und der Unterschied ist deutlich: Wie Studien zeigen, wird in Zeiten knapper Haushalte spürbar weniger Sport getrieben. Wohin geht man mit seinem Bewegungsdrang, wenn der Park um die Ecke nicht mehr gepflegt wird, sondern vernachlässigt vor sich hin wuchert oder, schlimmer noch, gefährlich wird? Das ist nicht bloß mein Hang zur Dramatik: Im Jahr 2017 hat das Komitee der Gemeindeverwaltung des House of Commons festgestellt, dass die Parks im Vereinigten Königreich »an einem kritischen Punkt sind« – wenn der Wert von Parks und ihr potenzieller Beitrag zum Gemeinwesen nicht anerkannt würden, könne das schwerwiegende Konsequenzen haben.[71] Nicht jeder hat das Geld oder die Zeit für ein Fitnessstudio. Wir machen es den Menschen ganz sicher nicht leicht, von der Couch aufzustehen und sich zu bewegen – trotz all der offiziellen Hinweise, wie wichtig genau das ist.

Nicht nur die begrenzten Mittel oder die teils exorbitanten Preise der Fitnessstudios halten die Leute vom Sport ab. Ich frage mich gelegentlich, ob das Konzept von körperlicher Aktivität nicht verzerrt wurde und Menschen deshalb demotiviert werden. Ich habe zunehmend den Eindruck, dass – zumindest in Großbritannien – Sport ein Luxusgut geworden ist. Früher war es eine männliche Angelegenheit, bei der Schlamm, Testosteron und Schmerz dazugehörten (an sich also schon nicht besonders einladend). Das heutige Bild eines Freizeitsportlers geht in eine ganz andere Richtung und schließt trotzdem viele von uns aus. Es ist nicht ermutigend, auf den meisten Bildern sportliche, aalglatte, reiche Weiße zu sehen. Instagram und andere soziale Netzwerke tragen zusätzlich dazu bei: Fotos von schlanken Frauen mit sichtbaren Bauchmuskeln oder Männer mit überdeutlichem Bizeps wirken meist weniger inspirierend, sondern vielmehr abschreckend. Heute reicht es nicht mehr, mal eben im Schwimmbad ein paar Bahnen zu ziehen (also, in einer nicht total durchgeknallten Welt tut es das natürlich), sondern man muss Mitglied in einem Fitnessclub werden, der seine eigenen Nahrungsergänzungsmittel vertreibt und zum verwirrend reglementierten Konsum von Proteinshakes anhält.

VIP-Kurse von SoulCycle, Barry's Bootcamp und CrossFit sind schon lange beliebt in den USA und werden es auch zunehmend in anderen Ländern. An Orten, an denen die Nachfrage hoch ist, kostet eine Stunde bis zu fünfzig Euro. Und man wird nicht nur nach der Sportart beurteilt, die man macht: Die zunehmende Popularität von Sportkleidung bringt mit sich, dass man nun Sportklamotten trägt, die mehr als unsere normalen Klamotten kosten – wofür man angeblich mit Silberfäden, Feuchtigkeitsregulierung und erhöhter Geschwindigkeit belohnt wird. Einmal war ich fast versucht, mir Leggings zu kaufen, die wohl beim Joggen meine Cellulite verschwinden lassen würden. Funktioniert so etwas? Lass es mich gerne wissen. (Scherz, ich weiß, dass es nicht funktioniert.) Jedes Bekleidungsgeschäft, das etwas auf sich hält, hat eine eigene schnittige Sportlinie – nur, falls du immer noch glaubst, es wäre akzeptabel, ein altes T-Shirt und ausgeleierte Leggings zum Sport zu tragen.

Dieses neue Sportimage geht einher mit dem inzwischen fest etablierten Trend des »Clean Eating«. Dabei werden die Leute aufgefordert, früher gängige Zutaten wie Zucker oder Gluten und verarbeitete Lebensmittel zu meiden. Die Bewegung hat so viel Kritik für ihre wissenschaftlich fragwürdigen Behauptungen und ihren ungesunden Ansatz bekommen, dass ihre Vertreter schnell dazu übergegangen sind, nur noch von »Wellness« zu sprechen. Ein noch schwammigerer Begriff, bei dem es anscheinend darum geht, darauf zu hören, was der Körper braucht, der aber merkwürdigerweise immer noch von unfassbar dünnen, strahlenden, lächelnden Luxusmädchen verbreitet wird, die einen vor dem Verzehr von Nudeln warnen. Sie alle predigen vordergründig eine Haltung der »Nichtbewertung«, bei der alles erlaubt ist, aber die Botschaft, die tatsächlich rüberkommt (jedenfalls für mich) ist: Verzicht, Ehrgeiz und Körperbetonung.

Die alten Fitness- und Modemagazine sind nichts dagegen, denn man konnte ihnen leicht aus dem Weg gehen, wenn man sich nicht mit den überhöhten Erwartungen an das eigene Aussehen konfrontieren wollte. Die sozialen Medien, die fast alle von uns in unterschiedlichem Ausmaß benutzen, werden überschwemmt von schönen Menschen mit gesunden Körpern, die Selfies im Fitnessstudio schießen, mit ihren Bauchmuskeln angeben oder ihre Sessions im Kraftraum filmen. Genau wie ich mich als Jugendliche beim Thema Sport eingeschüchtert und unwillkommen fühlte, vermute ich, dass heute viele dieser Sporttrends und Bilder Menschen davon abhalten, es auch nur zu versuchen. Wenn man denkt, man habe nicht die richtige Figur oder nicht das nötige Kleingeld – wo fängt man dann an? Und wenn das Fitnesslevel wie bei mir vor ein paar Jahren ungefähr bei null liegt, ist es mitunter leichter, sich selbst davon zu überzeugen, dass man einfach nicht für Sport gemacht ist. Man hat mit diesen Leuten nichts gemeinsam, warum sollte man es also überhaupt erst versuchen?

Jedes Mal, wenn ich auf Instagram bin, selbst wenn ich gerade einen super Lauf hinter mir habe und mich richtig gut fühle, zieht mich der Anblick dieser schlanken, umwerfenden Frauen runter, die locker ihr eigenes Körpergewicht stemmen können oder unter dem Vorwand, ihr Frühstück zu zeigen, ihre Bauchmuskeln hervorblitzen lassen. Es wirkt zu mühelos, zu sehr mit einem Lächeln abgetan, zu selbstzufrieden. Und ich trainiere noch nicht einmal für ein Sixpack, es sollte mich also kaltlassen. Aber so schnell wird man heute wieder heruntergezogen oder bekommt den Eindruck, man strenge sich nicht genug an. Im Jahr 2017 befragte die Royal Society for Public Health 1500 Vierzehn- bis Vierundzwanzigjährige und stellte fest, dass vier Fünftel der beliebtesten Social-Media-Plattformen schädlich für die Gesundheit sind.[72] Instagram lag vorn, vermutlich, weil Fotos eine effektive Möglichkeit sind, anzugeben und anderen das Gefühl der Inadäquatheit zu vermitteln. Diese Annahme wird von einer Studie aus dem Jahr 2016 gestützt, die herausfand, dass Menschen, die sich »inspirierende Fitnessbilder« auf Instagram anschauten, hinterher selbstkritischer waren.[73] Was für ein erwartbares, aber mieses Ergebnis. Wir lassen uns von denjenigen, die uns angeblich mit ihren Körpern inspirieren wollen, einschüchtern und entmutigen. Klar – unsere Körper können da nicht mithalten. Wie auch, wenn das, was wir sehen, derart gefiltert, gestrafft und insgesamt einfach unerreichbar ist?

Marianne hat mir erzählt, dass sie als Jugendliche in ihrem Sport für ihr Land angetreten ist, sich aber, je älter sie wurde, zunehmend unwohl in ihrem Körper fühlte. »Ich wurde immer unsicherer darüber, wie ich aussehen wollte, und ob die Schmerzen, die ich beim Sport erlitt, überhaupt normal waren. Also hörte ich komplett auf. Ich hab es nicht mehr ausgehalten, mich mit mir selbst als körperlichem Wesen auseinanderzusetzen. Mir fehlte ein eher durchschnittliches Bild, an dem ich mich hätte orientieren können, um meine Erfahrungen einzuordnen. Das hat mich vollkommen vom Sport abgebracht.«

Ob berechtigt oder nicht, die Zielgruppe von Sporttreibenden, auf die die Mainstream-Sportangebote zugeschnitten sind, scheint für viele zu eng gefasst. Marianne hat die Sportwelt als ganz klar zweigeteilt wahrgenommen. »Oft habe ich den Eindruck, es geht darum, entweder ›als (sexualisierte) Frau‹ oder ›als (sexualisierter) Mann‹ Sport zu treiben. Ich mache Frauensport in Frauenkleidung und zeige meinen Frauenkörper in einem besonders hübschen Adidas-Sport-BH. Für Menschen, die biologisch in weiblichen Körpern stecken, gibt es Sportkleidung nur in hauteng und winzig. Wenn jemand seinen Körper als traumatisierend erlebt, einfach, weil er so ist, wie er ist, dann ist es schon ein großes Ringen mit sich selbst, an einen Punkt zu kommen, überhaupt diese Kleidung anziehen und zum Sport gehen zu können (und das auch ohne die zusätzliche Erschwernis einer psychischen Krankheit).«

Wir lassen Menschen wie Marianne im Stich, und das ist eine himmelschreiende Ungerechtigkeit. Denn jeder, der glücklicherweise in einem gesunden Körper steckt, sollte sich häufiger bewegen. Vielleicht mehr denn je müssen wir alle fitter werden. Um Herzkrankheiten, Diabetes und möglicherweise Demenz abzuwehren. Der *UN Food and Agriculture Organisation* zufolge ist jeder Vierte von uns stark übergewichtig, und diese Zahlen stehen in einem direkten Zusammenhang mit sozialer Benachteiligung.[74] Statistiken wie diese sollten eigentlich genügen, um Menschen von den Sofas in die Parks zu treiben, tun sie aber anscheinend nicht. Ach, und noch etwas: Natürlich kann man übergewichtig sein und Sport treiben. Millionen tun es – und für viele ist die Motivation nicht die Gewichtsabnahme. Aber diese Menschen tauchen selten in positiven Werbekampagnen auf oder werden anderswo von unserer bildfixierten Gesellschaft gefeiert. Nicola, eine kräftig gebaute Langstreckenläuferin, erzählt mir, was sie nervt: »Wenn ich wie eine Verrückte angeguckt werde, sobald ich erwähne, dass ich laufe. Kein Wunder, dass sich die Leute nicht trauen, überhaupt anzufangen.«

Weil viele endlich mehr Raum brauchen für Fitness und Gesundheit, hat sich die Body-Positivity-Bewegung gebildet. Die Initiative, die ihre Wurzeln in der Fat-Acceptance-Bewegung der 1960er-Jahre hat und von Connie Sobczak und Deb

Burgard in den 1990ern weitergeführt wurde, möchte inklusiv, vielgestaltig und schichtenübergreifend sein. Sie feiert Körper, die nicht immer von der Gesellschaft akzeptiert oder gar gepriesen wurden. Eines ihrer Ziele ist, die Botschaft zu verbreiten, dass es bei Fitness um Wohlbefinden und Spaß geht, nicht um Bestrafung oder Gewichtsreduktion.

Das Image von Fitness – nur für Privilegierte, teuer, einseitig, unerreichbar – muss sich also ändern. Denn ganz abgesehen von den körperlichen Vorteilen, die Sport bringen kann und von denen wir alle wissen, kann er auch mental eine Menge bewirken. Ist das mittlerweile deutlich genug geworden? Ich hoffe es. Vielleicht würden mehr Menschen sich bewegen, wenn sie wüssten, dass es nicht nur ihrem Herz, sondern auch ihrem Kopf guttut. Vielleicht würden es mehr Menschen probieren, wenn es weniger einschüchternd wirken würde.

Zwischen zwanzig und dreißig war ich gelegentlich ziemlich übergewichtig und habe definitiv keinen Weg gesehen, fitter zu werden. Ich konnte schon keine Kleidung in »Normalgröße« tragen, wie sollte mich da der Fitnessmarkt mit seiner Imagekampagne locken? Im Gegenteil stießen mich die dauerpräsenten getunten Körper eher ab. Für mich gab es eh keine Möglichkeit, wie sie zu werden. Außerdem ging es mir zu wenig darum, sich besser zu fühlen, nur immer um besseres Aussehen. Pure Einschüchterung. Keiner dieser lächelnden, blonden Fitnessstars hatte Ähnlichkeit mit mir. Oder auch nur mit der Hälfte von mir. Ich war dick, fühlte mich unwohl und schämte mich. Nicht so sehr wegen meines Gewichts, sondern weil ich wusste, dass meine Figur von vielen als Beweis dafür angesehen wurde, dass ich zügellos, faul und unattraktiv war. Das half natürlich auch nicht gegen die Depressionen oder mein geringes Selbstwertgefühl. Bei Sport ging es um den Körper – und der war für mich eine unbekannte Zone.

Nicht nur Übergewichtige können sich ausgeschlossen fühlen. Eine Studie von 2015 legte nahe, dass ethnische Minderheiten in Großbritannien auch deswegen weniger Sport trieben, weil es keine ihren Bedürfnissen entsprechenden Angebote gab.[75] Frauen aus Südasien zum Beispiel fürchteten rassistisch motivierte Diskriminierung in Kursen oder sonstigem Gruppensport. Menschen mit islamischem Glauben machten sich Gedanken über die nötige Kleidung und darüber, ob Männer und Frauen zusammen trainierten. Laufen ist da übrigens keine Ausnahme. Alex Eagle, Gründer von *The Running Charity*, erzählte mir, er nehme an, dass »Laufen für viele Angehörige ethnischer Minderheiten als unzugänglich wahrgenommen wird, weil es als traditioneller Mittelschichtssport von Weißen [gilt].«

Verglichen mit weißen Frauen treiben asiatische und schwarze Frauen am wenigsten Sport. Forschung aus den USA zeigt, dass dies schon früh beginnt: In der Jugend nimmt die körperliche Aktivität enorm ab, und zwar stärker bei Mädchen als bei Jungen. Besonders gilt das für Angehörige ethnischer Minderheiten und Mädchen aus einkommensschwachen Familien.[76] Eine kritische Betrachtung des Forschungsstands darüber, was Frauen (sowie Immigranten und unterrepräsentierte Minderheiten in den USA und Europa) aus benachteiligten Ländern vom Sport abhält, zeigte, dass Aufgaben wie Kinderbetreuung und Haushalt der Teilnahme im Weg standen. Traditionelle Überzeugungen, soziale Isolation und ein Mangel an kulturell passenden Einrichtungen sowie unsichere Gegenden wurden ebenfalls als Hindernisse für körperliche Aktivitäten genannt.[77]

Zumindest ein Teil davon ist sicher der Darstellungsart geschuldet – wen und was man sieht, wenn man ein Fitnessstudio googelt, nach Sportausrüstung guckt oder sich anschaut, wer die westlichen Länder in internationalen Wettkämpfen vertritt –, ganz zu schweigen davon, dass sich kaum Vertreter ethnischer Minderheiten in Führungspositionen und in der Verbandspolitik finden.[78] Kurz gesagt: Ein ganzer Markt ignoriert diese Menschen. Das müssen wir besser machen. Niemand sollte das Gefühl haben, beim Sport nicht willkommen zu sein, nicht, wenn der doch so wichtig für unser Wohlbefinden ist. Deshalb hat es mich gefreut, als ich kürzlich die viel gelobte Nike-Werbekampagne »Nothing beats a Londoner« sah, die 258 Einwohner in multikulturellen Gruppen überall in der Stadt und bei jedem Wetter beim Sport zeigte. Bitte mehr davon!

Für Menschen mit Körperbehinderungen sind die Herausforderungen manchmal noch größer. Laut dem Präsident des Deutschen Behindertensportverbands (DBS) treiben 46 Prozent aller Behinderten in Deutschland keinen Sport.[79] Einer Umfrage von *Sport England* zufolge sind nur 18 Prozent der Menschen mit einer Behinderung oder einer chronischen, einschränkenden Krankheit wöchentlich sportlich aktiv.[80] Fitnessstudios können aus dieser Perspektive erst recht einschüchternd und unzugänglich erscheinen. Informationen und weiterführende Links zu Sport für Menschen mit Beeinträchtigungen stellt die Initiative *einfach teilhaben* auf ihrer Internetpräsenz bereit. Der Link zu der Website findet sich am Ende des Buches.

Es gibt viele Gründe, weshalb Menschen, insbesondere Frauen, abgeneigt sind, Sport überhaupt eine Chance zu geben. Aber wie die »This Girl Can«-Kampagne zeigen will, geht es beim Sport nicht darum, dünn zu sein oder ein Fitnessfanatiker zu werden. Es geht noch nicht einmal darum, besonders gut in etwas zu sein, sondern um viele andere, wesentlich erfüllendere Aspekte. Körperliche und geistige Gesundheit, das Gefühl, etwas zu erreichen, eine Möglichkeit, mit anderen in Kontakt zu kommen, Stress abzubauen. Wie die Forschungsergebnisse der Kampagne zeigen, gehen wir oft davon aus, dass Männer »Hobbys« haben, was ein positiver Begriff ist, während Frauen sich »Zeit für sich« nehmen, was eher selbstsüchtig und unangemessen klingt.

Unsere Körper sind für Bewegung geschaffen. Die Muskeln sind dazu da, benutzt zu werden, die Arme und Beine (wenn wir das Glück haben, dass sie gesund sind), wollen sich bewegen. Aber stattdessen betrachten wir Bewegung oft als etwas, das mit uns nichts zu tun hat – entweder als etwas, das heldenhaft ertragen werden muss oder das elitär ist und ernsthaft betrieben werden muss, und manchmal eben als Mittel, um unsere Körper zu formen. Wir sehen es jedenfalls nicht als tägliche Aufgabe wie Zähneputzen – aber genau das sollten wir.

Ich mache Sport für meine geistige Gesundheit, aber das heißt nicht, dass ich mich nicht auch über die anderen Vorteile freue – mühelos Treppen laufen, nach dem Joggen ein riesiges Frühstück essen, mit meinem Freund durch den Park laufen, wenn wir verkatert sind. Und es kostet nichts, ich brauche dafür weder eine superteure Ausrüstung noch darf ich nur noch Soja und Mandeln essen.

Möglicherweise klingt das alles ein bisschen selbstgefällig, aber das ist definitiv nicht meine Absicht – bitte denke daran, wie wenig ich mich die ersten dreißig Jahre meines Lebens bewegt habe. Erst jetzt, wo ich regelmäßig Sport treibe, sehe ich, wie tragisch es ist, wenn Menschen, die dazu in der Lage wären, es nicht tun. Wie viele Jahre habe ich ins Land ziehen lassen und meinem Körper diese Endorphine, diesen Rausch und diese Zeit vorenthalten. Natürlich bin ich voreingenommen, aber man braucht wirklich keine komplizierten Sessions in Fitnessstudios mit Seilzügen und Gewichten – warum das Rad neu erfinden, wenn man einfach laufen kann, wofür unsere Körper schließlich da sind?

Laufen als Freizeitvergnügen existiert schon, seit es Menschen gibt. Die Menschen im alten Ägypten liefen, genau wie die Teilnehmer an den Olympischen Spielen vor 2700 Jahren, doch dann kam Sport lange Zeit aus der Mode.[81,82] Vybarr Cregan-Reid, der Wissenschaftler und Autor des genialen Buchs *Footnotes: How Running Makes Us Human*[83], sagte zu mir: »Sport tritt an einem Krisenpunkt in unserer Geschichte auf, zu einer Zeit der Ungleichheit. Die griechische Aristokratie hatte bestimmte Sportarten erfunden, weil ihr klar wurde, dass sie sich fit halten musste für den Krieg, und dann verschwindet das Konzept für Hunderte von Jahren, um im neunzehnten Jahrhundert wieder aufzutauchen. Natürlich haben sich die Menschen in der Zwischenzeit auch bewegt, aber niemand hat gedacht: ›Oh, ich muss zusehen, dass ich genügend Schritte gehe.‹ Das war bereits in ihre täglichen Arbeiten integriert.«

Bei professionellen Sportlern war das vielleicht anders, aber man sah nicht viele Amateure in leuchtenden Lycra-Klamotten auf den Bürgersteigen. Ein Wendepunkt für diese bescheidene Sportart trat ein, als ein amerikanischer Leichtathletiktrainer namens Bill Bowerman 1962 nach Neuseeland ging und von Arthur Lydiard inspiriert wurde, der ein Laufprogramm entwickelt hatte. Wieder zu Hause in den USA, schrieb Bowerman ein Pamphlet über die Vorzüge des Joggens auch für Nichtsportler. Diese Broschüre wurde von der Oregon Heart Foundation gesponsert und in Banken in Oregon ausgelegt. *The Jogger's Manual* von 1963 schwärmt von den Tugenden dieses neuen, aufregenden Fitnesstrends.[84] »Jogging«, erklärte der Text, könne »überall« und »von jedem – von sechs bis hundertsechs –, von Frauen und Männern« praktiziert werden. Lustigerweise endete es mit dem Spruch: »Fröhliches Joggen!« Ich werde dieses Buch natürlich mit den gleichen Worten abschließen. Auf der Welle dieses Erfolgs schrieb Bowerman einen Bestseller zu dem Thema und löste einen Hype aus. Er testete seine Thesen an älteren Menschen, um zu zeigen, wie segensreich das Laufen sei – und er wurde erhört. Seine Arbeit bewies, dass es einen (relativ) einfachen Weg gab, eine neue, gute Gewohnheit zu entwickeln und das Dasein als Couchkartoffel hinter sich zu lassen.

Bowerman arbeitete daraufhin mit Nike zusammen, und die 1970er-Jahre wurden eine Boomzeit für Amateurläufer. Seitdem entscheiden sich viele Menschen dafür, die sich mehr bewegen wollen, und infolgedessen haben sich zahlreiche wissenschaftliche Studien damit beschäftigt.

Ich bin *keine* Wissenschaftlerin, wie mir im Internet oftmals in den vergangenen Jahren überdeutlich gesagt wurde, und ich kann der spannenden, umfangreichen Forschung zum Thema Sport (und insbesondere Laufen) der letzten Jahre gar nicht gerecht werden. Aber ich hoffe, ich kann dir wenigstens einen kleinen Ausschnitt davon präsentieren oder zumindest zeigen, dass meine Argumente fürs Laufen nicht aus der Luft gegriffen sind. Die Ergebnisse vieler Studien waren gemischt, und man muss darauf hinweisen, dass Sport nicht jedem hilft, der unter Panikattacken, Traurigkeit oder Kummer leidet. Niemand erwartet von einem Menschen mit einer schweren chronischen Depression, dass er einfach aufsteht und eine Runde joggen geht. Das wäre unsensibel und ziemlich aussichtslos. Es gab Zeiten, da lag ich im Bett und war kaum in der Lage, mich zu bewegen – hätte mir damals jemand gesagt, es würde mir besser gehen, wenn ich laufen würde, hätte ich ihn verständnislos angestarrt. Woher hätte ich die Energie nehmen sollen?

Tatsächlich gibt es mindestens eine Studie, deren Ergebnis lautet, dass Sport bei klinischen Depressionen nicht geholfen hat.[85] Das kann damit zusammenhängen, dass Menschen, die sehr schwere Depressionen haben, auch unter psychomotorischer Retardierung leiden: Körper und Geist verlangsamen spürbar und man bekommt das entsetzliche Gefühl, durch Sirup zu laufen und einen Wattekopf zu haben. Das macht es praktisch unmöglich, aufzuspringen und loszulaufen. Ich denke, es ist zweckmäßiger, Sport als eins von vielen Werkzeugen zu sehen. Etwas, das helfen kann, wenn man einmal die erste Stufe der Leiter aus dem dunklen Loch erklommen hat.

Sport wurde oft als Mittel zur *Abwehr* von Depressionen betrachtet. Das *American Journal of Psychiatry* hat die größte Studie ihrer Art zu der Frage durchgeführt, ob Sport gegen Symptome von Depressionen hilft.[86] Für die im Oktober 2017 veröffentlichte Arbeit untersuchten die Forscher 33 000 Menschen, die keine Anzeichen für psychische Probleme aufwiesen, und fanden heraus, dass diejenigen, die keiner körperlichen Aktivität nachgingen, eine 44 Prozent höhere Wahrscheinlichkeit hatten, an Depressionen zu erkranken. In 12 Prozent der Fälle legten die Ergebnisse schon bei einer Stunde Sport in der Woche nahe, dass Depressionen möglicherweise vermieden werden konnten. Anscheinend schützt Sport tatsächlich vor zukünftigen Depressionen, aber leider sagt die Studie nicht, dass das auch für Angststörungen gilt. Da hatte ich wohl nicht das richtige Los gezogen.

Aber kleinen Moment, bitte! Es gibt durchaus Forschung, die gezeigt hat, dass Menschen mit einer Angststörung von den positiven Auswirkungen von Sport auf die geistige Gesundheit profitieren können. Studien haben einen Rückgang von Cortisol (des Hormons, das als Reaktion auf Angst und Stress von den Nebennieren ausgeschüttet wird und an der Kampf-oder-Flucht-Reaktion beteiligt ist) bei Menschen nachgewiesen, die sich ausreichend bewegen. Sport verändert nicht nur den Körper, sondern auch das Denken. In ihrem Buch *Exercise for Mood and Anxiety: Proven Strategies for Overcoming Depression and Enhancing Well-Being* schreiben Jasper Smits und Michael Otto, dass beim Sport die Auswirkungen der Angst imitiert würden – schneller Puls, Schwitzen, Adrenalin –, was dazu führe, dass sportliche Menschen seltener in Panik gerieten, wenn sie dieselben Auswirkungen später in anderen Zusammenhängen hätten.[87] Da sie mit etwas Positivem assoziiert seien, glauben die Forscher, würden sie den Betroffenen weniger furchterregend erscheinen. Ich finde das einleuchtend: Ich setze einen erhöhten Puls inzwischen auch nicht mehr mit Panik gleich, was meine Angstreaktion darauf definitiv verringert hat.

Eine weitere Studie führt einen anderen Grund an, weshalb Sport die Angst verringern könnte: Untersucht wurden gestresste Mäuse (eine eigenartig verstörende Vorstellung).[88] Diese Arbeit, erschienen im *Journal of Neuroscience*, zeigt, dass Sport einerseits neue, vitale Gehirnzellen erzeugt, aber auch dazu beiträgt, dass deren Aktivität nachlässt, wenn sie nicht gebraucht werden. Zwei Mäusegruppen wurden in der Studie untersucht – Läufer und Nichtläufer. Die Läufer waren nicht nur selbstbewusster und eher bereit, ihre Umgebung auszukundschaften; die Forscher fanden auch eine größere Anzahl neuer Neuronen – und zwar solche, die den Geist beruhigen. Sie wurden im Hippocampus lokalisiert, dem Bereich im Gehirn, in dem Emotionen verarbeitet werden. Tatsächlich kamen die Mäuse durch das Laufen auch mit Stresssituationen besser zurecht.

Die bei den Läufer-Mäusen gebildeten Neuronen produzierten mehr Gamma-Aminobuttersäure (GABA), einen Neurotransmitter, dessen Hauptaufgabe es ist, neuronale Erregbarkeit im gesamten Nervensystem zu reduzieren. Menschen mit

Depressionen und Angststörungen haben manchmal niedrigere GABA-Werte, und wie die Forschung gezeigt hat, aktiviert Bewegung die Bahnen, über die diese Neurotransmitter wieder aufgefüllt werden.

Nun habe ich all das geschrieben, ohne auch nur einmal *den Rausch* zu erwähnen. Ich habe das Laufen schlecht vermarktet, ich werde mich nun bei meinen Laufschuhen entschuldigen gehen. Wenn ich *Rausch* sage, meine ich den kribbelnden, euphorischen Auftrieb, den man vom Laufen bekommen kann. Schwer zu beschreiben und ziemlich schwer festzunageln. In der Vergangenheit wurden vor allem die Endorphine dafür verantwortlich gemacht, vom Körper freigesetzte Hormone. Diese kleinen Kerlchen interagieren mit den Rezeptoren im Gehirn, welche das Schmerzlevel senken. Viele Experten dachten deshalb anfangs, dass das sogenannte »Runner's High« daher komme, eine schwache Imitation von Morphium, aber eine ziemlich geniale, drogenfreie Variante, um sich euphorisch, energiegeladen und munter zu fühlen.

Möglicherweise ist dieses High vorprogrammiert in uns Menschen. Wie Vybarr Cregan-Reid es ausdrückte: »Wir besitzen Gehirne, weil wir uns bewegen – Pflanzen haben keine, weil sie ihre eigene Nahrung produzieren können.« Damals, als unsere Vorfahren darauf angewiesen waren, ihre Nahrung zu fangen (also Tiere, nicht den Pizzakarton oder so), wussten sie, dass eine missglückte Jagd ihr Todesurteil sein konnte. David A. Raichlen, Dozent an den University of Arizona, glaubt, dass der tiefe Wunsch zu überleben ein ziemlich guter Motivator war, sich schneller zu bewegen, und dass der einsetzende Rausch ihnen geholfen hat, die Geschwindigkeit und Entfernung zu erreichen, die sie brauchten, um diese Nahrung zu beschaffen.[89] Sport kann dem Körper also helfen, besser mit Stress umzugehen.

Durch jüngere Forschung steht inzwischen infrage, wie viel die Endorphinproduktion tatsächlich zum Runner's High beiträgt. Manche Studien legen nahe, dass eher Serotonin (ein chemischer Stoff, der von Nervenzellen im Körper produziert wird) für den Rausch nach dem Sport verantwortlich ist, weil Endorphine nicht die Blut-Hirn-Schranke passieren können (sie sind zu groß). Serotonin ist einer der vier chemischen Stoffe, die unser Glücksgefühl beeinflussen – die anderen sind Dopamine, Oxytocine und Endorphine.

Einer Studie der University of Arizona aus dem Jahr 2012 liegt die Annahme zugrunde, dass vielmehr Anandamid (das sogenannte Glücksmolekül) für das Runner's High, das angestrebte Hochgefühl, zuständig ist.[90] Leider ist Anandamid (als Teil des Endocannabinoid-Systems) wie alle Neurotransmitter fragil und zerfällt schnell im Körper, weshalb wir nicht ständig mit einem fetten Grinsen im Gesicht herumlaufen.

Endocannabinoide, Endorphine oder Serotonine. Vielleicht auch Dopamine oder das Gefühl, etwas geschafft zu haben, oder auch nur die Vorstellung, nach Hause zurückzukehren und erst einmal ein Stück Kuchen zu essen – ich weiß nicht, was das Glücksgefühl erzeugt, wenn wir laufen, aber so lange ich es zuverlässig bekomme, mache ich mir nicht allzu viele Gedanken darüber. Ich erinnere mich, dass ich ziemlich irritiert war, als mir ein Psychiater erzählte, dass niemand hundertprozentig sicher sei, wie Antidepressiva wirkten. Ich nahm sie trotzdem, weil ich nicht mehr weiterwusste und sie mir halfen. Das heißt nicht, dass ich dafür bin, blind irgendetwas ohne fundierte medizinische Erklärung zu tun. Aber ich ging davon aus, dass die Medikamente, die ich nahm, sicher waren, und stellte fest, dass sie das taten, was auf der Packung stand. Laufen funktioniert ähnlich bei mir. Vielleicht gibt es eines Tages eine schlüssige Antwort darauf, warum Sport uns glücklicher macht, und ich werde sie mit Interesse lesen. Aber bis dahin werde ich weiterlaufen, denn in diesem Fall genügt mir die Stichprobe von einer Person als Beweis.

Und das High *ist* echt. Wir laufen nicht mehr kilometerweit, um unser Abendessen zu erbeuten (wobei ich bereitwillig schneller und länger laufe, wenn ich weiß, dass ich am Ende ein Eis kriege), aber die Aussicht auf den Rausch lockt uns nach wie vor. Es gibt keine Garantie darauf – bei vielen Läufen habe ich darauf gewartet, dass er einsetzt –, aber wir jagen ihm immer wieder hinterher.

Bei meinen ersten Versuchen, bei denen ich bloß drei Minuten hin und her schlurfte, merkte ich nichts; und auch später nicht, wenn ich zu schnell lief und ausbrannte, Schmerzen hatte und keine Luft bekam. Aber ich war unweigerlich ein bisschen besser gelaunt, ein bisschen weniger müde und mochte das Gefühl körperlicher Erschöpfung. In ihrem Buch über ihre Zwangsstörung berichtet Bryony Gordon von einer ähnlichen Entdeckung: Sie begann mit dem Laufen, »um irgendwie am Leben zu bleiben«, und stellte fest, wie sie jedes Mal merkte, dass ihr alles »ein klitzekleines bisschen erträglicher als vor dem Lauf« vorkam.[91]

Das erste Mal, dass ich ein Runner's High erlebte, war bei einem zehnminütigen Lauf nach Camden – ein Ort, der aufgrund der Menschenmengen, des vielen Verkehrs und meiner Panik, wenn ich hinter drängelnden, Räucherstäbchen oder T-Shirts kaufenden Touristen festhänge, normalerweise auf meiner No-go-Liste steht. Ich hatte eine sehr schlechte Woche hinter mir. Ich fühlte mich furchtbar einsam, weil ich alleine schlief, und als ich an diesem Samstag aufgewacht war, war mein Adrenalinpegel in die Höhe geschossen. Also zog ich mich an, um laufen zu gehen. Zu meiner Überraschung fühlte ich mich plötzlich federleicht, als ich Camden erreichte. Ich wollte nicht umdrehen und zurück nach Hause fliehen, wo ich in Sicherheit wäre und außerdem nicht mehr laufen müsste. Ich wollte weiterlaufen. Also bahnte ich mir meinen Weg durch die Touristen und ihre Selfie-Sticks und lief in Richtung Kanal.

Zu diesem Zeitpunkt übernahm das High endgültig das Kommando: Ich raste förmlich den Weg entlang, wackelte mit den Händen und nickte mit dem Kopf zu »Murder She Wrote« von Chaka Demus & Pliers, wenn ich mich recht erinnere. Auf jeden Fall weiß ich noch, dass ich grinste, wenn ich an anderen Läufern vorbeikam, und die Schönheit der Brücken bewunderte, unter denen ich herlief – Bauwerke, die ich vorher schon Tausende Male gesehen, aber nie vollständig wahrgenommen hatte (eine der Brücken hat den Spitznamen »Blow-up Bridge«, weil 1874 ein Frachtkahn mit Schwarzpulver an Bord direkt darunter explodierte, wodurch sie zerstört wurde, drei Mannschaftsmitglieder starben und die Tiere aus dem nahen Londoner Zoo flohen). Ich überholte Kajakfahrer, was mich ein wenig wunderte, und ein Boot mit winkenden, fotografierenden Touristen darauf. Ich entdeckte die Lisson Grove Moorings, eine Ansammlung von Hausbooten, vor denen Blumentöpfe aufgereiht sind und von denen Hängeschmuck und Windspiele baumeln. Ein fantastischer Anblick. Wie ein geheimes Viertel mitten in der Stadt, vor aller Augen versteckt und dem Geschehen an Land gegenüber relativ gleichgültig. Diese Schönheit überwältigte mich fast. Ich blieb eine Weile stehen, weil ich die Atmosphäre nicht mit meinem holprigen Laufstil ruinieren wollte. Schließlich gelangte ich bis zu dem Punkt am Kanal, an dem ich durch eine riesige Tafel, die jemand auf dem Treidelpfad aufgestellt hatte, gezwungen war, wieder auf die Straße zurückzukehren. In großen Buchstaben wurde man aufgefordert, aufzuschreiben, was man vor seinem Tod erreichen wollte. Manche hatten die Frage ernstgenommen und Dinge geschrieben wie »mich verlieben« oder »Kinder bekommen«. Andere schrieben, sie hätten gern tollen Sex oder würden sich häufiger betrinken. Hätte ich Kreide gehabt (und mich auch getraut), hätte ich geschrieben: »keine Angst haben«.

Das Hochgefühl hielt fast den ganzen Tag an. Alles um mich herum wirkte heller, einladender, weniger düster. Ich ging in einem glücklichen Dusel nach Hause und störte mich kein bisschen an dem brummenden Leben um den Camden Market, weder an den Menschen noch an dem Lärm oder dem Verkehr. Ich fühlte mich mutiger und so, als wäre ich genau am richtigen Ort. Ich fühlte mich normal. Außerdem hatte ich das ganze Wochenende keine Magenschmerzen vor Angst und hyperventilierte nicht ein einziges Mal. Selbst meine üblichen Albträume gaben Ruhe. Siehst du? Endorphine (oder was auch immer). Magie. Kein Wunder, dass wir diesem Gefühl buchstäblich hinterherjagen.

Es gibt also viele berechtigte Gründe gegen sportliche Aktivitäten, aber ebenso viele gute, es trotzdem zu probieren. Aber ich hätte als jüngerer Mensch vermutlich auch nicht auf die rationalen und (pssst) langweiligen Argumente gehört, weshalb ich aktiv dafür sorgen sollte, dass ich schwitze. Vielleicht versuchst du es, wenn es in deinem Leben mal hart auf hart kommt. Aber es wird bestimmt nicht zu einer Angewohnheit, wenn man dazu gezwungen wird oder deswegen Schuldgefühle eingeredet bekommt. Es ist okay, seinen eigenen Weg dahin zu finden. Aber sei nicht wie ich, lass dich nicht von der manchmal allzu perfekten Erscheinung der Sportwelt dazu verleiten, zu glauben, du seist nicht die Richtige dafür.

Wenn du dich bewegen willst und in der glücklichen Lage bist, es tun zu können, dann bist du der oder die Richtige dafür.

Mehr braucht es nicht. Und mit harter Arbeit und ein wenig Glück lässt sich das eigene Elend manchmal ein wenig leichter ertragen. Vielleicht verspürst du irgendwann die innere Freiheit, nach der du dich gesehnt und die wir alle doch so verdient haben.

6.

DIE PANIK ÜBERWINDEN

In Venedig laufe ich zum ersten Mal im Ausland. Als Erwachsene mochte ich Urlaube nie besonders. Zu viele Sorgen im Vorhinein verdarben sie mir. Als junge Erwachsene habe ich so viele Reisen verpasst, weil ich nicht fliegen wollte … Manchmal muss ich den Gedanken daran verdrängen, um nicht in einen Strudel des Bedauerns zu geraten, denn das nützt ja auch nichts. Sinnvoller ist es, sich anzuschauen, wie weit man schon gekommen ist. Aber ja, ich habe viele gute Dinge verpasst.

Meine Mutter beschließt, mit mir ein verlängertes Wochenende Urlaub zu machen, ein Durchatmen nach einem Jahr der Trauer, der Trennung und zahlreicher Alltagssorgen. Meine Ängste haben nachgelassen, dank meiner Laufmonate und wöchentlichen Therapiesitzungen, die ich glücklicherweise machen kann – also sage ich Ja. Und diesmal freue ich mich. In Venedig ist viel mehr los, als ich erwartet hätte. Touristen mit Rollkoffern schieben sich an mir vorbei und bestaunen ehrfürchtig die uralten engen Gassen. Andere blockieren die Brücken, damit sie mit ihren hocherhobenen Selfie-Sticks die Schönheit der Umgebung festhalten können (natürlich immer nur als Hintergrund für ihre eigenen Gesichter). Wir essen und trinken und spazieren kilometerweit den Canal Grande entlang, und nach drei Tagen habe ich eine ganz gute Vorstellung vom Grundriss der Stadt. An unserem letzten Morgen bin ich so entspannt, wie ein Mensch mit Angststörung es sein kann – ich fühle mich leicht, glücklich und bin bereit zum Laufen. Meine Mutter macht ein Nickerchen (mein Gott, wie diese Frau ihre

Nickerchen liebt), also laufe ich über die Eisenbahnbrücke und weiche der neuesten Ladung Touristen aus, die am Busbahnhof ausgespuckt wurden. Nie hätte ich gedacht, dass ich diese Runde einmal drehen würde. Ich spreche kaum Italienisch, ich bin hier eine Fremde und von jeder Hauptstraße gehen bis zu achtzehn Nebenstraßen und winzige Kanäle ab, in denen man sich verirren kann. Normalerweise hasse ich es, mich zu verlaufen – ich bekomme Panik und mache mir übertriebene Sorgen, wie ich wieder zurückfinden soll –, aber heute lasse ich die Route einfach auf mich zukommen, zumal klar ist, dass ich mich nicht effektiv durch die Massen hindurchwinden kann. Also biege ich in die erstbeste Gasse ab. Hier scheinen tatsächlich Menschen zu leben – die Bevölkerung ist nach dem Zweiten Weltkrieg von 175 000 auf nur 55 000 geschrumpft – und über mir hängen bunte Laken auf Wäscheleinen, die im Zickzack zwischen den Häusern befestigt sind.

Venedig würde man gefühlsmäßig nicht als ideale Läuferstadt einordnen, und ich habe fast ein schlechtes Gewissen den historischen Gebäuden gegenüber, aber ich komme an mindestens drei weiteren Joggern vorbei, die den Weg zu kennen scheinen. Wenn die Venezianer selbst es tun, dann darf ich es wohl auch. Ich versuche, möglichst ziellos und langsam zu laufen. Ich habe noch nie in meinem Leben so viel Schönes gesehen, und nun eile ich im Laufschritt daran vorbei. Gondoliere schieben sich geschickt durch das Wasser neben mir, und anscheinend überall sind Hunde – die Einheimischen lieben ihre vierbeinigen Kumpel. Als ich stehen bleibe, um meine Zeit zu checken, habe ich mich auf dieser kleinen, schwimmenden Insel verirrt und bin fast sechs Kilometer gelaufen. Die ständig wechselnde Kulisse und die Tatsache, dass ich mich ganz der Stadt überlassen habe, haben mich weiter voran getrieben, als ich je zuvor gekommen war. Und nichts Schlimmes ist passiert!

Ich bin merkwürdig aufgekratzt, weil ich mich verlaufen habe und mich nicht daran störe. Niemand weiß, wo ich bin, und als ich zum Hotel zurücklaufe, wird mir klar, dass ich das sogar ganz gut finde.

Ich schreibe dies in der Tube. Ich sitze in der Circle Line, und wir wurden wegen einer Signalstörung am Bahnhof Moorgate aufgehalten. Also schreibe ich, um die Zeit zu vertreiben, gewöhne mich allmählich an die Verzögerungen, die Millionen Menschen jeden Tag in Londons überfülltem öffentlichen Nahverkehr erleben. Es ist öde und irgendwie fantastisch zugleich. Für mich ist es nicht nur eine Routinefahrt, die man eben über sich ergehen lässt – seit dem Abend vor dem Jahrtausendwechsel bin ich nicht mehr Tube gefahren. Ich benutzte meine üblichen Ausreden, dass ich lieber Bus fuhr und die Tube ohnehin nicht mochte, aber in Wirklichkeit hatte ich einfach nur unglaublichen Schiss davor, unter der Erde umgeben von Menschen und ohne Fluchtweg zu sein.

Sechzehn Jahre stieg ich in keine Tube mehr, obwohl ich die ganze Zeit in London lebte. Niemand kann Busse so sehr mögen, erst recht nicht im Stadtverkehr. Aber 2016 war ich eines Tages am Ende eines langen Laufs irgendwo auf der anderen Flussseite. Ich hatte keine Energie mehr, um zu Fuß zurückzugehen, also lungerte ich an der nächsten Bahn-Station herum. Konnte ich es wagen? Ich stand bestimmt zwanzig Minuten dort, überlegte hin und her. Am Ende machte ich einen Kompromiss. Ich fuhr die halbe Strecke mit dem Bus und dann ignorierte ich meine Ängste und fuhr mit dem Aufzug nach unten zu dem windigen, warmen unterirdischen Bahnsteig. Optimistisch gestimmt durch Schokolade und die beim Laufen ausgeschütteten Endorphine, überstand ich die Fahrt mit der

Tube. Es waren nur vier Stationen, aber ich platzte vor Stolz, schickte meiner Familie sogar Beweisfotos. Das war einer der letzten Punkte auf meiner Liste, von denen mich die Angst abgehalten hatte. Einer der letzten Punkte, die mir das Gefühl gaben, als Mensch zu versagen. Das und Aufzüge, die mich starr vor Angst werden ließen, mir nun aber wie ein Segen erscheinen, wenn ich mehr als drei Stockwerke zu überwinden habe. Wie seltsam, dass manche Dinge uns jahrelang ausbremsen und dann alltäglich, normal, ja, sogar angenehm werden.

Eine Durchsage. Wegen einer Signalstörung müssen wir alle aussteigen, und nun frage ich mich, ob ich die Northern Line nehmen soll, die ich nach wie vor nicht besonders mag. Zu tief unter der Erde. Ich treffe eine Entscheidung, denn ich habe gelernt, kleine Siege zu feiern und mich nicht zu ärgern, wenn mir etwas an bestimmten Tagen zu schwer erscheint. Es wird ein anderer Tag kommen, an dem es mir leichterfallen wird. Ein neuer Lauf, der mir das Gefühl gibt, es schaffen zu können.

Die ersten kleinen Läufe, auf denen ich vorsichtig eine neue Straße ausprobierte, bevor ich zurück nach Hause eilte, weiteten sich aus zu langen, ungeplanten Streifzügen. Mit einem Rucksack auf dem Rücken ließ ich mich durch die Stadt treiben, bis ich außer Puste war. Keine Zeit für die Angst, keine Energie, mich mit ihr zu beschäftigen. Jemand sagte mal zu mir, er habe mit Sport angefangen, nachdem er über ein Zitat gestolpert war. Leider habe ich dessen Autor noch nicht gefunden. Nach langer Suche im Internet vermute ich, dass es mit etwas aus Samuel Johnsons Essay »The Mischiefs of Total Idleness« zu tun hat. Die folgende Variante gefällt mir am besten: »Schwere geistige Not lindert man am besten durch starke Agitation des Körpers.« Das hätte ich gerne auf ein Sofakissen gestickt. Mir war nicht klar, dass ich mit meinem Körper

Agitation betrieb, aber durch das Laufen ist definitiv etwas in Bewegung geraten.

Nachdem ich fünf Minuten Joggen am Stück geschafft hatte, war ich ein wenig verloren. Was nun? Um eine Orientierung zu haben, lud ich mir ein Programm herunter: »Von der Couch zum Fünf-Kilometer-Lauf«, bei dem man ein wenig läuft, dann geht man ein bisschen und weitet den Laufteil immer mehr aus, bis man dreißig Minuten schafft (das entspricht etwa fünf Kilometern). Wenn du mit dem Laufen anfangen möchtest und es dir wie ein harter Kampf vorkommt, würde ich es mit einer App versuchen. Es gibt viele solcher Programme im Internet. Es ist wunderbar einfach, und man kann so lange auf einem Level bleiben, wie man möchte, bevor man zum nächsten übergeht. Man wird besser, selbst wenn man glaubt, die nächste Stufe niemals zu erreichen. Das Ziel und der systematische Ansatz halfen mir, mich nicht von Angst oder Panik lähmen zu lassen, obwohl ich etwas ausprobierte, das ich noch nie getan hatte. Ich wusste, dass nur noch eine Minute vor mir lag, dass es nur noch anderthalb Kilometer zurück nach Hause waren. Nichts Dramatisches, nur eine sorgfältig geplante Strecke. Ich vertraute dem Programm und knackte mit dieser Anleitung die heilige Fünf-Kilometer-Marke innerhalb von sechs Wochen. An dem Tag, an dem ich es schaffte, fühlte ich mich, als könnte ich fliegen. Nicht spirituell gesehen, nein, am Anfang schien mir eine Strecke von dieser Länge zu laufen ungefähr genauso realistisch, wie mir Flügel wachsen zu lassen. Ich hatte mir selbst etwas Neues beigebracht, und die Befriedigung, die ich daraus zog, war gigantisch.

Als ich mich durch das Programm gekämpft hatte – und ein Kampf war es wahrlich –, war ich wie entfesselt. Ich kaufte mir mehr Laufschuhe. Ich investierte in gute Leggings, die nicht rutschten. Ich kaufte verschiedene Schlüsselhalter und Gürtel, damit mich beim Laufen keine Taschen behinderten. Dieses ganze Zeug waren bloß alberne Utensilien, aber für mich auch ein Zeichen, dass ich mich auf etwas freute. Laufschuhe und Trinkflaschen zu kaufen, war ein stilles Versprechen mir selbst gegenüber, dass ich nicht aufhören würde, und dass ich anerkannte, wie gut mir das Laufen tat.

Und ich freute mich wirklich auf jeden Lauf. Freunde, Familie und Arbeit stellten eine gute Ablenkung von der täglichen Angst und der gescheiterten Ehe dar, aber ich wollte mehr. Und ich wollte es allein tun. Also stand ich weiterhin früh auf (mein Ex-Mann hatte es damals gehasst, dass ich den ganzen Morgen verschlafen konnte), zwang mir eine Banane rein und lief los. Meine Ziele waren nicht aufregend – meine Strecken führten vor allem über Hauptstraßen und ebenes Gelände. Ich fühlte mich nicht ganz wohl in einer unbekannten Gegend, was bedeutete, dass ich dieselben Routen immer wieder lief (solltest du mal nach London kommen und laufen wollen, kann ich den äußeren Ring im Regent's Park empfehlen: langweilig und monoton, aber machbar). Mich langweilte jedoch eigentlich keiner dieser Läufe, trotz der unspektakulären Kulisse. Ich sah sie als Gelegenheit für kleine Fortschritte – ein großes Geschäft zu betreten, eine Hauptstraße zu überqueren oder mir selbst einen guten Kaffee zu versprechen, wenn ich nicht kniff. »Nur eine Minute noch«, wurde mein Mantra. Jeder schafft eine Minute, jeder kann so lange weitermachen, auch wenn er jede einzelne Sekunde hasst. Bei mir waren es normalerweise mindestens fünf weitere Minuten, weil ich nicht zuließ, dass meine Füße aufgaben. Und all meinen Ängsten zum Trotz hatte ich keine Panikattacken, selbst wenn ich mich in unbekannte Gegenden vorwagte.

Je selbstsicherer ich draußen auf der Straße wurde, desto weiter ging ich jedes Mal. Ich hatte objektive Beweise dafür, dass das okay war, denn ich hatte meine Grenzen getestet und fand sie erstaunlich flexibel. Ich recherchierte Denkmäler, Museen und historische Gebäude, die ich vorher noch nie besucht hatte, und plante meine Routen zu ihnen. Das bedeutete oft, durch die belebtesten Teile der Stadt zu laufen, wo Touristen herumbummelten und andere Leute hin und her eilten, wo Autos hupten und alles zu laut war. Dinge, die ich normalerweise mied wie die Pest. Aber wenn ich lief, meinen Rhythmus gefunden hatte und das überschüssige Adrenalin verbrauchte, kam mir das alles nicht beängstigend, sondern aufregend vor.

Mein erstes Laufabenteuer (Abenteuer ist vielleicht etwas übertrieben, nennen wir es besser Ausflug) führte mich zu Thomas Cromwells Haus. Ich hatte gerade Hilary Mantels fantastisches Buch *Wölfe* gelesen und viel Zeit damit verbracht, weitere Details aus seinem Leben zu googeln.

Ich fand heraus, dass er bei einem Kloster in London, Austin Friars, gelebt hatte, in einer Gegend, die jetzt für ihre Gebäude mit Glasfronten und Banker in teuren Anzügen bekannt ist. Ich guckte mir online eine ungefähre Strecke aus und machte mich auf den Weg. Ich hatte keine Ahnung, wie lang ich wohl laufen würde, also sagte ich alle sonstigen Pläne für diesen Samstag ab. Ich begann langsam, weil ich wusste, dass ich innerhalb weniger Minuten all meine Energie verpulvern würde, wenn ich zu schnell loslief. Ich trottete die Holloway Road entlang, eine Hauptverkehrsader durch Nordlondon, sah in die Schaufenster altmodischer Friseursalons, in Läden, die protzige Handyhüllen verkauften, und Cafés, vor denen ältere Damen saßen und rauchten. Ich lief die Upper Street entlang, vorbei an unglaublich schicken Möbelläden und schönen Stadthäusern mit manikürten Hecken und Jalousien, um neugierige Spione wie mich davon abzuhalten, sich die geschmackvollen Wohnzimmer anzuschauen.

Inzwischen hatte ich meinen Schritt beschleunigt und flitzte vorbei an den Leuten, die durch die Sonne spazierten. Als ich Farringdon erreichte, wurden es weniger Menschen. Ich kam an einer alten Feuerwache vorbei, einer Bahnlinie und einem Zentrum für stotternde Kinder. Ich lief durch den alten Fleischmarkt in Smithfield, und als ich stehen blieb, entdeckte ich eine schöne Kirche, die hinter neuen Gebäuden versteckt lag. Ich brauchte eine Pause. Mittlerweile hatte ich Schmerzen und mein Oberteil war schweißgetränkt.

Aber dann lief ich weiter, vorbei an St. Paul's Cathedral, wo ich seit meiner Kindheit nicht mehr gewesen war. Die Glocken läuteten und Menschen versammelten sich auf der großen Treppe. Im Augenwinkel sah ich die Millennium-Brücke – auch als Wackelbrücke bekannt –, die ich zuletzt überquert hatte, als sie noch hin und her schwankte. Ich beschloss, einen Umweg zu machen. Plötzlich fühlte ich mich voller Schwung. Der Rausch hatte eingesetzt und auf einmal waren auch meine Beine gar nicht mehr so schwer. Schon lief ich über die Brücke und kam erst einmal nur bis zur Mitte, wo ich stehen bleiben und mich umsehen musste. Die Schönheit und Pracht meiner Stadt hauten mich schier um. Das war der Ort, vor dem ich über ein Jahrzehnt Angst gehabt hatte. Ich hatte davon geträumt, ihm zu entfliehen, irgendwo in Ruhe auf dem Land zu leben, wo ich der Eile, dem Lärm, den Menschenmengen und meiner eigenen Angst aus dem Weg gehen konnte. Aber nun stand ich hier allein auf einer Brücke und sah die Stadt, in der ich geboren war, auf einmal in einem anderen Licht. Sie wollte mir nichts antun. Sie war nicht gefährlich und kalt, sondern hell, groß und ruhig. Der Fluss wand sich unter mir durch und ich dachte ausnahmsweise einmal nicht an das Worst-Case-Szenario – dass die Brücke zusammenbrechen und ich in das eiskalte Wasser stürzen könnte.

Ich lief hinüber auf die andere Seite von London und dort zur nächsten Brücke – Southwark –, wo ich meine ursprüngliche Route wieder aufnahm. Nun ging es durch den ältesten Teil der Stadt. Am Wochenende ist die City ein verzauberter Ort – alle Banker sind zu Hause und die meisten Läden geschlossen. Die einzigen Menschen, denen man begegnet, sind leicht verwirrte Touristen, die den Tower of London suchen. Jede Straße hat mindestens eine Blaue Plakette oder ein historisches Schild, das einen darauf hinweist, dass man am ursprünglichen Standort des Bedlam steht oder dort, wo der Große Brand von London ausgebrochen war. Kleine historische Gebäude sind zwischen die gleißenden Finanztürme gequetscht, wo sie stur ihren Platz verteidigen. Und die Straßennamen sind nahezu alles entzückende Erinnerungen an eine andere, ältere Stadt: Pudding Lane, St Mary Axe, Bread Street, Ludgate Circus.

Kurz wusste ich nicht, wo ich war, und lief um einen grünen Platz herum, bis ich Cromwells Straße fand. In seinem dem Kloster Austin Friars angegliederten Haus hatte er Pläne für (und manchmal gegen) Heinrich VIII. geschmiedet. Nur zwei Teile des Klosters sind erhalten, und der Tesco um die Ecke nimmt dem Ganzen etwas von der historischen Atmosphäre. Aber ich war euphorisch. Ich sah auf meine Lauf-App (ich verwende RunKeeper, weil es kostenlos ist und ich knauserig bin, aber es gibt viele andere im Netz – am Ende des Buches liste ich einige auf): Ich war sieben Kilometer gelaufen. Meine längste Strecke bisher, durch Teile von London, die ich noch nie gesehen hatte, ganz allein und ohne jegliche Panik. Niemand wusste, wo ich war (normalerweise rief ich jemanden an, wenn ich mich von zu Hause fortwagte, und telefonierte von unterwegs, um keine Angst zu bekommen), und dieses Wissen gab mir ein Gefühl von Leichtigkeit – ich war meine eigene Herrin! Ich blieb noch eine Weile stehen und genoss das Gefühl von

Freiheit und Unbeschwertheit, weil ich mich getraut hatte, allein einen neuen Ort zu erkunden.

In *Wölfe* gibt es einen Abschnitt, in dem Cromwell Heinrich belehrt und ihm Dinge sagt, die niemand anderes dem König von England gegenüber zu äußern wagen würde. Er sagt ihm, er solle nicht in den Krieg ziehen, die Ausgaben würden ihn ruinieren. Der König sagt, hinter dieser Regel müsse mehr als reine Vorsicht stecken. Ja, sagt Cromwell: »Stärke [...]. Es hat etwas mit Zielstrebigkeit zu tun. Mit Ausdauer. Damit, die Kraft zu haben, mit den gegebenen Einschränkungen zu leben.«[92]

Was für eine Passage. Kein Wunder, dass daraus ein etwas zu häufig verwendetes inspirierendes Zitat wurde, das oft nicht einmal Mantel zugeschrieben wird. Ich werde nie eine Regentin sein, die gewaltige staatsrechtliche Umwälzungen in den Griff bekommen muss, aber dieser Satz fiel mir wieder ein, als ich in Austin Friars stand. Mein erster großer Lauf. Meine Freude darüber, meine Befürchtungen besiegt zu haben, war unbeschreiblich. Ich lebte schon mein ganzes Leben mit meinen Beeinträchtigungen, und nun schien mir alles möglich zu sein.

Das Laufen hat mich gelehrt, keine Angst zu haben. Vom Rennen durch die Straßen und Ermüden meines Gehirns haben sich meine tiefsitzenden Phobien und Ängste vor Dingen wie furchteinflößende Tube-Fahrten nach und nach zurückgezogen, bis sie sich nur noch wie die Reste eines blauen Flecks anfühlen und nicht mehr wie eine frische Verletzung. Ich weiß jetzt, dass meine Füße mich überallhin tragen können und auch wieder zurück nach Hause. Manchmal vergesse ich, wie eingeschränkt ich war, bevor ich das Laufen für mich entdeckt hatte, und das nun alles aufzuschreiben, war seltsam. Mir wurde noch einmal deutlich, wie schlimm es früher gewesen war. Vor Kurzem bin ich noch einmal zu meinem wunderbaren ehemaligen Therapeuten gegangen, hauptsächlich, weil ich es vermisste, mit ihm zu reden. Er erinnerte mich daran, dass ich kaum in der Lage gewesen war, das Haus zu verlassen, als ich in der Zeit meines Eheaus das erste Mal zu ihm gekommen war. Das wirkt nun sehr weit weg. Aber ich weiß auch, dass man sich nie zu sicher fühlen darf, wenn man an einer psychischen Krankheit leidet. Ich habe nach wie vor Angstgedanken und gelegentlich Albträume, und manchmal überwältigt es mich – aber nie beim Laufen. Dann tritt das alles in den Hintergrund.

Etwas bei null anzufangen und es durchzuziehen, dazu war ich vorher kaum in der Lage gewesen. Und dadurch wuchs schon zu Beginn meines Läuferlebens meine Selbstsicherheit. Diese neu gewonnene Sicherheit erlaubte mir allmählich auch wieder, meinem Körper zu vertrauen. Ich war diejenige, die die Route plante, die Fahrerin und die Passagierin. Mein Gehirn hatte die Klappe zu halten, wenn ich entschied, welche Straße ich nehmen wollte, oder wenn ich mich darauf konzentrieren musste, gleichmäßig zu atmen.

Und tatsächlich stellte ich mich endlich meiner Angst. Natürlich muss man dazu nicht joggen. Aber das war eben mein Weg. Es ergibt Sinn, sich etwas zu suchen, das einem die Flucht ermöglicht, wenn die Sorgen einen einsperren. Doch ich musste noch mehr von dem tun, was mir Angst machte – und das war so gut wie alles. Es war eine Art Expositionstherapie. Ich hatte mich so lange von meinen Ängsten herumschleifen lassen, bis ich irgendwann die Hacken in den Boden stemmte und mich weigerte, ihnen noch weiter zu folgen. Mich vor ihnen zu verstecken, hat nie funktioniert, genauso wenig wie mich mit irrationalen Gedanken zu beschäftigen und sie durch Gegenargumente entkräften zu wollen. Vermeidung ist verlockend, aber gefährlich – die Angst wird verstärkt und bekommt noch mehr Macht. Die Panik bläht sich auf, nimmt mehr Raum ein und verschlingt einen. Trotzdem fand ich Expositionstherapie immer verrückt – die Vorstellung, dass man sich dabei den Dingen aussetzt, die einem Angst einjagen. Warum sollte man eine Tarantel auf die Hand nehmen, wenn man eine Spinnenphobie hat? Aber es ist gar nicht so abgedreht, wie ich dachte. Bei dieser Behandlungsform, die in den 1950ern etabliert wurde, geht ein Therapeut dem Ursprung der Angst auf den Grund und schaut, welche Form sie annimmt. Die Therapie funktioniert besonders gut bei Menschen mit Zwangserkrankungen und Phobien. Angenommen, ein Gehirn funktioniert folgendermaßen (und bei mir tut es das):

- Plötzlich schießt einem eine Sorge in den Kopf – zum Beispiel: Was, wenn dieser Flug ein schlimmes Ende nimmt?
- Ich versuche herauszufinden, weshalb ich diesen Gedanken habe, und konzentriere mich direkt auf die Katastrophe: Was, wenn das Flugzeug abstürzt?
- Die körperlichen Merkmale der Angst treten auf: feuchte Hände, Herzklopfen, steigender Adrenalinpegel etc.
- Diese Anzeichen erzeugen noch mehr Angst, weil sie die Sorge berechtigt erscheinen lassen.
- Da ich es geschafft habe, mir so schnell Angst einzujagen, bekomme ich Panik.
- Ich betrete fünf Jahre lang kein Flugzeug mehr, um mich vor der Angst zu schützen (das war vielleicht ein Spaß – so aufregend ist Interrail als Erwachsener nicht, wenn man sich bei vierzig Grad im Abteil ein Stockbett mit einem verschwitzten Fremden teilt).

Wie ich bereits erwähnt habe, wird man in der kognitiven Verhaltenstherapie dazu angehalten, zur ersten, selbstgestellten Frage zurückzukehren: Was, wenn dieser Flug ein schlimmes Ende nimmt? Darauf versucht man dann, eine rationalere, angemessenere Antwort zu finden. Zum Beispiel: »Auf dem Flug wird nichts passieren. Es wird vielleicht ein bisschen langweilig und möglicherweise habe ich nicht wirklich viel Beinfreiheit.« Wenn man die Fragen auf diese Weise durchgeht, verringert man langsam die Angstreaktion, die man hervorruft, wenn man mit der Katastrophenvorstellung im Kopf davonläuft.

Expositionstherapie ist in gewisser Weise ähnlich, insofern als man sich nach und nach dem aussetzt, wovor man Angst hat, sei es eine Sache oder eine Vorstellung. Die Hoffnung ist, dass die Angst verschwindet, wenn einem klar wird, dass sie unbegründet ist. Nur dass es sich vielleicht in echt ein bisschen dramatischer darstellt.

Hat man zum Beispiel Angst vor Ratten, könnte man damit anfangen, endlos das Wort zu wiederholen, bis man sich dabei nicht mehr unwohl fühlt. Dann kann man sich aus der Ferne eine Ratte ansehen oder sogar eine berühren. Aber, Gott, nicht mal ich möchte eine Ratte anfassen.

Ich machte meine eigene Form der Expositionstherapie. Meine Angstschwelle ist wesentlich niedriger als bei den meisten anderen Menschen. Ich rede hier deshalb nicht vom Skydiving oder Klettern in den Bergen. Meine Ziele würden anderen wahrscheinlich winzig erscheinen. Ich wollte mit öffentlichen Verkehrsmitteln Freunde besuchen und mich amüsieren, ohne mir Sorgen zu machen, dass meine Wohnung in Flammen stehen, dass ich überfahren werden oder dass es meiner Familie nicht gut gehen könnte. Mittlerweile kann ich ganze Abende ohne diese Gedanken verbringen, aber das hätte ich nie hinbekommen, wenn ich vorher nicht durch die Gegend gejoggt wäre und dabei gelernt hätte, dass meine Angst nicht immer gerechtfertigt war.

Ich überwand die Angst, die mein ganzes Dasein bestimmte, indem ich meine Laufschuhe anzog. Ich nahm jeden Tag einen Ort oder eine Angewohnheit ins Visier, die mich nervös machten – oder auch nur meinen Puls spürbar beschleunigten. Ähnlich, wie ich es mit den kurzen Tube-Fahrten gemacht hatte, zwang ich mich zum Beispiel, an Orten voller Menschen zu laufen – über einen Markt, zur Rushhour, über verstopfte Straßen. Und die Katastrophen, die ich an jeder Ecke vermutet hatte, traten nie ein. Keine Panikattacken, keine Ohnmachtsanfälle, keine Busunfälle, Terroranschläge, Taifune oder was mein Gehirn sich sonst noch ausdachte, damit ich zu Hause in Sicherheit blieb und mich kleinmachte. Fühlte ich mich auf einer Strecke unwohl und wurde unruhig, lief ich sie immer wieder, bis sie mich nur noch langweilte, anstatt dass ich sie voller Angst absolvierte, während ich die Minuten zählte, bis ich wieder nach Hause durfte. Seltsamerweise ist Langeweile ein schönes Gefühl, wenn man so lange Zeit einen Adrenalinüberschuss im Körper hatte.

Wenn ich besonders viel Angst hatte oder merkte, dass meine irrationalen Gedanken sich zusammenbrauten, zwang ich mich zum Laufen – wenigstens fünf Minuten. Und es gab viele solcher Tage in den Monaten nach dem Scheitern meiner Ehe. Manchmal löste allein der Gedanke, zur Arbeit zu gehen und meinen unnahbaren Ehemann an seinem Schreibtisch (der nur rund fünf Meter von meinem entfernt stand) mit Kollegen scherzen sehen zu müssen, gleich nach dem Aufwachen eine Angstspirale aus. Manchmal glaubte ich, nicht noch eine Nacht überstehen zu können, in der ich allein schlief, noch einen Abend, an dem ich niemanden sah und in der Stille meiner leeren Wohnung saß. Also joggte ich vor der Arbeit, um das

Adrenalin loszuwerden und mich fürs Büro bereit zu fühlen. Oder ich unterbrach den langen Abend mit einer Runde durch den Park. Es beruhigte mich jedes Mal und gab mir gerade genug Kraft, um weitermachen zu können.

Es ging mir nicht bloß um die Verheißung des Runner's High. Zu diesem Zeitpunkt hoffte ich nicht so sehr auf ein Hoch als vielmehr auf eine Pause. Mein Geist beruhigte sich beim Laufen, als würde der Teil, in dem meine Ängste sich zusammenballten und der in einer Schleife intrusiver Gedanken hängenblieb, sich ausruhen, während ich mich vorantrieb. Am besten hat es vielleicht der Läufer Monte Davis in Thaddeus Kostrubalas Buch von 1976, *The Joy of Running*, ausgedrückt: »Es ist schwer, gleichzeitig zu laufen und sich selbst zu bemitleiden.«[93]

Denn Selbstmitleid hatte ich vermutlich zu viel. Ich hatte mir angewöhnt, wütend auf die Welt zu sein, weil ich von dieser Angst gelähmt wurde. Dabei hatte ich die ganzen enormen Privilegien ignoriert, die mir geschenkt worden waren – eine liebevolle Familie, finanzielle Sicherheit, ein Job, Freunde – und mich nur auf das eine große Problem konzentriert. Ich warf der Angst vor, mich zu behindern, meine Ehe ruiniert zu haben und mir Abenteuer vorenthalten zu haben – dabei war ich es, die zuließ, dass sie das tat.

Das Laufen machte mich nicht wütend. Manchmal war ich frustriert, wenn ich außer Atem geriet, meine Füße sich wie Blei anfühlten oder ich so viel Hunger hatte, dass ich aufhören musste, aber nie wütend. Und je mehr ich lief, desto weniger angespannt war ich in schwierigen, unangenehmen Situationen. Ich konnte mich ihnen stellen und lief nicht sofort davon. Als ich herausfand, dass mein Ex-Mann sich wieder mit Frauen traf, hätte ich am liebsten gekotzt, mich auf den Boden geworfen oder tagelang geheult. Aber ich tat es nicht (okay, zugegeben, geweint habe ich ganz kurz). Ich war traurig und schaute mit Bedauern auf das, was wir verloren hatten; gleichzeitig fühlte es sich aber an, als hätte ich eine Rüstung, wie fragil sie auch immer sein mochte, die mich vor dem schlimmsten Schmerz schützte. Keine komplette Hülle, eher ein Brustharnisch.

Es war mehr als eine dicke Haut – eher eine neue Herangehensweise an das Leben. Ich ließ mich nicht mehr so leicht aus der Fassung bringen. Es interessierte mich, ob nur ich dieses Gefühl hatte, und ich googelte deshalb ein paar Formulierungen wie »Laufen macht mich stärker«, »Laufen macht mich weniger empfindlich«, »Laufen + nicht weinen«. Schließlich stieß ich auf eine Studie von 2016, die genau das untersucht hatte. Die Forscher baten die Hälfte der Teilnehmer, eine halbe Stunde zu joggen, während die andere Hälfte sanfte Stretchübungen machte. Danach schauten sich alle zusammen einen Ausschnitt aus dem Film *Der Champ* von 1979 an (die Kommentatoren auf YouTube schrieben alle, er mache sie »völlig fertig«). Bei den Teilnehmern, die gejoggt waren, aber dazu neigten, emotional auf traurige Nachrichten oder stressige Situationen zu reagieren, fiel die übliche negative Reaktion schwächer aus.[94] Ich bildete mir das merkwürdige Gefühl, eine Rüstung zu tragen, also nicht bloß ein. Ausdauertraining ändert anscheinend wirklich die Reaktion auf die eigenen Emotionen.

Alle, die hyperaktive Gehirne haben oder sensibler als andere reagieren, können nun also verstehen, warum das Laufen für sie attraktiv ist. Die Snooker-Legende Ronnie O'Sullivan hat ein unglaublich offenes Buch über seine Drogensucht und Angsterkrankung geschrieben. Es heißt schlicht *Running* – denn das ist es, worauf er an Tiefpunkten in seinem Leben immer wieder zurückgriff. (Und davon gab es einige, nicht zuletzt kam sein Vater wegen Mordes ins Gefängnis. Sie sollten das Buch lesen, es ist wirklich *grandios*.) O'Sullivan schreibt über den »Schimpansen« in seinem Kopf, der ihn niedermacht und schwarzmalt (kommt mir bekannt vor, wenngleich ich meinen Gedanken nie eine bestimmte Gestalt gegeben habe). Diese intrusiven Gedanken führen dazu, dass er beim Sport nicht in Form ist, und er kämpft gegen seine Süchte an, die er als Bewältigungsstrategien entwickelt hatte. Doch dann fängt er an zu laufen und merkt, dass dies ein Weg ist, seine negativen Gedanken und Gewohnheiten in den Griff zu bekommen. »Es war zu einer Sucht geworden«, schreibt er, »aber es war meine mit Abstand beste Sucht. Es ist ein anhaltender Glückszustand, den man ständig wiederholen kann.«[95]

O'Sullivan verfällt immer wieder in seine alten Verhaltensmuster, wenn er nicht läuft. Er schreibt, dass er ein »Alles oder nichts«-Mensch sei. Das geht mir genauso. Irgendetwas gemäßigt anzugehen funktioniert bei mir einfach nicht: Entweder fühle ich mich hundeelend oder ich bin voller Schwung und Optimismus. Ich bin pleite und sorgenvoll oder verdiene gut und gebe das Geld mit vollen Händen aus. Und ich kann nicht länger als einen Tag auf das Laufen verzichten. Vielleicht ist das auch abergläubisch – ein Zwang wie die seltsamen Ticks, die ich als Kind hatte. Wenn das der Fall sein sollte, ist es nicht gesund. Tatsächlich haben Freunde schon die Augen verdreht, weil ich darauf bestand, selbst im Urlaub laufen zu gehen. Aber ich habe nicht den Eindruck, dass es mir schadet oder mein Leben auf dieselbe Art und Weise kontrolliert wie früher meine Angststörung. Stattdessen verlasse ich mich auf zwei Dinge:

Erstens: Jeden Tag, an dem ich laufe, bin ich weniger ängstlich. Ich bereue nie, laufen gegangen zu sein, egal, wie wenig Lust ich hatte. Ich bereue hingegen schon, wenn ich es ausfallen lasse, und das ist etwas, das man im Kopf behalten sollte.

Zweitens: Ich glaube, es hilft mir auch auf lange Sicht, meine Angststörung in Schach zu halten. Die Wissenschaft hat zu diesem Aspekt nicht so deutliche Ergebnisse geliefert wie zu dem ersten, aber ich spüre es. Und wenn es bloß ein Placeboeffekt ist, ist mir das auch nur recht.

Meiner Erfahrung nach ist es sehr wichtig, wenn man an einer lebenslangen Angststörung und/oder Depressionen leidet, dass man akzeptiert, dass die Krankheit einen für immer begleiten wird. Es ist gefährlich, sich in die Hoffnung zu flüchten oder zu glauben, man habe einen Tiefpunkt überwunden und sei nun frei davon. Die Autorin des hervorragenden Buches *Anxiety for Beginners*[96], Eleanor Morgan, hat es gut formuliert: »Es gibt kein traditionelles Happy End. Das Happy End besteht darin, mit der Angst zu leben.«

Sie hat recht. Höchstwahrscheinlich wird man niemals »geheilt« und ein anderer Mensch werden, der nie wieder Symptome zeigt. Man weiß, dass man eine Krankheit hat, eine Störung oder ein Problem – wie auch immer man es nennen möchte – und versucht nun, es zu begrenzen und den Auslöser zu verstehen.

Vor allem aber sollte man sich etwas suchen, das einem hilft, damit umzugehen. Bei mir funktioniert das tägliche Laufen eben erstaunlich gut, auch wenn ich oft keine Lust habe. Ein halbes Jahr nach der großen Trennung bekam ich eine schreckliche Mandelentzündung, die auf keine Behandlung ansprach, egal, was die Ärzte sich ausdachten (meine Mutter glaubt, der Stress habe mich am Ende umgehauen, und wahrscheinlich hat sie nicht ganz unrecht). An Heiligabend schaute mir ein Hausarzt in den Rachen und schickte mich unverzüglich in die Notaufnahme. Prompt behielt man mich über Nacht im Krankenhaus. Allein. An Heiligabend, verdammt. Nach einer düsteren Nacht mit Tropfen und Wackelpudding wurde ich am ersten Weihnachtstag entlassen und lag zwei Wochen im Bett. Kranksein hat meine Stimmung immer spürbar niedergedrückt, und die Schwere dieser Krankheit bescherte mir ein extremes Tief. Ich weinte viel, und die intrusiven Gedanken überfielen mich ziemlich schnell erneut. Als wären sie in Aspik eingelegt gewesen, folgten sie demselben Muster wie bereits Jahre zuvor – also keine Chance auf eine nette Abwechslung.

Aus dieser Episode nahm ich zwei wichtige Punkte mit (über die beunruhigende Lektion hinaus, dass manche Antibiotika nicht bei jedem wirken). Der eine war: Nicht jedes Tief lässt mich wieder in die Angst und Hysterie abrutschen. Auch wenn ich ständig mit einem Rückfall rechnete, wusste ich nun, dass ich mir die Tatsachen rational und vernünftig anschauen musste. Ich war sehr krank. Das bringt selbstverständlich die Gehirnchemie durcheinander, also ist es in einer solchen Situation nicht verwunderlich, wenn man traurig ist und sich Sorgen macht. Das passiert mir auch heute noch – meine Laune sinkt und ich lasse mich leichter aus der Ruhe bringen. Dasselbe gilt für meine Hormone: Am Tag, bevor ich meine Periode bekomme, bin ich regelmäßig panisch und angespannt. Aber ich weiß nun, warum, und das ist schon die halbe Miete. Das ist in gewisser Weise ein Fortschritt – es war mir gelungen, das Tief zu akzeptieren, als ich sehr krank war, ohne davon auszugehen, dass es zu einem erneuten Zusammenbruch führen könnte. Diese Arbeit muss ich heute noch leisten, denn mein Geist sucht ständig nach der nächsten Bedrohung. Meine Aufgabe ist es also, dem ein realistisches Szenario entgegenzusetzen. Das ist nicht immer einfach – mein Gehirn hat meist bereits ein paar

Runden auf der Aschebahn hinter sich, wenn mir klar wird, dass ich panisch bin und dagegen ankämpfen muss. Doch daran führt kein Weg vorbei, auch wenn ich mich insgeheim einfach nur am Boden zusammenrollen und den ängstlichen Gedanken die Kontrolle überlassen möchte. Es klingt vielleicht pervers, aber wenn man sie schon sein Leben lang hat (und sie sich oft stärker in den Vordergrund drängen als andere Gefühle), kann sich das wie eine Erleichterung anfühlen. Ist es aber nicht. Also bleibt einem nur eins: kämpfen. Und nicht aufgeben.

Als Zweites fiel mir auf, wie schnell ich mich von diesem Einbruch erholte. Nach einem Pfeiffer'schen Drüsenfieber mit neunzehn war ich depressiver und ängstlicher als je zuvor gewesen (ich gehe sogar davon aus, dass es eine Art Auslöser für die Krise war, die ich danach hatte). Es schwächte alles an mir, und meine Familie machte später Witze darüber, dass ich mich wie eine Jane-Austen-Figur benahm, die sich ins Bett zurückzog, weil sie sich »zu schwach für die Welt« fühlte. Damit ignorierten sie natürlich völlig, dass sich Austen auch starke, gesunde weibliche Hauptfiguren ausgedacht hat, die für ihren Bewegungsdrang lächerlich gemacht wurden, wie Lizzie Bennet … aber ich schweife ab. Diese verdammte Mandelentzündung war zwar schrecklich, aber sie hatte keine langfristigen Folgen. Genau zwei Wochen danach konnte ich wieder laufen gehen. Demütigend langsam, fast wieder wie am Anfang, aber ich lief. Und mein Körper erinnerte sich. Ich würde nicht sagen, dass es das Muskelgedächtnis war, aber es fühlte sich erfreulicherweise an wie eine Rückkehr zu etwas und wischte die unterschwelligen Sorgen diesbezüglich beiseite. Eleanor Morgan erzählte mir, sie habe nach einer größeren Operation etwas Ähnliches erlebt – sie war in ein tiefes Loch gefallen und hatte größere Angst entwickelt, was sie beides nur durch Übung in den Griff bekommen hatte.

Inzwischen war die durch die Trennung geschlagene Wunde etwas weniger empfindlich geworden. Jeder, den ich kannte, wusste nun, dass mein Mann mich nach weniger als einem Jahr Ehe verlassen hatte. Ich musste mich nicht mehr für irgendwelche Reaktionen wappnen, keine traurigen Blicke oder mitleidig schräg gelegten Köpfe ertragen. Ich befand mich irgendwo auf dem Weg, der von dem Herzschmerz wegführte, und fühlte mich okay. Ich war sogar auf einigen ziemlich trostlosen Dates gewesen. Es ging mir also nicht fantastisch, aber besser. Und das ist ein gefährlicher Zeitpunkt für mich. Genau dann, wenn meine Angst nachlässt und ich mich relativ stabil fühle, höre ich auf, diesen Zustand zu erhalten. Ich werde selbstzufrieden und denke, ich hätte es geschafft. Aber wie Eleanor Morgan sagte: Man muss damit leben. Wäre ich nicht krank geworden und hätte das kurzfristige Tief gehabt, hätte ich vermutlich mit dem Laufen aufgehört. Schließlich hatte ich das Gefühl, den Durchbruch geschafft zu haben. Es hatte gewirkt. Wollte ich einen Marathon laufen oder fröhliche Parkläufe mitmachen und mir Gedanken über meine persönlichen Bestzeiten machen? Wollte ich das wirklich mein Leben lang tun? Nein, eigentlich nicht. Aber als ich an Weihnachten merkte, dass ich die Angst keineswegs losgeworden war, verdoppelte das meine Entschlossenheit. Endlich hatte ich ein Mittel gefunden, mir selbst zu helfen, und es war hart erkämpft. Natürlich wäre es mir lieber gewesen, wenn meine Rettung in Form von Wein und einer Sonnenliege gekommen wäre, aber das Leben ist nun mal eine Qual, und jeder, der etwas anderes behauptet, will dir etwas verkaufen.*

---

* Falls du das Zitat nicht kennst, schau dir unbedingt sofort *Die Braut des Prinzen* an. Gern geschehen.

7.

WARUM LAUFEN WIR?

Heute bin ich durch Edinburgh gejoggt. Ich habe meine Begleitung und mein Handy im Hotel zurückgelassen und beschlossen, zu improvisieren. Ohne einen genauen Plan lief ich zuerst die Haupteinkaufsstraße entlang, bewunderte das in rotes Licht getauchte Schloss. Aufgrund des Kopfsteinpflasters fühlte ich mich wackelig und fürchtete, ich könnte umknicken. Aber ich konzentrierte mich auf die Straße und fand meinen Rhythmus. Das war der erste Lauf ohne Handy, ohne mein Sicherheitsnetz. Ohne Handy ging ich normalerweise nicht einmal einkaufen, falls, falls, falls was? Ich kannte die Stadt nicht und normalerweise wäre ich deshalb nervöser gewesen, aber heute befreite mich dieses Wissen sogar. Ich war ganz allein und es ging mir gut. Vielleicht mehr als gut. Ich war beinahe aufgekratzt. Edinburgh ist hügelig, und meine Lungen brannten, protestierten, aber die Schönheit des Ortes gab mir Kraft. Ich stieß auf eine Straße, die ein angenehmeres Laufen versprach, und verließ die Hauptstraße. Nach einer halben Stunde war ich in Leith angekommen, dem Hafenviertel im Norden der Stadt. Hier draußen war alles ruhiger. In der Ferne ließen sich Möwen vom Wind tragen. Wo sie waren, war offensichtlich auch das Wasser, also folgte ich ihnen. Ich bog um eine Ecke und da waren die Docks samt kreischenden Möwen und allem, was dazugehört, und ich rang nach Luft. Vor mir lag ein grandios bunt bemaltes Schiff – ein »Dazzle«-Schiff, das an die Skagerrakschlacht erinnern sollte. Diese farbenfrohen Schiffe haben ihren Ursprung im Ersten Weltkrieg. Ihre Bemalung mit verwirrenden Formen und Farben sollte verhindern, dass der Feind die Geschwindigkeit und den Kurs der Schiffe ausmachen konnte. Die Künstlerin, die das entworfen hatte, was nun vor mir lag, hat es Every Woman genannt, als Tribut an diejenigen, die die ursprünglichen Dazzle-Schiffe bemalt hatten. Es ist fantastisch und beeindruckend. Jeder Strich und jede Kurve wirken wir eine Verbeugung vor Kraft und Widerstandsfähigkeit. Viel länger, als ich eigentlich vorhatte, stand ich da und starrte das Schiff an, wollte all das in mich aufnehmen und im Gedächtnis behalten.

Auf dem Rückweg kam ich an der königlichen Yacht Britannia vorbei, die weitaus weniger prachtvoll war. Sie lag übrigens hinter einem Einkaufszentrum, und dieser Mangel an Erhabenheit amüsierte mich. Ich musste so sehr lachen, dass ich kurz dachte, ich könnte nicht mehr zurücklaufen.

Warum entscheiden sich Menschen fürs Laufen? Ich rede nicht über die frühen Überflieger, die seit der Schulzeit Sport treiben und sich auch als Erwachsene noch Zeit dafür nehmen. Ich bewundere diese Leute, aber ich werde nie eine von ihnen sein. Schließlich trieb ich jahrzehntelang überhaupt keinen Sport, hegte meist eine große Abneigung dagegen und lasse mich auch heute nur dazu hinreißen, weil ich widerstrebend zugeben muss, dass es mir sehr guttut. Diese Menschen haben das schon immer gewusst. Für sie gehört es vielleicht ganz einfach zum Leben dazu, wie Mittagessen oder eine abgelehnte Kreditkarte (nicke einfach nur und sage bitte, dass das jedem mal passiert). Ich frage mich, warum Menschen laufen, wenn sie nicht so ticken. Wenn sie jahrzehntelang auf dem Sofa gesessen haben, zum Kiosk mit dem Auto gefahren sind und lieber auf den nächsten Bus gewartet haben, als einem hinterherzusprinten und ins Schwitzen zu geraten. Ich habe bereits erwähnt, wie viel Energie wir als Kinder aufwenden, um herumzurennen. Ich glaube, es gehört zu unserer Natur, uns die Füße vertreten zu wollen, aber wir vergessen das, wenn wir erwachsen werden. Und es kann leicht passieren, dass wir es für immer aus unserem Gedächtnis streichen. Wie kommt es also, dass manche von uns das Laufen doch wieder aufgreifen?

Körperliche Gesundheit ist offenbar ein starkes Argument. Mit dem Laufen kann man sein Gewicht kontrollieren, das Herz-Kreislauf-System fit halten, das Diabetesrisiko senken. Wie Vybarr Cregan-Reid zu mir sagte: »Unser Körper belohnt uns, wenn wir uns bewegen – es macht uns härter, stärker und unsere Knochen dichter, hilft bei der Produktion von Serotonin, Norepinephrin und Dopamin. Wir können dadurch sogar intelligenter werden.« Eine amerikanische Studie hat herausgefunden, dass eine Stunde Laufen zu sieben Stunden mehr Lebenszeit führen kann – selbst wenn man raucht, trinkt oder andere schlechte Angewohnheiten hat. Gute Nachrichten für mich also. Aber auch andere Aktivitäten wie Walking oder Schwimmen sind erwiesenermaßen gut für einen. Und man muss sich nicht bloß die Januar-Jogger anschauen, um zu wissen, dass viele Menschen es kurz nach Beginn wieder aufgeben. 60 Prozent der Europäer treiben gar keinen oder nur wenig Sport.[97] Anscheinend haben wir verdrängt, dass unsere Körper benutzt werden wollen. Trotz der vielen Kampagnen, die uns über die gesundheitlichen Vorteile von Sport aufklären sollen, geht es zu Trainingsbeginn wohl nicht immer nur um Fitness.

Gerade beim Laufen ist oft eine Krise der Auslöser – oder der Grund für die Wiederentdeckung nach mehreren Jahren Pause. Vielleicht ist es auch nur der Wunsch, seinen Problemen so schnell wie möglich davonzulaufen, aber ich glaube, es steckt mehr dahinter. Die moderne Welt ist eine, in der man sich kaum bewegt und in der vieles bloß im Kopf abläuft. Wir haben uns daran gewöhnt und sind dankbar, dass wir uns nicht tagtäglich auf dem Acker krumm machen müssen, sondern stattdessen in einem überheizten Büro unsere Arbeitszeit auf Facebook verplempern können. Aber manchmal, wenn durch unser gemütliches Leben ein Riss geht, genügt uns das alles plötzlich nicht mehr. Wir ruinieren uns nicht mehr körperlich, und das gilt verständlicherweise als Fortschritt. Die Entfremdung von unserem Körper ist zur Norm geworden, da viele von uns ihn im Alltag nicht mehr übermäßig gebrauchen. Doch ab und zu benötigen wir etwas anderes als diese erlaubte Bequemlichkeit. Es gibt harte Tage, an denen man aufstehen und schreien, etwas durch den Raum werfen oder sich die Kleider vom Leib reißen und auf die Brust trommeln möchte. Das Leben fühlt sich beengt an und man will mit aller Macht Weite schaffen. Natürlich tut man es dann nicht so, schließlich will man nicht für den Rest seines Lebens ein peinliches Video von diesem Moment auf YouTube finden. Also hält man vielleicht nach etwas anderem Ausschau, das ähnlich erleichternd ist und einem ermöglicht, die Sorgen und die Monotonie zu durchbrechen. Etwas, das anstrengend ist – genauso eine Herausforderung wie das Leben selbst hin und wieder. Und so kommen die Menschen oft zum Laufen, denke ich.

Der tibetische Lama Sakyong Mipham ist der Leiter einer Meditationsgemeinde. Und er joggt gerne. Für Mipham ermöglicht das eine das andere. Während einer besonders schwierigen Zeit vor einigen Jahren griff ich zu einem seiner Bücher. Ich fragte mich, ob irgendein Aspekt bei meinem Laufen fehlte – sollte ich tiefere Gefühle haben, wenn ich lief? Entging mir irgendetwas Bedeutendes? Doch als ich *Running Buddha: Laufend zu sich selbst finden* las, wurde mir klar, dass ich vieles von dem, was der Lama erwähnte, bereits (unbewusst) erlebt hatte: »Wie beim Laufen lassen wir auch bei der Meditation unsere alltäglichen Sorgen und Belange hinter uns – das Tagträumen, den Stress und das Planen. [...] Und dabei baut unser Geist Stärke auf.«[98]

Stephen (nicht sein richtiger Name) erzählte mir, wie eine Mischung aus Achtsamkeit und Laufen ihn aus der Angst und der darauffolgenden Depression geholt hatte, die ihn seit seiner Kindheit quälen. »Ich war schon immer ängstlich«, sagte er. »Die Trennung meiner Eltern war bitter, und mein Leben zu Hause war nicht toll. Mit siebzehn hatte ich meine erste depressive Phase und verließ die Schule vorzeitig. Ich war zu einer Prüfung gegangen und hatte zwei Stunden lang nichts aufgeschrieben. Ich bin einfach rausspaziert. Davor war ich einer der Besten gewesen.«

Ein Jahr später begann Steve sein Studium und hatte viel Spaß dabei. »Ablenkungsmanöver«, sagte er. Später arbeitete er mit Computern und gründete eine Familie. Inzwischen ist er sechsundfünfzig. Vor zehn Jahren wurde bei ihm eine Depression diagnostiziert, aber er sagt: »Ich vermute, dass ich schon vorher eine ganze Weile depressiv war. Ich fing an, mich schlecht zu benehmen. Mir schwirrte der Kopf, ich schnauzte meine Familie an und verbreitete schlechte Stimmung im ganzen Haus. Über ein Programm bei der Arbeit bekam ich eine psychologische Beratung, aber das half mir nicht. Ich kam einfach nicht runter ... Es war gnadenlos ... Und dann wurde ich gereizt und fuhr jemanden an, was die Situation natürlich noch verschlimmerte. Es war ein Teufelskreis. Man fängt an, sich von allem zu distanzieren. Ich funktionierte nicht mehr, tat nichts mehr für die Familie und kapselte mich ab.«

Schließlich ging Steve zu seinem Hausarzt und weinte fast in der Praxis. »Ich bekam Prozac verschrieben und man sagte mir, ich hätte eine schwere Depression. Ich hatte Angst, die

Tabletten zu nehmen, weil ich dachte: Oh Gott, das greift in meine Gehirnstruktur ein.« Steve nahm das Medikament trotzdem und stellte fest: »[N]ach zwei oder drei Wochen ließ sie [die Depression] einfach nach. Ich fühlte mich wieder wie ein Mensch. Es gab mir genug Energie, damit ich sagen konnte: Okay, die Beratung war nichts – was kann ich sonst noch tun?«

Ein Freund, der joggte, meldete Steve für einen Zehn-Kilometer-Lauf an. Er lief ihn mit, und dann einen Marathon. Und dann noch einen. Parallel stieß er auf ein experimentelles Achtsamkeitsprogramm und entdeckte, dass die dort gelehrten Techniken zu dem passten, was er beim Laufen erlebte: »Laufen ist für mich eine achtsame Tätigkeit, denn ich denke ein wenig nach, schaue mich um und nehme den Gang der Jahreszeiten wahr oder spüre, wie sich meine Beine anfühlen.«

Steve läuft nun Langstrecken und ist Mitglied in einem Laufclub, was ihm hilft, soziale Kontakte aufrechtzuerhalten (er arbeitet oft weit weg von zu Hause): »Das Laufen und die Fähigkeit, meinen Geist mithilfe der Achtsamkeitsmethoden zu beruhigen, haben mir ermöglicht, das Prozac abzusetzen. Letztes Jahr habe ich zusätzlich angefangen zu singen. Das sind nun meine drei Stützen.«

Wie von jedem anderen auch, mit dem ich für dieses Buch gesprochen habe, wollte ich von Steve wissen, was für ein Gefühl ihm das Laufen gibt. Es kommen immer wieder neue Antworten auf diese Frage, und Steves brachte mich zum Lächeln: »Vor dem Lauf Vorfreude und die Frage, wie es wohl wird. Nach drei, vier Kilometern springt mein Motor an und es wird ein Vergnügen. Ich empfinde eine fast kindliche Freude, wenn ich bergab laufe.«

Diese kindliche Freude ist ein großartiges Stärkungsmittel gegen die Gewichte, von denen wir mehr und mehr mit uns herumschleppen, je älter wir werden. Wir alle müssen unseren

Alltagsstress immer wieder hinter uns lassen. Wir brauchen einen Ausgleich – denn wenn wir im Hamsterrad bleiben, summen und piepen unsere Gehirne und wir verlieren uns in dem, was wir gerade vor der Brust haben. Oft nehmen wir uns diese notwendigen Pausen aber nicht – zumindest nicht bewusst. Doch dann greift häufig das Leben ein und zwingt uns dazu, ob wir wollen oder nicht.

Von allen Brüchen im Leben von Menschen ist eine einschneidende Trennung wohl einer der gewöhnlichsten. Aber das können auch Trauer, eine psychische Krankheit, ein Jobverlust oder andere, positivere und dennoch nicht weniger herausfordernde Gelegenheiten sein wie Kinder zu kriegen oder auf die andere Seite der Welt zu ziehen. Während ich dieses Buch schrieb, habe ich mich mit vielen Menschen unterhalten; vor allem, um sie zu fragen, weshalb sie mit dem Laufen angefangen hatten. Die Antworten waren aufschlussreich, aber ehrlich gesagt selten eine große Überraschung. Die Geschichten unterschieden sich, die Schwierigkeiten waren breit gestreut, aber jeder, der mir von seinen Erlebnissen erzählte, hatte dasselbe Bedürfnis: einen Ausweg finden. Den Schmerz lindern. So etwas wie Kontrolle wiedergewinnen.

Beginnen wir mit gescheiterten Liebesbeziehungen. Das ist vielleicht egozentrisch, weil das bekanntlich mein Ausgangspunkt war, aber es ist auch mein Buch, also lass mir den Spaß. Menschen, die noch keine Zurückweisung oder Enttäuschung in Beziehungen erlebt haben, sind rar. Ich würde nicht einmal sagen, dass sie Glück gehabt haben. Man bekommt dadurch eine Lektion fürs Leben, die man früher oder später sowieso lernen muss. Das Scheitern einer Partnerschaft kann einem zeigen, was man in den möglicherweise folgenden Beziehungen *nicht* will.

Liebeskummer kann auch die ausgeglichensten Menschen aus der Bahn werfen, also ist es kein Wunder, wenn sich in dieser Situation psychische Probleme verschlimmern. Wenn einem scheinbar alles entgleitet, sucht man verständlicherweise nach etwas, das einem in gewisser Weise wieder etwas Macht gibt. Und Menschen mit einer Angststörung fürchten sich ungeheuer davor, die Kontrolle zu verlieren – nichts ist so geeignet wie eine Trennung, einem den Eindruck zu vermitteln, keinen Einfluss mehr auf seine Emotionen zu haben.

Peter verspürte den Drang zu laufen, als eine wichtige Beziehung in seinem Leben den Bach runterging. Es verunsicherte ihn und rief negative Gefühle hervor, die er zuvor nie erlebt hatte:

»Ich verliebte mich in die Frau, die acht Jahre lang meine beste Freundin gewesen war. Sie wartete, bis ich von Dublin nach Toronto gezogen war, um mir zu sagen, dass sie mich liebte. Als ich anderthalb Jahre später zurückzog, wurde mir bewusst, dass ich meine Gefühle für sie nicht einfach abschütteln konnte. Also sagte ich ihr, dass ich sie auch liebte. Ich zog sofort nach London, um mit ihr zusammen sein zu können. Natürlich hielt es nicht, weil wir uns keine Atempause gegönnt hatten. Nachdem wir uns getrennt hatten, zog ich aus und fühlte mich völlig verloren. Ich hatte in keiner Hinsicht eine Ahnung, was ich mit meinem Leben anfangen sollte. Ich verließ London und zog zurück nach Dublin ins Haus meiner Eltern. Ein halbes Jahr lang tat ich nichts anderes als zu trainieren und Kreuzworträtsel zu lösen. Mir war nicht klar, dass ich depressiv war. Es schlich sich gewissermaßen ein. Ich meine, woher soll man das auch wissen? Im Nachhinein kann ich allerdings sagen, dass ich in den ganzen sechs Monaten nicht einen Moment lang glücklich war.«

Mitten in einer psychischen Krise nicht zu wissen, dass man ein Problem hat, ist nicht ungewöhnlich. Mitunter sieht man den Wald vor lauter Bäumen nicht, wenn man so traurig ist. Peter sagt, nun sehe er die dunklen Ringe unter den Augen, wenn er sich Fotos aus der Zeit anschaue. Trotzdem fing er damals an, acht Kilometer am Tag zu laufen (ich habe immer noch gewaltigen Respekt davor, dass er so viel geschafft hat, obwohl es ihm derart schlecht ging).

»Mein Kopf und meine Gedanken waren komplett leer, wenn ich lief. Ich überanalysierte nichts, machte mir keine Sorgen und war auch nicht traurig. Ich wusste, ich musste jeden Tag acht Kilometer laufen, und das war ein machbares Ziel. Die Welt schien sich gegen mich verschworen zu haben (was vielleicht nicht einmal stimmte, aber so fühlte es sich an), aber ich wusste, ich konnte acht Kilometer laufen und würde nicht daran scheitern. Das Einzige, das mich zusammenhielt, war das Laufen. Durch die körperliche Aktivität bekam ich den Kopf frei und blieb in Form. Um mein Gehirn zu trainieren, löste ich Kreuzworträtsel.«

Peter sagt, er habe sich vollkommen verloren gefühlt. Sein Tagesziel von acht Kilometern war also auch etwas, das ihm eine Struktur und somit das so wertvolle Gefühl von Kontrolle gab. »Mir ein erreichbares Ziel zu stecken, bedeutete, dass ich etwas in meinem Leben selbst in der Hand hatte, denn ansonsten war es, als würde ich im Meer gegen die Strömung schwimmen, egal, welche Richtung ich einschlug. Dies war ein kleiner Bereich, den ich beeinflussen konnte – morgens aufstehen und acht Kilometer rennen.«

Peters Bedürfnis, sich ein kleines Ziel zu setzen und daran festzuhalten, entspricht vollkommen meiner ersten Lauferfahrung. Erst kürzlich brachte ihn ein anderer Rückschlag dazu, erneut wieder joggen zu gehen. Und genau wie vorher hat ihm das Laufen die Kraft gegeben, mit Traurigkeit und Enttäuschung zurechtzukommen. »Wenn mir so etwas passiert, ist Laufen immer mein liebstes Mittel, denn das ist das Einzige, was ich dann steuern kann. Meine Gefühle sind ein reines Chaos und ich bekomme sie nicht in den Griff. Anscheinend ist Kontrolle das Leitthema.«

Nach Kontrolle zu streben, wird häufig negativ gesehen – als ungesunder Drang, das Kommando zu übernehmen, oder als Starre, die keine Spontaneität zulässt. Aber wenn es einem sehr schlecht geht, ist es aus meiner Sicht einfach nur der verzweifelte Wunsch, sich nicht mehr zu fühlen, als befände man sich im freien Fall und könne sich nirgendwo festhalten.

Ich fing an zu laufen, als ich glaubte, über die Ereignisse in meinem Leben keine Entscheidungsgewalt zu haben. Mein Mann war fort, aber die zunehmende Angst, von der ich wusste, dass sie mich irgendwann völlig beherrschen würde, wurde ich nicht los. Zugleich wusste ich, dass sie mich irgendwann überwältigen würde. Entschuldige bitte die schlechte Analogie, aber mein Leben war wie ein Pferd, das mir davongetrabt war, und ich rannte nun hinterher, um die Zügel wieder in die Hand zu nehmen, bevor ich es ganz verlor. Das Laufen brachte mir die Zügel zumindest in Reichweite.

Jedes Mal, wenn ich es ein Stückchen weiter schaffte oder mich an einen neuen Ort wagte, vor dem ich vorher Angst gehabt hatte, schien es, als würden Scham, Elend und Panik nachlassen – die Gefühle, an die ich mich so gewöhnt hatte. Liebeskummer ist in vieler Hinsicht ein Schlag ins Gesicht, aber am meisten hasste ich die körperlichen Reaktionen. Bei jedem Gedanken an das, was ich verloren hatte, rollte ich mich sofort auf dem Bett zusammen oder weinte auf der Toilette. Es kommt plötzlich, überraschend; mir ist übel und ich zittere. Der Körper fühlt sich schwach an und der Geist wie besiegt. Man möchte sich zurückziehen, sich am liebsten an diesem verführerischen Ort suhlen, wo Dunkelheit herrscht und schlechte Gedichte lauern.

Aber das ist eine Falle – niemand fühlt sich voller Energie und Tatendrang, nachdem er drei Stunden die Smiths gehört und sich Fotos vom Ex angeschaut hat!

Nur eins funktioniert: diese melancholischen Momente wegschieben. Damit meine ich nicht, dass man seine Gefühle ignorieren und die eigene Traurigkeit leugnen soll. Ein ziemlich schlauer Therapeut (Hi, Barry!) sagte einmal zu mir, dass jede Emotion, die man habe, für diesen Augenblick richtig sei. Ich hoffe, ich gebe das nicht falsch wieder (Sorry, Barry). Aber ich habe es nie vergessen. Traurigkeit ist nichts Besorgniserregendes, sondern ein angemessenes Gefühl. Aber man muss sie auch nicht pflegen, sie einladen, etwas länger zu bleiben, und ihr das Gästebett aufstellen.

Ich hasste diese Schlag-ins-Gesicht-Momente, in denen mein spontaner Impuls immer der Rückzug war. Aber ich hatte mich schon genug zurückgezogen in meinem Leben. Also entschied ich mich, es diesmal nicht zu tun. Ich wollte nicht ununterbrochen von diesen Gefühlen des Verlusts und Bedauerns beherrscht werden, aber genau so war es. Wenn sie mich also überrollten, ging ich laufen.

Keine Zeit für Übelkeit, keine Bettdecke in der Nähe. Nur eine Herausforderung oder eine Bestrafung, je nachdem, wie ich mich an dem Tag fühlte. Egal wie, es war etwas, das ich durchziehen musste. Jemand hatte aufgehört, mich zu lieben, und diese Zurückweisung pushte mich auf eine Weise, wie es sonst nicht passiert wäre. Das Laufen verdrängte höhnische Erinnerungen an Ehegelübde, an Versprechen, und es milderte die Realisation, wie schnell danach alles den Bach runtergegangen war. Selbst an Tagen, an denen ich das Laufen furchtbar fand, im Regen oder wenn ich mich verkatert hinausschleppte, wusste ich, dass ich mir etwas Gutes tat. Auf jeden Fall war es besser, als meine Traurigkeit zu schüren. Wie gesagt, der eigentliche Moment, in dem einem das Herz gebrochen wird, ist kurz, und danach muss man »darüber hinwegkommen«. Das Laufen stellte eine zusätzliche Abwehr gegen all die schmerzhaften Gefühle dar, die mit einem Beziehungsende einhergehen. Peter brachte es hervorragend auf den Punkt: »Es ergibt zwar keinen Sinn, aber ich fühle mich unbesiegbar – als könnte ich es mit allem aufnehmen.«

Manche Trennungen sind schlimmer als andere. Meine war dramatisch, überraschend und peinlich. Aber letztendlich gelangte ich relativ schnell ans rettende Ufer, unverletzt und erleichtert. Ich hatte Glück; manchmal kann die Trauer um den verlorenen Partner schwere Depressionen auslösen und eine Angsterkrankung verstärken.

Alvas Freund betrog sie. Sie blieb bei ihm, kämpfte aber mit dem Herzschmerz und wurde unglaublich depressiv: »Ich habe keine andere Erklärung dafür, dass ich mit ihm zusammenblieb, als dass ich Angst hatte. Angst, ihn zu verlieren, weil ich ihn liebte, Angst, allein zu sein.«

Ihre Depressionen schaukelten sich hoch: »Ich schämte mich, dass ich so schlecht damit zurechtkam. Ich hatte das Gefühl, die Leute würden mich nicht verstehen. Auf diese Weise konnte ich mir unmöglich Hilfe holen. Meine Depressionen haben mich schlimme Dinge sagen lassen, und ich kam weder mit mir selbst noch mit meiner Umgebung klar.«

Schließlich kam sie nach einem Suizidversuch in eine Klinik, und als ihr Freund begriff, dass er zu ihrem Unglück beigetragen hatte, trennte er sich von ihr. Ihr Arzt empfahl ihr, es mit Sport zu probieren. Sie war zwar skeptisch, gab dem Ganzen aber eine Chance. »Ich begann mit kurzen Spaziergängen, die länger wurden, als mein Energielevel wieder anstieg. Daraus wurden kurze Läufe und so wurde ich von Mal zu Mal besser. Zuerst habe ich es nicht verstanden, aber irgendwann merkte ich, wie angenehm es sich anfühlt, körperlich genauso k.o. zu sein wie geistig. Also ging ich dann regelmäßig ins Fitnessstudio, wo ich ein Plakat für einen Zehn-Kilometer-Lauf sah. Das Gefühl, nachdem ich die Ziellinie überquert hatte, war so gut, eine solche Freude, wie ich sie schon lange nicht mehr empfunden hatte. Dann wollte ich eine größere Herausforderung und meldete mich für einen Halbmarathon an. Ich habe ihn geschafft, und wieder stellte sich dasselbe Gefühl ein, daher werde ich diesen Sommer einen kompletten Marathon laufen. Damit möchte ich nicht sagen, dass alle Rennen laufen sollen, aber für mich ist es ein Ziel geworden. Mir fällt es so leichter, meine Schuhe zu schnüren und mich zum Laufen aufzuraffen.«

Alva testet nun ihre Grenzen, indem sie sich einen Marathon als Ziel setzt. Sie sucht die Herausforderung und schaut, wie weit sie kommt. Ich dagegen hatte nie Interesse an einem Rennen, auch wenn ich nachvollziehen kann, dass es reizvoll ist, die Grenzen des eigenen Körpers auszutesten. Aber mir reicht es, regelmäßig in gemäßigtem Tempo vor mich hin zu trotten. Wie Alva sagt, nicht jeder muss wettbewerbsmäßig laufen – manchmal ist es ja auch eher einschüchternd, wenn man all die ultrafitten Sportler sieht, die mühelos die Kilometer abreißen, sodass man sich gar nicht traut, mit dem Laufen anzufangen. Ich habe mich nie für eine gute Langstreckenläuferin gehalten (ich bekomme einfach viel zu schnell Hunger), und das ist okay. Jeder sollte das tun, was sich für ihn richtig anfühlt – und wenn das ein Marathon ist, super. Ist es eine Joggingrunde um den Block, während man sich im dichten Nebel einer Depression befindet, ebenso fantastisch.

Nun, da sie eine souveräne Läuferin ist, kann Alva ihre Genesung sehr schön beschreiben: »Ich weiß, wenn mir jemand seine Geschichte erzählt und erklärt hätte, wie Laufen ihm geholfen hat, wäre es bei mir nicht so schlimm geworden; ich hätte es nicht so weit kommen lassen. Die Zeit hat jedoch einiges relativiert und mir ist klar geworden, dass ich mich nicht dafür schämen sollte, depressiv oder niedergeschlagen zu sein – genauso wenig wie sich jemand mit einem gebrochenen Bein dafür schämen muss, jemand anderen zu bitten, die Tür für ihn aufzuhalten.«

Ich habe meine Angststörung und meine depressiven Phasen jahrelang geleugnet. Ich fürchtete, dass Menschen mich anders behandeln, mich verurteilen oder sich von mir zurückziehen würden. Selbst als ich älter wurde, spielte ich meine Angst herunter, machte Witze darüber und erzählte niemandem von den düsteren Gedanken, die meinen Geist beherrschten. »Ich bin nur ein bisschen depri«, pflegte ich zu sagen. Ich erfand Ausreden und sagte Verabredungen ab, ging früher, meldete mich krank, anstatt zu erklären, dass ich nicht in den Bus steigen konnte, weil ich eine Panikattacke hatte. Einmal musste ich mich draußen hinsetzen, weil ich glaubte zu sterben, und als es nicht besser wurde, rief ich den Notarzt und ließ mich ins Krankenhaus bringen. Heute schäme ich mich dafür, Zeit und Geld des öffentlichen Gesundheitssystems verschwendet zu haben, aber es zeigt andererseits auch, wie schlecht ich mich fühlte. Bei der Arbeit behauptete ich lieber, ich sei gestürzt, als zuzugeben, dass ich nicht mit den Vorgängen in meinem Kopf zurechtkam.

Alva erzählte mir freimütig ihre Geschichte. Ihr ist wichtig, den Leuten klarzumachen, dass es in Ordnung ist, darüber zu reden. Während ihrer Genesung begriff sie, dass es nichts zu verbergen gab und dass man sich nicht schämen muss, wenn man die Karten auf den Tisch legt. Oft ist es einfacher, über psychische Probleme zu sprechen, wenn man das Gefühl hat, sie überstanden zu haben – wenn sich die Wolken gelichtet haben und man sich selbst nicht mehr ganz so negativ sieht. Psychische Probleme gehen häufig mit massiver Selbstkritik einher. Nur sehr selten geben sich die Betroffenen nicht selbst die Schuld, und sei es auch nur zeitweise. Ich war da keine Ausnahme. Erst als ich anfing zu laufen, traute ich mich, offener über meine Schwierigkeiten in all den Jahren zu reden. Es half, dass meine Geschichte nachvollziehbar erschien – eine schwierige Trennung hatte mich zum Laufen gebracht und das wiederum hatte mir ermöglicht zu erwähnen, dass ich außerdem ein Problem mit Ängsten hatte, das ernsthafter war, als ich mir eingestehen wollte. Absurderweise brachte mich das schreckliche Ende meiner Ehe dazu, zum ersten Mal ehrlicher über die anderen Themen zu sprechen. Es hat alles seine guten Seiten, nicht wahr?

Laufen hat Leuten über Liebeskummer hinweggeholfen, weil man so kurz der Traurigkeit, dem Eisessen und den traurigen Liedern auf Spotify entkommen kann. Aber obwohl eine Trennung den Verlust eines anderen Menschen bedeutet, ist es doch nicht das Schlimmste, was einem widerfahren kann. Wie meine Mutter vielleicht sagen würde: »Es ist niemand gestorben.« Oder wie Stephen King geschrieben hat (und seither auf jeder Pinterest-Pinnwand mit inspirierenden Sprüchen gepostet wird): »Herzen können brechen. Manchmal glaube ich, es wäre besser, wenn wir daran sterben würden, aber das tun wir nicht.«[99]

Was aber, wenn tatsächlich jemand stirbt? Was, wenn man so intensiv trauert, dass man sich nicht vorstellen kann, durch irgendetwas getröstet zu werden oder dass der Schmerz irgendwann nachlassen könnte? Nachdem die Autorin Catriona

Menzies-Pike mit Anfang zwanzig beide Eltern bei einem Flugzeugunglück verloren hatte, fing sie an zu laufen, um irgendwie mit dem Verlust zurechtzukommen. Und sie lief nicht einfach aufs Geratewohl los, wenn ihr danach war, wie ich es oft getan habe – Menzies-Pike lief Langstrecken. Sie glaubt, dass die notwendige Struktur und die Disziplin für ein Marathontraining ihr die Ordnung schenkten, nach der Menschen sich sehnen, wenn sie alles verloren haben. In ihrem Buch *The Long Run: A Memoir of Loss and Life in Motion* erklärt sie: »Die Zeit nach einem Verlust ist anstrengend, monoton und oft sehr, sehr öde – genau wie ein Marathontraining. Aber Ausdauersport kann schwer fassbare Gedanken in etwas Greifbares verwandeln, wie schmerzende Muskeln und Blasen. Diese Art von Schmerz lässt sich leicht beschreiben.«[100]

Antidepressiva machen einen nicht glücklich und Laufen beschert einem keine andauernden Hochgefühle. In Zeiten großen Kummers tut man es vielleicht, um seinen Körper zu bestrafen, um ihn den Schmerz spüren zu lassen, den man seelisch empfindet. Manchmal zwingt es einen, sich auf etwas anderes als die eigene Trauer zu konzentrieren. Und im besten Fall betäubt es die Traurigkeit ein wenig.

Ich hatte angefangen zu laufen, um gegen die rapide Verschlechterung meiner mentalen Gesundheit anzugehen und die Traurigkeit über die Trennung zu vertreiben, aber ich stellte bald fest, dass es mich nicht vor Kummer bewahren konnte. Trotzdem half es mir nicht nur, meinen Geist zu beruhigen und mir den notwendigen Raum zu geben, um mit meinen Sorgen zurechtzukommen, sondern es begleitete mich auch durch etwas viel Schlimmeres.

Nachdem ich mehrere Monate gelaufen war, war ich vollständig bekehrt. Ich fühlte mich besser, wurde nicht länger von Panikattacken oder ständigen Zwangsgedanken geplagt.

Ich konnte ohne Tränen an meinen Ehemann denken. Ich langweilte die Leute mit diesen Neuigkeiten, erklärte, das Hochgefühl nach einem Lauf sei besser als jeder betrunkene Ausgehabend. Und dann starb eine enge Freundin. Meine Mentorin, meine zweite Mutter.

George war schon eine Weile krank gewesen, hatte mit ihrer natürlichen Entschlossenheit und ihrem stählernen Wesen gegen einen aggressiven Krebs gekämpft. Aber schon früh wurde deutlich, dass sie den Kampf nicht gewinnen würde (ich hasse diesen Ausdruck eigentlich, als könnten manche Menschen den Krebs willentlich besiegen und andere nicht). Wir verbrachten einen wunderschönen Sommerurlaub mit ihr, in dem sie Negronis trank, mit großem Hut und Sonnenbrille auf der Luftmatratze lag und so großartig aussah wie eh und je. Wir feierten den Jahreswechsel mit ihr. Da war sie schon wesentlich kranker, lachte aber genauso laut wie immer, wenn sie sich über meinen Vater lustig machte, und verlangte wie sonst auch, dass man ihr Klatsch und Tratsch erzählte. Aber dann verschlechterte sich ihr Zustand plötzlich dramatisch, und obwohl wir wussten, dass es so kommen würde, konnte ich es nicht so recht glauben. Wie soll man ernsthaft begreifen können, dass der energiereichste Mensch, den man kennt, nicht mehr auf der Welt ist? Es war, als wäre etwas mit dem Universum nicht in Ordnung, als wäre unsere fragile Existenz bedroht.

An dem Tag, an dem sie starb, verließ ich die Arbeit gefasst und ging zu Fuß nach Hause. Ich war nicht von Trauer überwältigt, weil ich mir wirklich einfach nicht vorstellen konnte, dass sie nicht mehr da war. Das ist wohl eine klassische verspätete Reaktion, denn irgendwann konnte ich es mir doch vorstellen, und ich wurde von der Trauer überwältigt.

Meine Läufe, nachdem wir George verloren hatten, waren Bestrafungen. Ich lief länger, schneller, im Regen, bergauf.

Ich trieb mir beim Laufen die Traurigkeit durch körperliche Schmerzen aus. Meine Beine brannten, die Lungen machten Überstunden, mein Herz pumpte. Ich hatte keinen körperlichen Rausch, kein High, kein Gefühl, etwas geschafft zu haben. Ich lief nur, um *irgendetwas* zu tun.

Zuerst war ich mir nicht sicher, ob es überhaupt half. Im Gegensatz zu meinen ersten Laufversuchen, bei denen es mir unmittelbar danach besser gegangen war und meine negativen Gefühle jedes Mal etwas mehr nachgelassen hatten, verspürte ich diesmal keine Erleichterung. Aber durch die körperliche Unannehmlichkeit dieser harten Läufe konnte ich den mentalen Kram etwas ausblenden. Anscheinend bin ich nicht die Einzige mit meiner Strategie, Schmerz mit Schmerz zu kurieren. Forscher von der Universität Cardiff veröffentlichten 2017 einen wissenschaftlichen Aufsatz mit dem Titel »Selling Pain to the Saturated Self« (in etwa: »Wie man dem gesättigten Ich Schmerzen andreht«) über Menschen, die eine harte körperliche Herausforderung gemeistert haben – den Tough-Mudder-Lauf –, um zu verstehen, was Schmerz mit uns macht.[101] Beim Tough Mudder absolviert man eine Reihe von fünfundzwanzig brutalen Hindernissen – Lust, durch einen Sumpf zu laufen oder Elektroschocks zu riskieren? Wenn ja, ist das dein Event. Die Autoren wollten wissen, warum Menschen sich aktiv solchem Schmerz aussetzen, anstatt schreiend davor wegzurennen, wie ich es tun würde. Anhand von Interviews mit den Teilnehmern fanden sie heraus, dass das körperliche Unbehagen anscheinend die normale Gehirnaktivität der Menschen unterbrach: »Wenn der Schmerz in ihr Bewusstsein dringt, sind die Menschen offenbar nicht mehr in der Lage, komplexe Gedankengänge zu entwickeln. Schmerz unterbricht die reflexive Spiegelung des Selbst.«

Indem ich also lief und das mit jeder Faser meines Körpers

spürte, konnte ich die mich überwältigende Trauer ausschalten. Nicht lange, erst recht nicht für immer, aber lang genug, um etwas Licht am Ende des Tunnels zu sehen. Wie die Studie aus Cardiff gezeigt hat: »Schmerz ermöglicht ein vorübergehendes Löschen des Ichs. Wenn der Schmerz die Teilnehmer durchflutet, hebt er kurzfristig die Last der Identität auf und ermöglicht eine einzigartige Art der Flucht.«

»Die Last der Identität aufheben« trifft den Nagel auf den Kopf. Das Leben ist hart und unsere Gefühle können so komplex sein, dass sie uns manchmal überfordern. Ab und zu möchte man die Strapazen des Menschseins einfach abschütteln, wenigstens für ein paar Minuten. Laufen ist kein Versuch, so zu tun, als sei das Leben *nicht* hart, es ist vielmehr eine Pause, eine kurzfristige Erleichterung. Die Forscher fassten ihre Ergebnisse bezüglich der körperlichen Schmerzen wie folgt zusammen: »Ein Entkommen ist nicht immer etwas Grandioses. Es findet auch in den flüchtigen, unscheinbaren Augenblicken der Dis-Identifikation statt.«

Chris begann mit dem Laufen, nachdem er mit der schrecklichen Tatsache konfrontiert wurde, dass seine beiden Elternteile unheilbar krank waren: »Mein Vater war dement, hatte eine chronisch obstruktive Lungenerkrankung und Lungenkrebs. Meine Mutter litt an einer Motoneuron-Erkrankung und verlor ihre Sprachfähigkeit. Sie sollte sich um meinen Vater kümmern, aber das funktionierte nicht gut.«

Um so etwas wie Kontrolle zurückzugewinnen, fing Chris an zu laufen: »Ich konnte nicht viel tun, um die Situation zu verbessern, außer Pflegekräfte und Krankenhausaufenthalte zu organisieren und so weiter, aber ich konnte definitiv dafür sorgen, dass es mir selbst gut ging, und die Wahrscheinlichkeit verringern, dass meine Kinder irgendwann in einer ähnlichen Lage sein würden. Zum Teil war es wohl diese Angst. Außerdem kam ich auf diese Weise mal raus, und eine ständig wechselnde Umgebung half mir, etwas Abstand zu meinen Sorgen zu gewinnen.«

Aus Trauer zu laufen unterscheidet sich vom alltäglichen Joggen, bei dem man einem Hochgefühl oder einem Rausch hinterherjagt. Chris wollte etwas Sinnvolles tun in einer Situation, in der er sich ansonsten hilflos vorkam. »Nach dem ersten Lauf – nach dem ich mich schlecht fühlte, weil ich geglaubt hatte, fitter zu sein, als ich tatsächlich war … ich rang nach Atem und musste aufpassen, mich nicht zu übergeben – verbesserte sich meine körperliche Fitness nach und nach, aber ich glaube, ich hatte schon nach zwei oder drei Läufen angebissen. Es war nicht der Endorphinrausch, von dem man immer hört – das hat später vielleicht eine Rolle gespielt –, sondern eher das gute Gefühl der Disziplin. Zuerst lief ich abends, aber nach den ersten Runden beschloss ich, lieber früh aufzustehen. Damals hat das Laufen mir das Gefühl gegeben, etwas erreicht zu haben, selbst wenn der Rest des Tages die Hölle war.«

Das Laufen half Chris körperlich und mental durch diese traurige, aufreibende Zeit in seinem Leben. »Es lenkt ein wenig ab, weil der Körper beschäftigt ist. Ich glaube, das verlangsamt teilweise die Aktivität des Gehirns, und wenn die Lunge brennt oder die Beine nicht mehr wollen, müssen Gedanken warten, bis sie an der Reihe sind. Nur die wirklich wichtigen Dinge dringen durch, und auf diese Weise erleichtert es einem, die Spreu vom Weizen zu trennen, Prioritäten zu setzen und sich zu ordnen. Und es erinnert einen daran, dass man ein Mensch ist, besonders, wenn man bei Tagesanbruch läuft. Mir kommen dann Bilder aus Urzeiten in den Kopf, und das verweist mich auf meinen Platz im Universum. Manchmal denkt man einfach gar nicht, und ehe man sich's versieht, ist der Lauf schon vorbei, aber danach ist man ruhiger und geistig erfrischt.

Was ich damit sagen will: Vor allem hilft es einem, alles in Relation zu setzen.«

Die Energie, die ihm das Laufen gegeben hat, hat ihm geholfen, mit den täglichen Schwierigkeiten, sich um seine Mutter und seinen Vater zu kümmern, zurechtzukommen – eine stressige, anspruchsvolle und vor allem kraftraubende Rolle: »Körperlich leistungsfähiger zu sein, bringt eine Menge im Umgang mit Stress, glaube ich. So etwas kann anstrengend sein und jede Menge Energie kosten, ein gewisses Durchhaltevermögen ist also auf jeden Fall nützlich.«

Chris hat recht. Trauer ist anstrengend. Stress ebenfalls. Jegliche Reserven können innerhalb kürzester Zeit aufgebraucht sein, und wenn man alle Hände voll damit zu tun hat, für andere zu sorgen, achtet man häufig nicht genug auf sich selbst. Das Laufen kann diese Reserven teilweise wieder auffüllen. Es ist keine Massage oder Pediküre, aber trotzdem tut man dabei etwas für sich, und man hat letztlich mehr davon als von einer Föhnfrisur. Viele betrachten Zeit für sich als Luxus, aber das ist es nicht – sie ist notwendig, um die Batterien wieder aufzuladen. Zwanzig Minuten in der Natur zu schwitzen, ist etwas Wertvolles, das man sich selbst schenken kann. Chris läuft nach wie vor drei oder vier Mal pro Woche und bezeichnet es als tröstlichen »alten Freund« – ich *liebe* diese Formulierung. Hochs und Tiefs kommen und gehen, aber das Laufen bleibt. »Man weiß, dass es hilft. Ich denke, andere Menschen haben es viel schlechter als ich – ich hatte (habe) bloß ein paar Probleme zu bewältigen.«

Und das gilt für alle Läufer, die hoffen, mit ihren Schwierigkeiten zurechtzukommen sowie Verlustgefühle und Traurigkeit loswerden zu können. Von außen sieht es vielleicht so aus, als würde jemand einfach so fünf Kilometer laufen, aber man weiß nicht, warum derjenige *tatsächlich* mit verzerrtem

Gesicht an einem vorbei einen Hügel hinaufrennt. Es ist unspektakulär, alltäglich und wird von Millionen ausgeübt. Aber für viele ist es wahrscheinlich zugleich eine kleine Flucht. Nicht der Entschluss, auf und davon zu laufen, ohne zurückzuschauen, sondern ein Weg, um gezielt mit ruhigerem Gemüt und Gehirn zurückzukehren. Das Laufen ist eine Stütze in allen Situationen.

Ich gehe fest davon aus, dass man seine eigene Idealversion des Laufens finden muss. Das ist wichtig, denn es bringt nichts, sich mit anderen zu vergleichen. Trotzdem möchte ich die Menschen hervorheben, die aus uneigennützigen Gründen Rennen laufen. Diejenigen, die an Marathons, Parkläufen und anderen Wettkämpfen teilnehmen, um anderen zu helfen. Oft sind es schlimme Situationen, die die Menschen zum Laufen bringen, aber manche werden dadurch zusätzlich inspiriert, Gutes zu tun. Man muss sich nur die Benefizläufe anschauen, um zu sehen, wie viele Menschen Sport als Möglichkeit nutzen, um Spenden zu sammeln und die Aufmerksamkeit auf einen guten Zweck zu lenken. Im Jahr 2017 wurden beim London-Marathon 61,5 Millionen Pfund für wohltätige Zwecke gesammelt – seit dem ersten Mal 1981 sind über 890 Millionen zusammengekommen. Als Reaktion auf die Zeichen der Zeit war Heads Together in diesem Rekordjahr der ausgewählte Spendenempfänger. Die Organisation wurde von der königlichen Familie gegründet und dient der Förderung psychischer Gesundheit.[102]

Der London-Marathon ist ein Koloss, aber er ist beileibe nicht das einzige Ereignis dieser Art. Nicht nur in Großbritannien, sondern auf der ganzen Welt nehmen es Tausende Menschen auf sich, trotz schmerzender Knie und müder Füße weiterzulaufen, im Gedenken an verlorene Angehörige und Freunde, um Bewusstsein für psychische Krankheiten zu schaffen oder Spenden für ein Projekt der Gemeinde zu sammeln. Die Menschen, die an diesen Läufen teilnehmen, hauen mich um mit ihrer Entschlossenheit und ihren guten Absichten. Viele von ihnen haben sicher eigene Erfahrungen mit psychischen Problemen, einem gebrochenen Herzen oder anderen Tragödien gemacht. Aber nun stellen sie buchstäblich etwas für andere auf die Beine. Es ist nicht nur die persönliche Herausforderung, die sie antreibt, sondern der Wunsch, die eigenen Schwierigkeiten als Motor zu verwenden, um andere vor ähnlichen Erfahrungen zu bewahren. Das nächste Mal, wenn du eine E-Mail mit der Bitte um eine Spende für einen solchen Läufer bekommst, denk doch bitte darüber nach, denn nur wenige sind bereit, so etwas auf sich zu nehmen.

Vor einigen Jahren, im August 2015, starb eine gute Freundin von mir. Dieser Verlust war für alle um sie herum unfassbar. Dieses lebendige, lustige, positive Mädchen hatte uns verlassen, bevor sie der Welt auch nur ansatzweise zeigen konnte, was für ein toller Mensch sie war. Sie war nicht mehr unter uns. Aber ihre Schwester meldete sich mitten in der Trauerphase für den London-Marathon an. Sie sammelte 26 000 Pfund an Spenden, mit denen Menschen mit derselben Krankheit geholfen wurde, aufgrund derer ihre Schwester viel zu früh gestorben war. Eine solche Stärke und Entschlossenheit ist schwer vorstellbar in einer Situation, in der die Trauer einen schier erdrücken will. Aber sie tut es – um an ihre Schwester zu erinnern, um Spenden zu sammeln, um zu verhindern, dass anderen Familien dasselbe Leid widerfährt. Durch das Laufen bündeln diese großartigen Menschen, die damit ihre verstorbenen Lieben ehren, ihre Energie. So kann daraus etwas Positives entstehen.

Michaels und Rachels Sohn kam tot zur Welt. »99 Prozent der Leute fragten, wie es Rachel ging«, erzählte Michael mir. »Aber keiner fragte nach mir. Mir sagten sie, ich müsse stark sein für sie, für Rachel. Und dadurch bekam ich psychische Probleme. Nach außen hin lächelte ich, während ich innerlich zerbrach. Die einfachsten Tätigkeiten wurden ungeheuer mühsam, und ich wollte mich am liebsten verstecken, damit ich heimlich weinen konnte. Fast, als würde ich mich dafür schämen.«

Michaels Erfahrung mit einer solchen Tragödie ist leider keine Seltenheit. Die Organisation Sands, die sich um Betroffene von Fehl- und Totgeburten kümmert, hat gefordert, dass mehr für die beteiligten Männer getan werden muss, da das Hauptaugenmerk in einer solchen Situation immer noch auf der Hilfe für die Mutter liegt.[103] Michael brauchte eine Möglichkeit, seine Trauer zu kanalisieren, und er fand etwas.

»Dank meiner Zeit bei der Royal Air Force hatte ich eine ziemlich gute Kondition. Drei Jahre, nachdem wir Kyle verloren hatten, fragte man mich, ob ich bei einem Staffellauf mitmachen würde. Das brachte etwas Neues in mein Leben. Ich konnte Musik anmachen und meinem Frust davonlaufen. Es gab mir ein Ventil, das mir vorher gefehlt hatte. Und was die Marathons angeht: Dadurch, dass ich mich selbst antrieb und gleichzeitig Geld für einen guten Zweck sammelte und Aufmerksamkeit für das Thema erzeugte, glaubte ich wieder an etwas. Das war meine Therapie, als ich sie dringend nötig hatte. Egal, ob ich fünf Kilometer trainierte oder fünfundzwanzig, immer war es wie eine Blase, bei der die Realität außen vor bleiben musste.«

Manchen Menschen hätte das genügt. Immerhin half es ihm, »die Welt zu vergessen«. Aber Michael wollte mehr daraus machen: »Ich bin immer im Gedenken an Kyle gelaufen. Irgendwie habe ich das Gefühl, das hätte er gewollt. Mein Ziel dabei war, Aufmerksamkeit auf das Thema des Kindsverlusts zu lenken und Spendengelder zu sammeln – in der Hoffnung, dass es anderen Eltern unser Leid erspart. Wenn nur einem Menschen der Name unserer Organisation ins Auge fällt oder sich zum Beispiel jemand eine App herunterlädt, um die Tritte des Babys im Mutterleib zu verfolgen, kann das ein Leben retten. Wir schulden es unserem Sohn, dass er nicht umsonst gestorben ist. Laufen ist meine Therapie und gleichzeitig ein Trost für die ganze Familie.«

Michael läuft nun, um Spenden für Sands zu sammeln. Damit wird Menschen geholfen, die ebenfalls einen solchen Verlust erleben mussten, und Forschung ermöglicht, die dazu beitragen soll, dass andere davon verschont bleiben. Er ist bisher sechs Marathons gelaufen und hat über 8 000 Pfund zusammenbekommen. Außerdem schreibt er einen Blog: Unter https://kylesdaddy.wordpress.com/ kannst du von seiner fantastischen Arbeit lesen.

Menschen, die laufen, um etwas für andere zu tun, können natürlich auch selbst etwas davon haben – es wäre eine viel größere Herausforderung und wahrscheinlich auch weniger effektiv, wenn das Laufen nicht auch für den Läufer selbst ein Trost wäre oder helfen würde, mentale Reserven zu bilden. Michael fasst zusammen, was ihm geholfen hat, weiterzumachen, trotz der Traurigkeit, trotz einiger Hindernisse und obwohl das Leben nicht nach Plan verlief:

»Das Laufen war perfekt für mich. Als wir Kyle verloren, fühlte ich mich hilflos. Und auch, als meine Frau mit nur sechsundzwanzig Jahren Krebs bekam und bei meiner Tochter Schuppenflechte diagnostiziert wurde, als sie fünf war. Laufen ist die eine Sache, die ich beeinflussen kann. Ich kann an Grenzen gehen, von denen ich vorher nicht einmal wusste. Es ist für mich eine Form der Selbstmedikation. Ich kann jede Art von Stress oder Anspannung loslassen und in der Luft der Highlands Ruhe finden. Das Laufen hat mir mein Selbstvertrauen zurückgegeben. Ich bin nun in der Lage, Blogs zu schreiben und meine Stimme zu erheben. Vorher konnte ich das nicht. Man kann sagen, das Laufen hat mir das Leben gerettet.«

Nicht nur Einzelpersonen laufen, um anderen zu helfen. Während ich an diesem Buch schrieb, erreichte mich eine E-Mail von einer Frau, die von einer Organisation erzählen wollte, für die sie und ihr Partner antreten. Zuerst war ich skeptisch, wie relevant mir ihre Mission erscheinen würde, wegen der ganzen PR-Leute, die ihre Produkte und Kampagnen überall unterbringen wollen. Aber ich las ein bisschen über ihre Arbeit und mein Interesse war geweckt, also traf ich mich mit dem Gründer, Alex Eagle, in einem Café. Beim Kaffee erklärte Alex, dass er zehn Jahre in einem Obdachlosenheim gearbeitet hatte, dann aber etwas Neues machen wollte und *The Running Charity* ins Leben rief.

Aus dem Glauben heraus, dass Laufen die Belastbarkeit erhöht und das Selbstbewusstsein stärkt, bietet die Organisation Trainings und Laufprogramme für Sechzehn- bis Fünfundzwanzigjährige an, die obdachlos oder davon gefährdet sind: »Wir arbeiten mit Obdachloseneinrichtungen zusammen, gehen also an Orte, wo die Jugendlichen unterkommen können. Dort bieten wir drei Fitnesssessions pro Woche an. ... Zuerst machen wir viel drinnen und erarbeiten individuelle Ziele mit den jungen Menschen – das können so einfache Dinge sein wie pünktliches Erscheinen, aber auch, sich einen Job zu suchen. Es gibt viele gute Anlaufstellen für Jobs, für Unterkünfte. Wir versuchen, die psychische Gesundheit der jungen Menschen zu verbessern. Darum geht es uns.«

Alex begann mit seiner Organisation bei null, versuchte Gelder zu bekommen, wo er konnte, und arbeitete kostensparend aus einem Schuppen heraus. Aber sein Glaube daran, was Laufen für gefährdete Menschen tun kann, blieb. Und die Geschichten, die er mir erzählte, stützen diesen Glauben. Nachdem ein junger Mann, der heroinabhängig gewesen war, seinen ersten Mud Run absolviert hatte, sagte er zu Alex: »Als ich die Medaille bekam, wusste ich, dass ich alles im Leben erreichen kann.«

»Und genau das ist das Wichtige an dieser Arbeit. Er hat sein Leben in die Hände genommen«, sagte Alex, und wirkte stolz. Er glaubt, dass die jungen Menschen, mit denen er arbeitet, häufig kaum Kontrolle über ihr Leben haben: »Wenn ein junger Mensch – oder jeder andere auch – obdachlos wird oder eine schwierige Phase durchmacht, dann bemüht er sich unter Umständen, etwas zu reparieren, das sich nicht reparieren lässt. Er geht in eine Obdachlosenunterkunft, aber dort gibt es keine Betten mehr. Er geht zum Arbeitsamt und wird sanktioniert, weil er eine Minute zu spät ist. Die Chancen stehen schlecht für solche Menschen. Eines der schönsten Dinge am Laufen – an jeglichem Sport – ist, wenn man es eine Stunde lang macht, ist man beim nächsten Mal höchstwahrscheinlich schon besser. Und etwas verschiebt sich – auf einmal habe ich Einfluss; man hat etwas ziemlich Elementares im Leben im Griff. Das ist wichtig für unsere Jugendlichen. Das kann den Grundstein für eine insgesamt sehr viel positivere Entwicklung legen.«

Mit ihrem menschenfreundlichen, entspannten Ansatz und der engagierten Begleitung hat *The Running Charity* vielen jungen Menschen in schwierigen Wohnsituationen geholfen, zum Laufen zu finden und Teil einer Gemeinschaft zu werden. Alex betonte die Gefahr der Ausgrenzung und dass immer mehr Menschen, die er im Rahmen seiner Arbeit kennenlernt, darunter leiden.

Zamzam zum Beispiel war eine von zwei Sportlerinnen, die 2012 in London für ihr Heimatland Somalia bei dem

Vierhundert-Meter-Lauf der Frauen antraten. Sie wurde zum Flüchtling und kam in einer Unterkunft für junge Obdachlose unter. Die Mitarbeiter dort stellten den Kontakt zur Running Charity her. Nun steht sie wieder auf eigenen Beinen, lebt in einer eigenen Wohnung, wird aber nach wie vor von Alex' Team unterstützt.

Die Leidenschaft all dieser Menschen für das, was Laufen auch bewirken kann, übertrifft wohl selbst meine, ehrlich gesagt. Nachdem ein junger Schützling namens Claude für die Organisation einen Marathon gelaufen war, meldete sich ein Mann aus Manchester, der mitmachen wollte. »Wir hatten kein Geld, aber wir unterstützten ihn und halfen ihm, Fallstricke zu vermeiden.« Der Mann, der George heißt, kündigte den Job, den er seit dreißig Jahren hatte, nahm eine Hypothek auf sein Haus auf und arbeitet nun Vollzeit für das Projekt. Diese Menschen geben ihre Freizeit, ihre Energie und ihre Erfahrung hin, weil sie wissen, dass Laufen unter Umständen Leben verändert – viel tiefgreifender und langfristiger, als manch anderer sich das vorstellen kann.

»Unser Ziel ist nicht, Marathonläufer auszubilden«, sagte Alex (wenngleich einige aus dem Projekt hervorgegangen sind). »Laufen ist ein wirklich mächtiges Werkzeug – selbst wenn man nur einmal in der Woche durch den Park joggt, entwickelt man ein besseres Selbstwertgefühl.«

8.

KENNE DEINE GRENZEN

Heute bin ich durch Oxford gelaufen. Es ist ein wunderbarer Ort dafür – die viele schöne Architektur lässt einen ständig nach oben schauen und stehen bleiben, um sich alte Türme, Buntglas, alteingesessene Pubs und gestresst aussehende Studenten anzugucken. Ich habe es nie geschafft, zu Ende zu studieren, weil mich in dieser Phase meines Lebens die Angst vollkommen in ihren Fängen hatte. Deshalb bin ich immer noch ein bisschen neidisch auf diejenigen, die ein ganzes Studium durchziehen. Abgesehen von den Kopfsteinpflasterstraßen und der Tatsache, dass man sich hier ständig verirrt, ist es eine tolle Acht-Kilometer-Strecke, und ich laufe langsamer, um mehr zu sehen. Als ich auf die Haupteinkaufsstraße einbiege, treffe ich auf Touristenhorden mit Selfiesticks und Rucksäcken. Ein Fuß berührt meinen und ich spüre den gefürchteten Sturz schon, bevor er eintritt. Ich falle sehr häufig hin beim Laufen. Vielleicht bin ich ungeschickter als andere, vielleicht machen meine Zehen nicht immer, was sie sollen. Was auch immer der Grund ist, für mich ist es nichts Ungewöhnliches, mich unterwegs lang zu machen. Zu wissen, dass es gleich passiert, ist das Schlimmste. Jeder Teil meines Körpers ist alarmiert, will sich aufrecht halten, rudert. Und doch klappt es nie. Man muss einfach akzeptieren, dass man gleich am Boden liegen wird. Und so kommt es dann auch. Ich rutsche für ein paar Sekunden über meinen linken Oberschenkel, reiße mir die Leggings auf und schluchze, während besorgte Touristen auf mich herunterschauen. Jemand reicht mir die Hand und ich sammle mein kaputtes Handy ein (es ist mir acht Mal auf diese Weise zerbrochen). Ich könnte nun schamlos behaupten, dass es zum Leben gehört, hinzufallen und wieder aufzustehen, aber das ist unter meiner Würde. Na ja, oder vielleicht auch nicht. Es hat etwas ungeheuer Komisches, in der Öffentlichkeit hilflos hinzufallen, und irgendetwas daran gibt einem das Gefühl, echt krass zu sein, wenn man wieder aufsteht und weiterläuft. Oder aber, wie ich es in diesem Fall tue, darauf wartet, dass die Scham verfliegt, und zum tröstenden Schokoriegel davonhumpelt. Ich habe immer noch eine kleine Narbe an der Hüfte von diesem Lauf.

Warum läuft man einen Marathon?

Wie gesagt, ich bin eine schlechte Läuferin. Vielleicht nicht wirklich *schlecht*, aber ganz bestimmt auch nicht großartig. Ich sage das nicht aus Bescheidenheit – ich schaffe es, mir die Zeit dafür zu nehmen und fast jeden Tag zu laufen. Ich habe allen Mut zusammengenommen und das leicht einschüchternde (einer der größten lebenden Autoren schreibt ein geniales Buch übers Laufen: Gut, dass ich mich auch daran versuche) Buch *Wovon ich rede, wenn ich vom Laufen rede* des Romanciers Haruki Murakami gelesen. Voller Freude stellte ich fest, dass ich fast genauso viele Kilometer pro Woche zusammenbekomme wie er.[104] Nur dass ich nie viel schneller geworden bin, seit ich das erste Mal die Gasse auf und ab gejoggt bin, und nie mehr als fünfzehn Kilometer am Stück laufe. Ich habe noch nie meine persönliche Bestzeit überprüft und bin nie auch nur einen halben, geschweige denn einen ganzen Marathon gelaufen. Ich finde schon die Vorstellung grauenhaft – all die fröhlichen Leute, manche in albernen Kostümen, die stundenlang laufen und danach in Foliendecken eingewickelt werden. Und dann noch die Wochen und Monate, in denen man trainiert, sich gut ernährt, früh schlafen geht und keinen Alkohol trinkt. *Neeeeeein* danke.

Manchmal fühle ich mich also wie eine Versagerin, wenn ich Leuten erzähle, dass ich ein Buch übers Laufen schreibe, und diese wie selbstverständlich davon ausgehen, dass ich eine toughe Langstreckenläuferin bin, und mich nach meinem härtesten Erlebnis fragen. Ich antworte darauf normalerweise nicht, dass ich bei meinem härtesten Lauf bloß vierzehn Kilometer von zu Hause entfernt war und so einen Hunger bekam, dass ich zwischendurch eine Pause machen und mir ein Sandwich holen musste. Diese unglaublichen Marathonläufer haben mich schon immer eingeschüchtert, und sie haben nie das Bedürfnis nach einem eigenen Versuch in mir geweckt. Es wirkte auf mich immer zu hart, zu freudlos, zu professionell. Also hoffe ich, dass du mir immer noch glaubst, wenn ich dir sage, dass ich nicht viel tauge als Läuferin, und trotzdem darauf beharre, dass es auch dir guttun kann. Bryony Gordon betrachtet sich selbst ebenfalls als mäßige Läuferin, und sie hat den London-Marathon absolviert. Ich bin also keinesfalls in schlechter Gesellschaft.

Das soll nicht heißen, dass man einen Marathon nicht mit Freude und einer eher amateurhaften Einstellung angehen kann. In *Running Like a Girl* schreibt Alexandra Heminsley so offen und mit so viel schierem Optimismus über die Teilnahme an einem Marathon (und dann noch einem und noch einem), dass ich fast Lust bekam, mich ebenfalls für ein großes Rennen anzumelden, aber nur fast: »Plötzlich ergab jeder einzelne Trainingslauf Sinn, als meine Beine die Kraft fanden, kleine Grüppchen anderer Läufer zu überholen. … Ich war keine Versagerin, ich war nicht erbärmlich, ich war nicht schwach. Ich hatte bewiesen, dass ich mir ein Ziel setzen und es erreichen konnte. Ich hatte gezeigt, dass ich neu definieren konnte, wer ich war und wer ich sein könnte.«[105]

Es hat einen gewissen Reiz, ein Ziel zu haben – besonders, wenn man an Depressionen oder einer Angststörung leidet. Die Struktur, der Ehrgeiz, niemanden zu enttäuschen, und die Befriedigung, in etwas besser zu werden – ich kann das alles nachvollziehen. Aber ich verteidige meine Laufzeit mittlerweile mit Zähnen und Klauen. Ich fing damit an, um meinen Liebeskummer zu überwinden und mich gegen die Angst zu stemmen. Ich hätte mir nicht träumen lassen, dass es mir sogar Freude und Selbstvertrauen schenken und mir eine neue Liebe zum Sport bescheren würde, aber so ist es. Und jetzt möchte ich nichts verändern, das keiner Veränderung bedarf. Ich habe festgestellt, dass es nicht die eine richtige Laufart gibt. Bei mir in der Nachbarschaft lebt ein älterer Herr, der jeden Tag zum Supermarkt joggt. Er trägt unanständig kurze Hosen und ein Stirnband wie aus einem schlechten Film aus den 1980ern und hat offensichtlich seine Form gefunden, denn er ist bemerkenswert schnell. Auf einem Platz in der Nähe sehe ich ein Mädchen seltsame Runden drehen und fragte mich, warum sie ihre Strecke nicht ausweitet, bis mir einfiel, dass ich am Anfang wochenlang eine bestimmte Gasse nicht verlassen konnte. Dann ist da die Laufband-Crew, die mit grimmigen, fast wütenden Gesichtern in stickigen Fitnessstudios auf den Bändern trabt. Aber diese Leute geben niemals auf – und sie verirren sich nicht durchnässt und windzerzaust in irgendwelchen Seitenstraßen.

Und dann sind da noch die Menschen, die so weit wie möglich laufen wollen. Zuerst nehmen sie sich Marathons vor, dann Ultramarathons. Ein Ultramarathon – das ist alles, was länger ist als die normalen 42,195 Kilometer. Einer dieser Läufer, Zach Miller, reißt häufig über hundertsechzig Kilometer ab. Er beschrieb das Gefühl in einem Interview mit dem *Guardian*: »›Laufen ist die Tätigkeit, die dem Fliegen am nächsten kommt.‹ ... Das hat jemand anderes gesagt, aber es gefällt mir. Für einen kurzen Moment hebt man ab. Und wenn man so weite Strecken wie ich läuft, erlebt man viele solcher Momente.«[106]

Manchmal ist der Schmerz, den solche harten Ziele mit sich bringen, die spürbare Messlatte dafür, wie erfolgreich man ist. Wie Murakami in *Wovon ich rede, wenn ich vom Laufen rede* schreibt: »Aber ›Schmerz‹ scheint die Voraussetzung für diesen Sport zu sein. [...] Wir wollen den Schmerz überwinden, das Gefühl haben, am Leben zu sein, oder zumindest teilweise herauszufinden, was das heißt.«[107]

Nicola, von der ich bereits im zweiten Kapitel erzählt habe, kam aufgrund ihres Ringens mit einer PTBS zum Laufen: »Ich verließ die Royal Air Force 2013, sah 2015 beim London-Marathon zu und überlegte mir, dass ich gern daran teilnehmen würde, also meldete ich mich an und begann zu trainieren. Ich stellte fest, dass mir das Laufen half runterzukommen und zufriedener mit mir selbst zu sein, und je mehr ich lief, desto besser fühlte ich mich. Ich habe es geschafft, mir eine eigene Wohnung und einen vernünftigen Job zu suchen – plötzlich schien alles zu passen. Für April 2018 ergatterte ich einen Startplatz bei der *Invictus Games Foundation*. Seit 2015 bin ich mehr als fünfundneunzig Rennen gelaufen – alles von anderthalb bis zu hundert Kilometern oder auch die London-Brighton-Strecke. Abgesehen davon, dass mir das Laufen hilft, mit meiner PTBS zurechtzukommen, ist Medaillensammeln wohl nun meine Leidenschaft.«

Nicola hat den Eindruck, dass die Herausforderungen durch die Wettkämpfe ihrer Stimmung guttun: »Ich bin ruhiger im Kopf. Ab und zu gibt es Tage, an denen sich anscheinend alles gegen mich verschworen hat, aber die guten Tage überwiegen nun. Ich habe meine eigene Wohnung in London und kann tun, wozu ich wann auch immer Lust habe. Ich habe außerdem angefangen, Theater zu spielen und als Statistin in Film und Fernsehen aufzutreten.«

All diese Menschen haben eins gemeinsam: Sie sind Läufer. Ich würde meinen Körper nie dazu zwingen, hundertsechzig Kilometer zu laufen, weil ich wahrscheinlich jede einzelne Minute hassen und die Lust verlieren würde. Aber ich kann das seltsame, verlockende Gefühl »zu fliegen« nachvollziehen und glaube, dass es allen Läufern so geht. Das Schöne am eigenhändigen Ausprobieren ist, dass man nicht weiß, wohin es einen führt. Mein Weg ist vermutlich, mittellange Läufe zu machen, und das weiterhin nahezu jeden Tag. Andere laufen vielleicht zweimal in der Woche fünf Kilometer, in wieder anderen erwacht der Ehrgeiz und sie melden sich für jedes erdenkliche Rennen an. Ich laufe für meinen Geist, andere für ihre Fitness, aber am Ende ernten wir alle dieselben Früchte.

Mein perfekter Lauf wird anders sein als deiner. Bei mir findet er in der Regel morgens statt – wenn ich ganz wach bin und meist etwas überwältigt von allem, was der Tag so bringen wird: eine Abgabefrist, Rechnungen, die bezahlt werden müssen, kleine Unannehmlichkeiten, auf die ich mich leicht fixieren kann. Die ersten zehn Minuten sind jedes Mal schmerzhaft. Ich muss mich überwinden, um diese ersten zehn zu schaffen, dabei fühle ich mich dann immer so schwerfällig und langsam wie der Tin Man, der klappernd die gelbe Steinstraße entlangläuft. Nach dieser Aufwärmphase ist mein Körper lockerer und ich muss mich nicht mehr allein darauf konzentrieren, ihn zum Weitermachen zu zwingen. Ab diesem Zeitpunkt passieren die guten Sachen. Mein Gehirn »löst sich« in gewisser Weise von meinem Körper. Ich spüre, wie meine Füße auf dem Asphalt aufkommen, und weiß, dass ich meine

Arme für den Schwung benutze. Ich bin gleichzeitig da und nicht da. Mein Geist kann nun wandern. Manchmal schaue ich mir bloß die Gebäude an oder die Landschaft, wenn ich nicht in der Stadt bin. Manchmal erinnere ich mich an vergangene Momente, die sich wie aus dem Nichts in mein Bewusstsein drängen. Oft denke ich über grundsätzliche Dinge nach – meine Karriere, meine Lieben, einen möglichen Kinderwunsch (wobei ich darauf beim Laufen noch nie eine Antwort gefunden habe), aber ich bekomme keine Panik oder verheddere mich in meinen Gedanken.

Sie kommen und gehen, während ich laufe, aber sie bleiben nicht hängen oder werden furchterregend oder irrational. Ein guter Lauf führt mich meist an etwas vorbei, das ich noch nie gesehen habe, oder er erlaubt mir eine neue Perspektive auf etwas. Aber es ist auch in Ordnung, wenn das nicht passiert. Manchmal sind die guten Läufe auch die, bei denen ich über nicht viel nachdenke, das aber als angenehm empfinde. Wie oft erlauben wir unserem Gehirn, abzuschalten, ohne dass wir uns unproduktiv fühlen oder nach unserem Handy oder dem Laptop greifen, um uns wieder mit der Welt zu verbinden? Oft fühlt es sich an, als würde man sich vor etwas drücken, wenn man eine Weile nicht erreichbar ist – besonders heute, wo ständig Nachrichten auf einen einprasseln.

In den Jahren 2016 und 2017 arbeitete ich hauptsächlich als Nachrichtenredakteurin. Dort herrschte ein deutlich anderes Tempo als im Bereich der Meinungen und Kommentare, wo es auch schon irrsinnig ist – aber immer noch gemäßigter als bei den Nachrichten. Journalisten witzelten häufig, dass 2016 *das* Nachrichtenjahr der Welt war, und jeder Kollege, den ich kannte, war am Ende des Jahres völlig fertig. Das waren außergewöhnliche zwölf Monate gewesen, darin waren wir uns einig. ABER WIR TÄUSCHTEN UNS: 2017 war die Hölle.

Uns stand fortwährend der Mund offen – Ereignisse, die früher Tage oder Wochen beherrschende Themen gewesen wären, waren nach wenigen Stunden vergessen, überrollt von anderen, die ebenfalls Aufmerksamkeit verlangten. Es passierten schockierende, tragische und einfach nur verblüffende Dinge. Trotzdem berührten sie die Menschen nicht mehr so stark wie früher – das ständige Nachrichtenkarussell ermüdete sie und ließ sie gleichgültig werden. Ich weiß noch, dass ich Angst hatte, auf Toilette zu gehen und etwas Wichtiges zu verpassen (was Kollegen und mir 2016 mehrmals passiert war und uns somit etwas paranoid zurückgelassen hatte). Einmal schrieb ich über einen Terrorangriff, während ich in einer Bar saß und alle um mich herum sich betranken. Ein anderes Mal verbrachte ich einen merkwürdigen Morgen mit meinem Vater im Baumarkt, der irgendwelche Materialien kaufte, während ich auf einem Stapel Laminat saß und versuchte, einen Reporter zu finden, der über Fidel Castros Tod schreiben könnte.

Wir wurden praktisch ständig mit Nachrichten bombardiert und konnten in Echtzeit lesen, was geschah – über die sozialen Medien, über Flash Alerts auf dem Handy, in Live-Blogs etc. Die Diskussion über die geeignete Menge an Nachrichtenkonsum ist noch nicht entschieden. Manche sagen, es verschlimmere eine Angststörung, weil es zu hohen Cortisolwerten führe. Zudem mache der Nachrichteninhalt uns depressiv und stumpfe uns ab, denn wenn man ehrlich sei, seien Nachrichten grundsätzlich eher negativ.

Aber es war mein Job, also zog ich mir alles rein. Vom Aufwachen bis zum Schlafengehen. Und in manchen düsteren Momenten sogar nachts – das schockierende Ergebnis des Brexit-Referendums, das herauskam, als die meisten Menschen zu Bett gegangen waren, weil sie nicht mit einer Überraschung rechneten, führte dazu, dass ich bei der amerikanischen

Präsidentschaftswahl kein Risiko einging. Hat ja viel gebracht. Mir und der Welt.

Aber dieser Rhythmus pumpte mich voll mit Stresshormonen – mein Magen fühlte sich an, als würden sich in Fouettés drehende Ballerinas von innen dagegentreten, und ich bekam Spannungskopfschmerzen. So hatte ich mich zuletzt mit Anfang zwanzig gefühlt, als ich glaubte, einen Gehirntumor zu haben. Mir graute vor dem Aufwachen, denn ich rechnete immer damit, dass in der Nacht etwas passiert war, das ich verpasst hatte, etwas, über das ich so schnell wie möglich berichten musste. Mit zweiundzwanzig war ich morgens voller Angst aufgewacht und mit zweiunddreißig war es nicht anders. Diesmal war die Angst zwar nicht so ziellos, es war ja der Job, der sie hervorrief, aber sie war da.

Aber, ABER! Ich war eben keine zweiundzwanzig mehr. Gott sei Dank. Ich war zehn Jahre älter, etwas klüger und hatte Techniken gelernt. Das Wichtigste: Ich konnte dem Ganzen davonlaufen. So fand ich meinen optimalen Lauf. Nun konnte ich mir das Joggen zunutze machen. Keine Läufe am Kanal entlang aus einer Laune heraus, durch die Stadt zum Sightseeing, um mich an Menschenmengen zu gewöhnen oder einen Kater loszuwerden. In dieser Zeit musste ich laufen, um meinen Adrenalinpegel zu senken, um mich vom Computer loszueisen, um nicht erreichbar zu sein. Ich beschloss also, jeden Tag von der Arbeit nach Hause zu laufen. Dabei ignorierte ich alle Nachrichten und hörte nur Musik oder Podcasts ohne jegliche Eilmeldungen. Aber ich hatte trotzdem nie Lust dazu: Am Ende des Arbeitstages, wenn ich k.o. war, Hunger hatte und alle anderen in den Pub gingen, zog ich meine Laufkleidung an. Ich setzte den schweren Rucksack auf, ließ die Kommentare darüber, wie albern das war, über mich ergehen, und lief los. Ich lief immer dieselbe Strecke, was ich auch furchtbar fand –

normalerweise möchte ich beim Laufen Neues entdecken. Sie dauerte achtunddreißig Minuten und ging überwiegend bergauf. Für mich als ziemlich langsame Läuferin waren das rund sechs Kilometer und ich kämpfte jede einzelne Minute. Aber ich blieb dabei und lief Abend für Abend nach Hause, solange ich als Nachrichtenredakteurin arbeitete, weil ich wusste, dass es das Beste für mich war, um den Druck abzufangen, den die ständige Nachrichtenflut in mir auslöste. Wenn ich zu Hause ankam, fühlte ich mich leichter, und mein Geist war durch die digitale Unterbrechung ruhiger geworden. Ich kam besser herunter. Ich werde mich den Pendlern immer verbunden fühlen, die sich mit grimmigen Gesichtern, die Arbeitskleidung in den Rucksack gestopft, den Weg durch die Menge bahnen und nach Hause rennen, wo Ruhe und ein Sofa auf sie warten. Selbst wenn es sich in diesem Augenblick für sie nicht so anfühlt, sie gönnen sich damit eine ungeheuer wichtige Pause vom Alltagsstress.

Und das ist es, wenn man etwas gefunden hat, das einem bei psychischen Problemen hilft. Ich stellte fest, dass ich nicht nur bei Liebeskummer laufen konnte. Ich konnte es auch tun, wenn die Panik mich zu überwältigen drohte. Ich musste es auch tun, wenn ich glücklich war, wenn es mir okay ging oder ich leicht gestresst war oder einfach nur müde. Es war nichts, was nur an sonnigen Tagen funktionierte oder wenn ich mich »geheilt« fühlte. Gerade in den Zeiten, die zwar schwierig, aber aushaltbar waren, musste ich laufen. Und so ist es nach wie vor. Das sind die Phasen, in denen es still und leise den Bach runtergehen kann – alte Angstsymptome können sich schneller als vermutet wieder einschleichen. Man muss also unbedingt wachsam bleiben. Das klingt, als wäre ich dafür, ständig hyperaufmerksam zu sein, dabei meine ich eigentlich nur, dass man sich ab und zu selbst nach seiner Gefühlslage abfragt, und nicht davon ausgehen sollte, dass alle Probleme gelöst seien und man nie wieder von psychischen Schwierigkeiten überrascht werden könne.

Die Arbeit verursachte Panik bei mir und ich verzweifelte ein wenig angesichts der Masse an schrecklichen Nachrichten, über die ich berichten musste. Mir ist klar, dass mein Job ein Extrembeispiel ist. Aber jeder hat in seinem Arbeitsleben Zeiten, in denen alles zu schwierig und zu viel zu sein scheint. Und nachdem ich beschlossen hatte, nach Hause zu laufen, sah ich die vielen anderen mit der gleichen Mission. Männer und Frauen in der ganzen Stadt mit ihren schweren Rucksäcken und wild entschlossenen Mienen. Menschen, die ihren Arbeitsstress abschüttelten, indem sie nach Hause joggten, anstatt in der Tube zu sitzen und über den Tag nachzugrübeln.

So fand ich also meine optimale Art zu laufen. Davor hatte ich mich immer angetrieben, schneller und länger zu laufen, weil ich glaubte, ich wäre nur dann eine »richtige« Läuferin, wenn ich an einem Rennen teilnahm, einen bestimmten Trainingsplan einhielt oder Mitglied in einem Laufclub wurde. Nichts davon habe ich je getan, aber ich schimpfte immer wieder mit mir, weil ich nur zehn Kilometer schaffte, weil ich sie langsam lief und allein. Die Läufe, die ich ein Jahr lang jeden Werktag in diesem stressigen Job absolvierte, waren nicht ideal. Ich lief wie ein Ackergaul, nicht wie ein elegantes Rennpferd. Aber sie erfrischten meinen Kopf, wenn die Gedanken umherschwirrten. Es waren zweckmäßige Läufe, alle mit dem Ziel, so schnell wie möglich nach Hause zu kommen, durch dunkle Straßen, im Regen, manchmal sogar durch Schnee. Kein Runner's High. Kein fröhliches Hüpfen, weil ich einen Berg hinuntergerast war. Aber wenn ich zu Hause ankam, hatte ich das Gefühl, das im Laufe des Tages angesammelte Adrenalin ein wenig abgebaut zu haben. Ich war in der

Lage, E-Mails zu beantworten und mich wieder über die Nachrichtenlage zu informieren, weil ich wusste, dass ich achtunddreißig Minuten meines Tages einzig und allein dazu verwenden würde, meinen Kopf abzuschalten und mich zu bewegen. Das bedeutete, ich wachte morgens auf und spürte, wie das Adrenalin einströmte, aber ich wusste auch, dass ich es später würde abschütteln können. Mit zweiundzwanzig war ich dem permanent ausgeliefert. Nun konnte ich es zwar nicht vollständig loswerden, aber ich konnte es kontrollieren, eindämmen.

Achtunddreißig Minuten am Tag. Kein Marathon. Kein Halbmarathon. Nicht einmal ein Zehn-Kilometer-Lauf. Aber etwas, das mir half, meine psychischen, jahrelangen Probleme in Schach zu halten. Das ist es, was für mich funktioniert hat. Mehr war mir zu kraftraubend und bei weniger schaltete mein Gehirn nicht ab. Als ich den Job wechselte, entdeckte ich wieder längere, genussvollere Läufe für mich und experimentierte mit frühmorgendlichen Sprints. Aber damals begriff ich, dass das Laufen dauerhaft in mein Leben Einzug gehalten hatte. Es musste nicht immer Spaß machen. Es musste nicht einmal lang sein. Es nützte mir nun auf eine neue, reglementierte Art und Weise. Ich musste es um andere Verpflichtungen herum organisieren – wie die meisten Menschen. Es war kein Luxus, in dem ich schwelgen konnte, sondern ein wesentlicher Bestandteil meines Tages, der mir alles andere ermöglichte. Wie schon gesagt, man muss seine eigene Idealversion finden, und das Tolle am Laufen ist, dass sich diese von Tag zu Tag ändern kann. Sicher gibt es Menschen, die ihren Job ohne eine solche Hilfe super hinbekommen. Manchen reicht ein Lauf pro Woche, eine Yogasession oder ein gutes Abendessen. Aber ich benötigte genau diese Auszeit, nichts anderes hätte sie ersetzen können. Na ja, das und den Wein. Wein war für mich schon immer ziemlich hilfreich. Aber im Gegensatz zum Laufen rät einem der Arzt dazu eher nicht. Leider.

Läufer können ziemlich missionarisch sein. Ich weiß nicht, ob das hier so rüberkommt (fürs Protokoll: Das ist ein Scherz!). Bei jedem, der läuft (okay, vielleicht nicht bei jedem, aber ich habe noch niemanden getroffen, für den diese Regel nicht gilt), hellt sich die Miene auf, wenn jemand anderes erwähnt, dass er es auch tut. Es ist wie das Gegenteil eines Geheimbunds. Aber der Drang, diese Freude zu teilen, führt unweigerlich dazu, dass man seinem Gegenüber die besten Wege und Laufweisen erklären will: »Oh, du hast noch keine Hügelläufe den Ben Nevis rauf gemacht? Solltest du aber, das ist noch mal eine ganz andere Nummer. Ich mache das jeden Morgen. Bevor ich nach Brighton pendle.« Das ist ein ziemlich aufgeblasenes Beispiel, ich bin nicht ganz fair. Außerdem habe ich es erfunden. Streichen wir es also. Schließlich habe ich ein ganzes Buch darüber geschrieben, warum man laufen sollte. Aber ich habe mich oft einschüchtern lassen von Läufern, die mehr aus sich herausgeholt haben, als ich je tun werde. Das ist alles gut gemeint, aber es kann einen in Bezug auf die eigenen Erwartungen verunsichern. Dabei ist es viel besser, klein anzufangen und für sich selbst die beste Laufart zu finden. Okay, hier sind TROTZDEM NOCH EIN PAAR RATSCHLÄGE. Ich verspreche, dass weder Hügelläufe noch Rückwärtslaufen vorkommen (was mir tatsächlich einmal dringend ans Herz gelegt wurde).

Ich empfehle also jedem, der nie zuvor gejoggt ist, aber nun damit anfangen möchte, ein »Von der Couch zum Fünf-Kilometer-Lauf«-Programm.[108] Das hat mich wirklich bei der Stange gehalten und die deutlichen Fortschritte gaben mir Aufwind. (Nebenbei: Gibt es noch jemanden, den Apps, die einen ständig darauf aufmerksam machen, dass man ihre jeweiligen Vorgaben nicht schafft, in eine existenzielle Krise stürzen?)

Aber das ist nicht die einzige Methode, um die … aaaaahhhh … Ich will es niemals als »Reise« bezeichnen … ähhhhh … Also, das eigene Lauf*experiment* zu beginnen. Puh. Laufclubs sind sehr beliebt – schau einfach mal im Internet, um einen in deiner Nähe zu finden. Ich laufe bekanntlich lieber allein, andererseits vergeht die Zeit mit einem Laufpartner schneller. Und mit anderen zusammen bleibt man vielleicht eher am Ball. Wäre ich zu Beginn meiner Laufkarriere nicht so krank, irrational und negativ gewesen, wäre ich möglicherweise auch einem Club beigetreten. Für alle, die bereits ein wenig Lauferfahrung haben, sind Parkruns eine großartige Option: Diese Initiative basiert auf dem Prinzip »wöchentlich, kostenlos, fünf Kilometer, für jeden, immer«. Im Vereinigten Königreich gibt es sie an 497 verschiedenen Orten, aber die Idee ist auch auf andere Länder übergeschwappt. Man kann also einfach auf die Website gehen, wenn man nicht so recht weiß, wo eine gute Laufstrecke ist, und sich eine der vorhandenen Routen raussuchen. Man bestimmt sein eigenes Tempo und die Atmosphäre ist äußerst offen und wohlwollend.

In Fitnessstudios stehen zahllose Laufbänder, wenn man nicht bei schlechtem Wetter vor die Tür möchte – also ungefähr neun Monate im Jahr. Die Mitarbeiter weisen in der Regel gern ein und erklären dann die verschiedenen Programme. Auf den besonders raffinierten Laufbändern kann man sogar fernsehen, oder man hat (meine Lieblingsvariante) die Möglichkeit, virtuell eine Strecke irgendwo auf der Welt zu laufen. Eine Freundin von mir ist ein halbes Jahr nach einer Trennung nur über Strände in L. A. gelaufen. Jedes Mal, wenn ich sie auf dem Laufband sah, schaute sie auf einen Monitor mit Sonne, brechenden Wellen und Menschen mit gut gebauten Körpern, die neben ihr joggten. Das war ein ziemlicher Kontrast zu dem Londoner Grau draußen. Ich konnte mich allerdings nie so ganz mit Laufbändern anfreunden. Meine Schritte nicht natürlich variieren zu können, frustriert mich; außerdem bin ich gern draußen. Aber sie sind effizient und eine gute Gelegenheit, sich zu bewegen. Manchmal auf Reisen will ich das Laufen einfach nur erledigen – dafür sind Laufbänder perfekt. Wenn du damit zurechtkommst, prima. Trotzdem würde ich immer empfehlen, auch mal draußen zu joggen – und sei es nur, um sicherzugehen, dass du nichts verpasst. Ich bin skeptisch, ob man die ganzen Vorzüge für die psychische Gesundheit abstaubt, wenn man dabei kein Vitamin D tankt, nebenbei nicht auch noch Leute beobachten kann und (wenn man das Glück hat) sich nicht in der freien Natur aufhält.

Egal, wie du es angehst, sei bei deinen Erwartungen an dich selbst realistisch – und entscheide, was genau du dir vom Laufen versprichst. Ich bin dabeigeblieben, obwohl ich vorher alles Anstrengende aufgegeben hatte, weil ich so klein angefangen habe. Jedes Mal nur eine Minute mehr. Ja, am nächsten Tag tun deine Muskeln weh. Aber eine Minute schaffst du! Beschließ nicht überstürzt, gleich eine halbe Stunde zu laufen, weil du gerade traurig oder nervös bist: Wenn es dir nicht gelingt, wird es dir wie Scheitern vorkommen – und das ist schon schrecklich, selbst wenn es einem eigentlich ganz gut geht. Versuche, abwechselnd zu laufen und zu gehen. Wenn es zu viel wird, verlangsame einfach, bis du dich wieder bereit für ein höheres Tempo fühlst. Wenn du den Eindruck hast, du könntest eine Panikattacke bekommen, konzentriere dich auf deine Atmung. Beim Laufen gerät man manchmal außer Atem, und vielleicht hältst du das dann fälschlicherweise für den Beginn einer Attacke. Das ist mir am Anfang ein paar Mal passiert. Es ist merkwürdig festzustellen, dass die körperlichen Symptome von Angst dieselben sind, die durch intensives Ausdauertraining entstehen können – Herzrasen, ein rotes Gesicht, ein pochender Kopf. Man muss dann bloß langsamer machen und schauen, ob diese Symptome wieder verschwinden, wenn der Körper weniger gefordert wird. In 95 Prozent der Fälle waren es bei mir einfach normale Reaktionen meines Körpers auf die ersten Anstrengungen nach jahrelanger Sportabstinenz.

Denk daran, dass du möglicherweise nicht sofort einen Unterschied bemerken wirst. Ich habe gleich beim ersten Lauf eine Veränderung gespürt, aber das war wahrscheinlich nur die frisch erwachte Neugier, kein körperliches High (zumindest hatte ich mir definitiv keins verdient). Wenn ich mich heute aus dem Bett quäle, um laufen zu gehen, erinnere ich mich daran, dass es mir danach zumindest nie *schlechter* ging. Vielleicht solltest du dir dieses Mantra auch einprägen. Es kann sein, dass nicht all deine Ängste auf einmal verflogen sind, aber schlechter wirst du dich bestimmt nicht fühlen. Na ja, vielleicht ein bisschen kaputt.

Bethany fielen wieder die positiven Effekte des Laufens ein, als sie von einer Flut an Problemen überrollt wurde. Ihre Beziehung lief nicht gut, ihr Job war schwierig und sie hatte es mit einem unglaublich komplizierten Gerichtsverfahren zu tun. Sie erzählte mir, dass sie in jüngeren Jahren gelaufen war – bevor sie mit achtzehn eine Angststörung und Depressionen bekam. Als Erwachsene hörte sie mit dem Laufen auf – Arbeit und Familie standen nun an erster Stelle. Aber als sie im April 2017 nicht mehr in der Lage war, das Bett zu verlassen, wusste sie, dass ihre psychischen Probleme mit voller Wucht zurückgekehrt waren: »Ich habe einen kleinen Sohn. Er soll mich nicht so erleben. Er soll seine Mutter nicht jeden einzelnen Tag zusammengerollt weinen sehen. Ich habe eine Weile gebraucht, bis ich auf eine Lösung kam, aber dann fiel mir das Gefühl beim Laufen wieder ein. Wegen der Erinnerung an dieses Gefühl beschloss ich zu laufen, so lang und so weit ich konnte. Ich trainierte nicht für irgendetwas, es ging nur darum, mir selbst wieder zu zeigen, wie frei ich mich fühlen konnte – allein durchs Laufen.«

Bethany setzte sich selbst überhaupt keine konkreten Ziele. Sie ging einfach raus und lief – in der Hoffnung oder vielmehr in der Annahme, es würde etwas bewirken, denn das hatte es vorher ja auch getan: »Mein Kopf wurde klar und ich vergaß meine Sorgen.« Das ist wirklich ein intuitives Training: Bethany lief so lange, wie sie es für nötig hielt, um sich besser zu fühlen. Keine Erwartungen, keine Chance zu scheitern. Sie glaubte, sich bei allem in ihrem Leben nicht besonders gut anzustellen, aber beim Laufen war es anders: »Dies war nichts, was ich ›falsch‹ machen konnte, so wie ich es zu der Zeit sonst immer von mir dachte. Ich hatte das Gefühl, nichts richtig hinzubekommen, aber beim Laufen spielte das keine Rolle. Ich konnte einfach loslaufen und nichts hielt mich auf.«

Seit sie wieder läuft, haben Bethanys Angst und Depressionen wieder ein wenig nachgelassen: »Ich habe immer wieder schlechte Phasen. Aber ich bin viel stabiler als vorher, und das schreibe ich in großen Teilen dem Laufen zu. Es lässt mich der Grübelei entkommen.«

Weil sie es entspannt anging, erwartete Bethany nicht zu viel oder ärgerte sich über sich selbst, als es ihr nicht innerhalb weniger Tage besser ging. Sie kommt langsam an den Punkt – und hat außerdem nebenbei eine gute Angewohnheit etabliert.

Als Alexandra Heminsley gerade ihr Buch übers Laufen schrieb, lernte sie Paula Radcliffe kennen (dreimalige Siegerin beim London-Marathon, eine beeindruckende Frau mit Beinen aus Stahl).[109] Sie fragte sie nach einem Rat für jemanden, der überlegt, es auch einmal zu versuchen. Paula antwortete daraufhin nur: »Probiere es einfach. Mach es. Geh raus und habe Spaß, schau, ob es dir gefällt.«. Das ist vielleicht nicht die originellste Weisheit, die je ausgesprochen wurde, aber die Frau hat recht. Man muss es einfach ausprobieren. Schauen, was passiert. Und wenn man sich wie gefangen fühlt in seinem eigenen Kopf und verzweifelt nach einem Ausweg sucht, ist Laufen vielleicht genau das Richtige. Anfangs hat mein Gehirn mir Gründe geliefert, nicht laufen zu gehen, und ich musste dagegen argumentieren. Irgendwann habe ich diese Gedanken einfach abgeblockt, indem ich laut in das leere Zimmer fragte: »Warum nicht? Was hast du denn ernsthaft zu verlieren?« Und dann lief ich los.

Also, wenn dein Kopf sich genauso sträubt wie meiner, frage dich einfach: Was habe ich schon zu verlieren? Dein Gehirn denkt sich dann vielleicht jämmerliche Antworten aus, aber das sind nur Luftnummern. Und je häufiger du trotzdem läufst, desto leichter wirst du diese Luftnummern entlarven.

9.

AUF DEN EIGENEN KÖRPER HÖREN

Ich laufe mit meinem Ex-Freund einen Hügel hoch. Wir haben uns getrennt, als ich einundzwanzig war, hatten danach aber sporadischen Kontakt. Niemand brach dem anderen das Herz, wir waren bloß jung und hatten (insbesondere ich) keine Ahnung, wie man eine Beziehung führt. Marios hat sich etwas völlig Wahnsinniges vorgenommen: Er will für einen guten Zweck in Südamerika (wo genau wurde nie wirklich festgelegt) im Dschungel sechs Marathons in sechs Tagen laufen. In Gebirgslage. Er ist kein echter Läufer, hat aber erfolgreich Mixed Martial Arts betrieben, ist also so fit wie sonst was. Ich glaube, er läuft gar nicht besonders gerne. Also habe ich ihm angeboten, mit ihm zu trainieren, und nun stampfen wir den Hügel hinauf, uns gegenseitig anfeuernd. Damals, als wir zusammen waren, war ich ein trauriges, übergewichtiges Mädchen, das dazu neigte, spontan in Tränen auszubrechen, und das ständige Bedürfnis verspürte, Familienpackungen Chips zu essen. Er dagegen war ein Fitnessfanatiker, der seine Mahlzeiten abwog und die Haut vom Hähnchen abzog, um überflüssiges Fett zu vermeiden. Ein seltsames Paar. Nun sind wir beide ungefähr gleich sportlich, und es ist kein Problem für mich, mit ihm Schritt zu halten. Ich bin ganz verzückt davon, wie er es schafft, mich zum Lachen zu bringen, trotz der Kälte und den Seitenstichen, die ich nach der Hälfte der Zeit bekomme. Wir rennen durch Hampstead Heath um die Wette, hinunter nach Swiss Cottage und auf die Finchley Road, kommen an den Stätten unserer Jugend vorbei und reden über die dummen Streits, die wir hatten. Es ist ein Lauf durch Erinnerungen; manche bringen uns zum Lachen, andere lassen mir die Vergangenheit seltsam fremd erscheinen. Es ist merkwürdig, daran zurückzudenken, dass man sich einmal zutiefst verloren und unglücklich gefühlt hat – als wäre das alles jemand anderem passiert. Es kommt mir vor, als wäre ich nun ein völlig anderer Mensch, jemand, der durch reines Glück sein Gleichgewicht gefunden hat. Marios verliert kein böses Wort über unsere Vergangenheit, dabei muss ich als Freundin ein Albtraum gewesen sein. Es ist nicht leicht, mit jemandem zusammen zu sein, der keinen blassen Schimmer hat, wer er ist.

Wir laufen weiter zum Regent's Park, bleiben stehen, um auf einem Kinderspielplatz zu wippen und auf den winzigen Schaukeln hin und her zu schwingen. Ich mache ein Foto von uns, kichernd auf dem Karussell, und dann zwinge ich ihn, die Runde zu Ende zu laufen und mich nach Hause zu bringen. Am Ende sind wir beide aufgekratzt und kindisch – noch ein Beweis dafür, dass jeder meiner Läufe eine andere Reaktion hervorruft und unerwartete Erkenntnisse zutage fördern kann. Ich habe das Gefühl, es weit gebracht zu haben. Derart klar ist mir das vorher kein einziges Mal geworden, seit ich mit dem Laufen angefangen hatte. Marios trat seine große Reise übrigens nie an; eine Verletzung zwang ihn, das Vorhaben aufzugeben, und seitdem hat er nie wieder nach einem gemeinsamen Lauf gefragt.

Wir wissen, dass die meisten Menschen nicht auf die von den Gesundheitsdiensten vorgeschlagene Menge an Bewegung kommen – 2017 informierte Public Health England (PHE) darüber, dass 41 Prozent der erwachsenen Engländer zwischen vierzig und sechzig monatlich weniger als zehn Minuten am Stück in einem Tempo von knapp fünf Stundenkilometern gehen.[110] Darüber hinaus zeigte derselbe Bericht, dass ein Viertel der englischen Bevölkerung weniger als dreißig Minuten Sport pro Woche treibt – womit diese Menschen als »inaktiv« gelten.

Ich kann das gut verstehen, schließlich habe ich den Großteil meines Lebens so verbracht. Aber da das Laufen meinem Geist, meiner Stimmung und meinem Körper gutgetan hat, ist mir inzwischen auch bewusst, wie sich der Sport in meinen Alltag eingeschlichen hat, wie er ein Teil von mir wurde, ohne dass ich mich irgendwann bewusst dafür entschieden hätte. Aus so vielen Gründen halte ich es keinen Tag ohne aus. Um richtig wachzuwerden, damit mein Kopf aufhört zu schwirren, um zu verhindern, dass die Angst und die Depressionen mich in Zukunft noch einmal lähmen können, um mein Gehirn abschalten zu lassen. Und weil ich das tue, ist mir klargeworden, wie oft wir Körper und Geist getrennt betrachten – unsere Intelligenz, unser Lernen, unser Denken sind uns wichtiger als unsere Füße, unsere Knie, unser Rücken. Wir betrachten uns oft zweigeteilt: eine mentale und eine körperliche Hälfte. Aber das ist unsinnig. Guy de Maupassant hat so recht – »kranke« Gedanken können dem Körper mehr schaden als Fieber oder Schwindsucht.

Damon Young beginnt sein Buch *How to Think About Exercise* damit, dass er schreibt, viele Menschen würden geistige und körperliche Anstrengung als unvereinbar betrachten – und nur das eine wertschätzen. »Wir gewöhnen uns an ein Berufsleben, in dem Arbeit – und oft auch die Identität – vor allem geistig, nicht körperlich ist, und Interaktion virtuell stattfindet. Natürlich besitzen wir nach wie vor Körper, aber ihr Anteil am Charakter ist geringer geworden.«[111]

Durch unseren Lebensstil sind unsere Körper häufig zweitrangig. Zu müde, zu beschäftigt, Fitnessstudio ist doof, lieber

Freunde treffen. Wie Haruki Murakami in *Wovon ich rede, wenn ich vom Laufen rede* schreibt: »[I]ch werde nicht aussetzen, nur weil ich viel zu tun habe. Denn dann könnte ich wahrscheinlich nie mehr laufen.«[112] Das kann ich nachvollziehen. Unser aller Leben ist voll, und Sport wirkt wie etwas, das entweder eine große Heldenhaftigkeit voraussetzt oder banal und selbstsüchtig ist. Nichts, das Vorrang vor anderen Dingen hätte. Aber wenn man es so sieht, verschärfen wir die Trennung von Körper und Geist. Wenn wir glauben, sportliche Aktivität sei zu hart oder narzisstisch, fällt es uns leichter, sie ganz zu vermeiden.

Hast du schon einmal von den Blauen Zonen gehört? Dieser Begriff steht für die Orte, an denen die ältesten Menschen der Welt leben. Im Jahr 2005 hat Dan Buettner neun Orte identifiziert, an denen diese uralten Menschen zu Hause sind – und erklärt, welche Faktoren dazu beigetragen haben, dass sie so lange durchhalten.[113] Einer der Faktoren war … jawohl, Bewegung. Aber nicht einfach irgendeine Art der Bewegung – nicht zwanzig Minuten am Rudergerät, während man den Rest des Tages am Schreibtisch verbringt. Die Bewegung war ins tägliche Leben integriert, zum Beispiel bei Schäfern auf Sardinien, die tagein, tagaus kilometerweit gehen. Es gab weitere Faktoren, die zur Langlebigkeit beigetragen haben, wie geringer Alkoholkonsum und regelmäßiger Sozialkontakt. Aber mir ist vor allem die Bedeutung der Bewegung im Gedächtnis geblieben.

Wie Buettner in einem Interview von 2015 sagte: »Unser Team hat herausgefunden, dass die Menschen [an diesen Orten] sich etwa alle zwanzig Minuten bewegen … Sie gehen zum Haus von Freunden. Sie gehen in den Garten. Sie kneten Brot mit den Händen. Das sind natürliche Bewegungen. Sie müssen nicht darüber nachdenken. Und sie müssen dafür keine Disziplin aufbringen.«

Die Art und Weise, wie diese alten Menschen die Bewegung in ihr Leben integrierten, hat mit Sport überhaupt nichts zu tun – sie war einfach Teil des täglichen Lebens. Keine Bestrafung, keine Aufgabe, sondern wie Mittagessen, also etwas Regelmäßiges ohne starren Anfangs- oder Endpunkt.

Vybarr Cregan-Reid sagte zu mir, dass wir uns heute als körperlich fit betrachten, wenn wir ein paar Mal pro Woche für eine halbe Stunde ins Fitnessstudio gehen – aber es könnte sein, dass wir uns da vertun.[114]

»Heute teilen wir die Menschen in aktiv oder unsportlich ein. Deshalb denken viele, solange sie regelmäßig Sport treiben, sei alles in Ordnung. Aber wenn man die übrige Zeit sitzend verbringt, hat man dadurch keinen Schutz vor Krankheiten wie Diabetes. Es reicht einfach nicht.«

Auch Vybarr lobte den Lebensstil der sardischen Hirten: »Sie legen jeden Tag zwischen acht und fünfzehn Kilometern zurück, was genauso viel ist wie die einstigen Jäger und Sammler. Sie verbrennen auf einem höheren Level Kalorien als jemand, der am Schreibtisch sitzt.«

Dieser Ansatz ist in der modernen Welt äußerst selten. Mir fällt es nicht so leicht wie den Sarden, aber je mehr ich laufe, desto mehr steigt mein Bedürfnis, den ganzen Körper zu bewegen. Und zwar nicht, damit ich sichtbare Muskeln bekomme oder damit mein Hintern in einer Jeans besser aussieht, sondern weil ich endlich verstanden habe, dass mein Körper und mein Geist immer zusammenarbeiten. Die meiste Zeit meines Lebens war ich in meinem Kopf gefangen, ängstlich und angespannt. Ich hatte schreckliche Kopfschmerzen – solche, die einen völlig lahmlegen, hinter den Augen lauern und jede Bewegung gefährlich erscheinen lassen, weil an jeder Ecke die Übelkeit lauert. Ich habe sie nie mit der Angststörung in Verbindung gebracht. Ich habe einfach jede Menge Paracetamol geschluckt und versucht, weiterzumachen. Ich glaubte bereitwillig, dass meine körperlichen Symptome erste Anzeichen für etwas Chronisches, Entsetzliches waren, aber jeden Zusammenhang mit etwas Psychischem hätte ich als Hokuspokus abgetan. Ich lebte in meinem Körper, zwang ihn aber, still und gebückt zu verharren, und ließ zu, dass das Adrenalin in ihm herumsurrte.

Ich habe meinem Geist nicht genug Anerkennung für seine unglaubliche Willenskraft gezollt. Er konnte mir den Eindruck vermitteln, eine Grippe zu haben, dafür sorgen, dass ich mich vor Rückenschmerzen krümmte, mir Kopfschmerzen verursachen, mich derart frieren lassen, dass ich im Juli im Büro eine Daunenjacke trug. Alles die Angststörung – warum war das so schwer zu akzeptieren? Weil ich Körper und Geist trennte, weil ich die Vorstellung hatte, dass sie in unterschiedlichen Büros in verschiedenen Städten arbeiteten und nie miteinander kommunizierten. Ich Idiotin.

Es erstaunt mich nach wie vor, wie lange ich nicht nur mit psychischem Unwohlsein, sondern auch mit körperlichen Beschwerden gelebt habe. Ich fühlte mich fast die ganze Zeit ausgelaugt und müde. Tagsüber wurde mir schwummerig vor Erschöpfung und nachts konnte ich nicht schlafen, weil mein ganzer Körper unter vier Bettdecken zitterte und fror. Ich war derart mit meinem Kopf beschäftigt, dass ich annahm, mein Körper würde sich eben immer so anfühlen, ich tat also mein Bestes, das alles zu ignorieren. Das Laufen erreichte, was den Ärzten nie gelungen war – obwohl mein Hausarzt es oft versucht hatte. Es zeigte mir, wie eng Körper und Geist zusammenhängen. Fühlte ich mich bei den ersten Läufen, als würde mir ein Gewicht von den Schultern genommen – ich weinte weniger, hatte weniger Panikattacken –, war das nichts im Vergleich zu der Erkenntnis, dass jeder Lauf nicht nur meinem

Geist guttat, sondern auch die körperlichen Beschwerden linderte, die ich für eine unabwendbare und ewige Angelegenheit gehalten hatte. Ich wurde beweglicher, schlief besser. Aber meine Kopfschmerzen verschwanden nicht von einem Tag auf den anderen aufgrund der körperlichen Anstrengung. Sie ließen allmählich nach, bis ich mich eines Tages nicht mehr erinnern konnte, wann ich zuletzt welche gehabt hatte. Gleichzeitig wirbelte weniger Adrenalin durch meinen Körper und ich hörte auf, ständig mit den Zähnen zu knirschen (ja, ich hätte eine Knirschschiene von meinem Zahnarzt erfragen sollen, aber der Gedanke war mir zu peinlich). Langsam begriff ich, was das simple Bindeglied all dieser Entwicklungen war: Ich war zufriedener.

Als ich das verstanden hatte, wollte ich mehr auf meinen Körper hören. Wenn ich morgens verkrampft und angespannt aufwachte, hieß das, dass ich mir über irgendetwas Sorgen machte. Dann hatte ich zwei Möglichkeiten. Erstens musste ich herausfinden, was mich beschäftigte, zweitens konnte ich laufen gehen. Manchmal tat ich beides. Manchmal fiel mir beim Laufen ein, was das Problem war, und manchmal gelang es mir dadurch, es zu verstehen.

Wenn ich müde war, ging ich spazieren, weil ich wusste, dass ich frische Luft brauchte (so frisch wie die Luft in der Londoner Innenstadt eben ist), und erlaubte mir nicht, schläfrig und auf halber Flamme weiterzumachen. Selbst wenn ich nur zehn Minuten ging, war der Unterschied spürbar, und mittlerweile habe ich es mir angewöhnt. Morgens gehe ich sogar vor meinem ersten Kaffee spazieren. Es gibt mir die benötigte Zeit zwischen tiefem Schlaf und einem hektischen Tag, um ganz wach zu werden, damit ich nicht in Panik ausbreche, wenn ich zur Tube sprinte oder weil ich sofort mit der Arbeit anfangen muss.

Wenn ich nicht gut drauf bin, ist mein instinktives Bedürfnis, es gewissermaßen auszuschwitzen – das heißt, ich stemme Gewichte, mache Kniebeugen oder andere leicht folterähnliche Übungen. Dadurch fühle ich mich etwas stärker, als wären meine Reserven doch nicht ganz leer. Das hilft übrigens auch, wenn man einen Kater hat.

Aber auch sonst sorge ich dafür, dass sich Bewegung wie ein roter Faden durch mein Leben zieht. Mittlerweile macht es mir Spaß, meinen ganzen Körper zu fordern. Eine Dehnung, durch die ein zuvor inaktiver Muskel aufwacht, ist angenehm. Beine, die am Tag nach dem Gewichtheben brennen, machen mich froh, weil ich einen Teil von mir geweckt habe, der nicht genug benutzt wurde. Ich stehe auf und setze mich hin und bin insgesamt am Schreibtisch so ruhelos, wie ich mir das nie hätte vorstellen können. Auf dem Sofa herumzuhängen, ist inzwischen weniger reizvoll als vorher – was jedoch ehrlich gesagt ein zweischneidiges Schwert ist. Motivation ist der Schlüssel zu all dem, und manchmal ist es genauso schwer, aufzustehen und Sport zu treiben, wenn es einem gut geht, wie wenn man unglaublich traurig ist.

Als ich mich neu verliebte, warf mich das aus meiner Routine. Zum Teil, weil es mir so unwahrscheinlich vorkam, jedenfalls in der Intensität und mit derart starken Glücksgefühlen. Als die Beziehung sich entwickelte, ließ ich das tägliche Laufen und morgendliche Spazierengehen sausen, damit wir morgens miteinander im Bett liegen bleiben und abends lange zusammen essen konnten. Irgendwie kam es mir nun zu hart vor, schließlich lockten gleichzeitig andere attraktive Optionen. Eine Weile gab ich dem nach. An manchen Tagen bewegte ich mich praktisch überhaupt nicht. Und das waren sehr schöne Tage. Ich sagte mir, dass ich bloß eine Pause von der täglichen Schinderei machte, dass ich es etwas lockerer für eine Weile verdient hatte. Aber das war ein Fehler, denn ich fing an, das Laufen als eine Art Strafe zu sehen und vergaß, was es mir gibt. Es war nicht so, dass die Angst oder die Traurigkeit zurückkehrten – im Gegenteil, ich war völlig verschossen und strahlte. Aber mir war bewusst, wie falsch es war, das eine schleifen zu lassen, das mir das Rüstzeug für eine gute Beziehung gab. Laufen war nicht bloß das Mittel zum Zweck, sondern ermöglichte mir die ganze Reise überhaupt erst.

Sie kennen sicher das gängige Klischee, dass man in einer neuen Beziehung erst einmal zunimmt. Nun, es mag zwar abgelutscht sein, ist aber deswegen nicht falsch. Nach zu vielen ausgedehnten Abendessen und Croissants zum Frühstück wurde mir klar, dass ich in die Falle getappt war. Also ging ich wieder täglich laufen. Zugegeben, nicht der edelste, heldenhafteste Grund, wieder damit anzufangen, aber so kam ich wieder in den Trott. Ich hatte es nur für ein paar Monate schleifen lassen, und dass es mich nun juckte, wieder loszulaufen, betrachtete ich als Zeichen für die stärkere Verbindung zu meinem Körper. Und ich brauchte dieses wunderbare Gefühl, mit meinen Gedanken allein zu sein, nachdem ich es eine Weile nicht gehabt hatte. Wenn man in einer Beziehung ist, ist man selten für sich. Das ist schön, aber ich hatte ja erst kürzlich gelernt, das Alleinsein zu genießen, und war nicht bereit, es völlig aufzugeben.

Als ich mit dem Laufen begann, fühlte ich mich oft sehr einsam – ich musste mich daran gewöhnen, wieder auf mich gestellt zu sein, und fand es schwierig, Zeit ohne andere Menschen zu verbringen. Indem ich heiratete und mich zu Hause verbarrikadierte, vernachlässigte ich damals mein Sozialleben, und bald hinderte mich meine Angst am Ausgehen. Zwar gab es Menschen, die zu Besuch kamen, aber sie hatten ihr eigenes Leben, und ich konnte nicht sämtliche Verantwortung an andere abgeben. Selbst meine Schwester, die wochenlang bei mir gelebt hatte, musste irgendwann zurück in ihre eigene Wohnung.

Wenn das Gefühl der Einsamkeit zu stark und ich deswegen nervös wurde, ging ich laufen. Der Stress, den das Alleinsein erzeugt, ist gut belegt. Zahlen der Regierung zufolge fühlen sich junge Menschen zwischen sechzehn und vierundzwanzig heute tendenziell einsamer als früher.[115] In Großbritannien gibt es sogar den Posten eines *Minister for Loneliness*, eines Einsamkeitsministers, der die zunehmende Isolation bekämpfen soll – denn wie Forschungen ergeben haben, lässt Einsamkeit die Mortalität um 26 Prozent steigen.

Verbringe ich zu viel Zeit allein, nimmt meine Angst wieder überhand. Irrationale Gedanken schleichen sich ein und ich werde nervös. Nachdem meine Ehe gescheitert war, fühlte ich mich ziemlich einsam – was einerseits normal ist, wenn jemand dein Leben für immer verlässt. Andererseits tat ich aber auch nicht sonderlich viel dagegen. Ich wollte die Leute nicht noch mehr strapazieren, als ich es ohnehin schon getan hatte. Und so kam es, dass ich an manchen Wochenenden keine Menschenseele sah. Aber ich wollte diese sich spürbar wieder aufbauenden Ängste sich nicht erneut einnisten lassen. Sie sollten mir nicht wieder das Heft aus der Hand nehmen. Also lief ich, manchmal bloß durch den Park. Diese Unterbrechung genügte, um die leere Wohnung weniger bedrohlich wirken zu lassen. Aber manchmal reichte das nicht aus, und ich lief irgendwohin – zu einem Café, einem Museum oder bloß durch die Geschäfte. Oft entdeckte ich Orte, die ich noch nie gesehen oder vorher ignoriert hatte. Meine Augen waren offen für die Umgebung und es machte mir großen Spaß, auf ein eigenartiges Haus, einen alten Pub oder versteckte Bahnschienen zu stoßen. Manchmal erlebte ich auch surreale Situationen – wenn ich mich durch eine Gruppe krakeelender Weihnachtsmänner schlängeln musste, wenn ein Hund sich von seinem Besitzer losriss und ein Stück mit mir durch den Park lief oder ich einen Mann sah, der mitten in London durch den Kanal *schwamm*. Weißt du, wie schmutzig der Kanal ist? Ganz zu schweigen von den launischen Schwänen. Ich bin so tiervernarrt, dass ich wie eine alte Tante im Park fremde Hunde streichle, aber Schwäne sind gemein und unverschämt. Ganz bestimmt.

Merkwürdigerweise kam ich mir beim Joggen nie einsam vor. Ich gehörte zu meiner Umgebung, war Teil eines Tableaus mit Familien im Park, Spaziergängern mit ihren Hunden, Touristen und Pendlern. Ich traf auf andere Läufer und das spornte mich an – ich wusste, dass ich es genauso schaffen konnte wie sie. Vor ein paar Jahren wurde Gwyneth Paltrow wegen ihrer Werbung für das Konzept des »Earthing« ausgelacht – was sie auf ihrer zum Schreien komischen Website *Goop* beschreibt (schau gern auf die Seite, wenn du eine Hundedecke für achthundert Dollar brauchst). Die Sprache war ein aufgesetztes Geschwurbel, aber das Kernargument war mehr oder weniger, dass »die physische Verbindung zum Planeten Erde gut für Körper und Seele ist«. Bei ihrer Version des »Earthing«, der Erdung, lief man barfuß über handgefüttertes Gras oder etwas ähnlich Bescheuertes, aber in meinen einsamen Momenten empfand ich peinlicherweise etwas ganz Ähnliches. Beim Laufen war ich mit der Welt um mich herum verbunden – mit etwas, das meine Neurosen unwichtig wirken ließ. Mit jedem Schritt wurde ich ruhiger, machte mich die Stille in meiner Wohnung weniger wahnsinnig und ich realisierte, dass mich eine Welt umgab, mit der ich in Kontakt sein wollte und konnte, wann immer mir danach war.

Wenn ich eine Weile draußen gewesen war und mich bewegt hatte, fühlte ich mich beim Nachhausekommen nicht mehr isoliert oder »anders«. Ich konnte in meine Wohnung zurückkehren und etwas Produktives tun, anstatt nur herumzusitzen und innerlich immer aufgewühlter zu werden. Ich habe so viel Lebenszeit damit verbracht, mich in meinem Kopf nicht wohlzufühlen, und Einsamkeit verstärkt dieses Unbehagen nur – schließlich kann sie selbst sogar zu psychischen Problemen führen. Forscher der Universität Chicago fanden 2014 heraus, dass Einsamkeit ein zuverlässiges Warnzeichen für zukünftige depressive Symptome ist.[116] Komisch, dass sich das Alleinsein beim Laufen dagegen gut anfühlt – und zwar immer. Wenn ich über den Asphalt trabe, erlebe ich mich nie als schwach oder erbärmlich, wie es der Fall sein kann, wenn ich in einer leeren Wohnung herumgeistere. Im Gegenteil, ich fühle mich stark und frei. Indem ich meinen Körper stärker mit meinem Geist verband und ihn regelmäßig zum Durchatmen nach draußen brachte, durchbrach ich die Isolation, vervollständigte mich gewissermaßen. Wie schon erwähnt fängt das Buch *How to Think About Exercise* von Damon Young damit an, dass der Autor den Denkfehler des »Dualismus'« anspricht – die Tatsache, dass man Gehirn und Körper als getrennte Einheiten betrachtet. Denn das Denken »findet nicht außerhalb des Körpers statt«.[117] Man kann einsam sein und sich trotzdem dafür entscheiden, auch körperlich allein zu bleiben. Und manchmal kann man beides verbinden, wie ich es beim Laufen getan habe, und am Ende ist es okay.

Viele Menschen empfehlen das Laufen in der Natur, um noch mehr von den positiven Auswirkungen auf den Geist zu profitieren. Eine Studie der Universität Stanford aus dem Jahr 2015 sollte zeigen, ob Sport in der freien Natur Einfluss auf das Grübeln und die Sorgen hat, die mit psychischen Krankheiten wie Depressionen einhergehen.[118] Eine Gruppe von Studienteilnehmern wurde aufgefordert, neunzig Minuten durch die Natur zu laufen. Die andere Gruppe sollte genauso lang und mit derselben Intensität durch die Stadt laufen. Diejenigen, die in der Natur gelaufen waren, berichteten, die Grübelei sei zurückgegangen, und auch im Gehirnscan war eine verringerte neuronale Aktivität in dem Bereich zu sehen, der mit psychischen Störungen assoziiert wird (der subgenuale präfrontale Cortex). Bei der Gruppe, die in der Stadt gelaufen war, wurden diese Wirkungen dagegen nicht beobachtet. Es war eine kleine Studie mit nur achtunddreißig Teilnehmern, aber ich kann das Ergebnis nachvollziehen. In einer ländlichen Gegend spazieren zu gehen (jetzt, da ich etwas älter bin, habe ich das zu schätzen gelernt), macht mich auf eine Weise fit für den Tag, wie es ein Lauf in der Stadt nicht ganz hinbekommt. Es gibt nichts Besseres, um überreizte Nerven zu beruhigen, als allein in einer schönen Umgebung zu sein. Besonders in der zauberhaften Stille, die auf dem Land herrscht. Das heißt aber nicht, dass ich nichts von einer Runde durch die Stadt hätte. Viele von uns haben keine Felder und Wälder in unmittelbarer Nähe – nach jüngsten Schätzungen für das Jahr 2020 leben 76,4 Prozent der Einwohner Deutschlands in Städten.[119]

Aber für alle, die das Glück haben, von Hügeln, Mooren und Klippen umgeben zu sein, kann das eine tiefe Wirkung haben. In *Running Free: a Runner's Journey* beschreibt der Journalist Richard Askwith, wie er in Südlondon mit dem Laufen anfing und sich schnell in den Sport verliebte.[120] Er stoppte seine Zeit und hatte das Ziel, schneller, länger und besser zu laufen – bis es zu einer undankbaren Aufgabe wurde und zu sehr einem Job ähnelte. Askwith entdeckte das Laufen in der Natur und veränderte seine Haltung zu dem Sport grundlegend. Er liebt es nun, durch das ländliche Northamptonshire zu laufen, genießt die sich verändernden Jahreszeiten, die Tiere und die Ausflüge mit seinem Hund über schlammige Felder. Interessanterweise lässt er sich gegen die Kommerzialisierung des Laufens aus – die teure Ausrüstung, die Besessenheit von persönlichen Bestzeiten, das Sponsoring von Laufgruppen durch Firmen – all das geht auf Kosten der reinen Freude, rauszugehen und einfach aus Spaß zu laufen. Vybarr Cregan-Reid glaubt ebenfalls, dass es sinnvoll sein könnte, das Laufen als »Nichttraining« zu betrachten. »Training ist etwas Mechanisches, man tut es, weil man ein bestimmtes Ziel verfolgt ... ein gesünderes Herz, Diabetes bekämpfen. Laufen ist viel mehr als nur ein Weg, um abzunehmen. Es hat viele Dimensionen und geht weit über reines Training hinaus.«

Als ich ihn fragte, wie wichtig die Natur im Zusammenhang mit körperlicher Aktivität ist, erzählte Vybarr mir von dem neuartigen Konzept des »Waldbadens«.[121] In meinen unwissenden Ohren klang es zuerst etwas exzentrisch, aber es passt zu dem Aufstieg der Umweltpsychologie – ein Fachgebiet, in dem das Verhältnis von Mensch und Umwelt untersucht wird. Waldbaden bedeutet nicht, irgendwo im Wald ein Bad zu nehmen – was am Anfang überhaupt erst mein Interesse geweckt hatte, wenn ich ehrlich bin.

Vielmehr haben japanische Forscher untersucht, wie sich Aufenthalte im Wald auf gesundheitliche Probleme wie hohen Blutdruck auswirken. Das Centre for Environment, Health and Field Scienes der Universität Chiba studierte 2010 die Praxis des sogenannten »Waldbadens« oder *shinrin-yoku*, um den Effekt auf die Gesundheit von zweihundertachtzig Personen Anfang zwanzig abschätzen zu können.[122] Die Forscher nahmen den Puls, maßen das Cortisollevel im Speichel (das bei Stress erhöht ist) sowie den Blutdruck und Herzschlag derjenigen, die am Tag eine halbe Stunde im Wald verbrachten. Die Daten wurden mit denen von einem Tag in der Stadt verglichen. Das Ergebnis war ziemlich bemerkenswert und die Studie endete mit den Worten: »Eine Waldumgebung fördert im

Vergleich zu einem städtischen Umfeld niedrigere Cortisollevel, einen niedrigeren Puls, niedrigeren Blutdruck, eine höhere Aktivität des parasympathischen Nervensystems, und es senkt die Aktivität des sympathischen Nervensystems.«

Eine weitere japanische Studie hatte 2007 die Vorteile des Waldbadens an einer größeren Gruppe untersucht. Vierhundertachtundneunzig gesunde Menschen verbrachten einen Tag im Wald und füllten in dieser Zeit zweimal einen Fragebogen aus. »Verglichen mit dem Kontrolltag zeigten die Ergebnisse, dass die Werte für Feindseligkeit und Depressionen an dem Tag im Wald signifikant sanken und die für Lebendigkeit signifikant anstiegen.«[123]

Außerdem macht die Studie deutlich, dass »das Stresslevel und die Intensität des *shinrin-yoku*-Effekts in Zusammenhang stehen: Je höher das Stresslevel, desto stärker die Wirkung.«

Diese Forschung hat gezeigt, dass der Wald für Menschen mit emotionalen Schwierigkeiten hilfreich sein kann, besonders bei solchen mit chronischem Stress. Aber nicht nur Wälder verbessern die Stimmung und reduzieren den Stress. Zum Glück hat Vybarr mir versichert, dass meine Laufstrecken durch Parks und am Kanal entlang ebenfalls guttun – jeder Ort, an dem etwas Grün wächst, an dem es ein kleines bisschen Natur gibt. Und wenn man genau hinguckt, fällt einem die sprießende Natur an den unwahrscheinlichsten Stellen auf.

»Das zeigt die Umweltpsychologie – alles, bei dem Natur involviert ist, wird besser«, sagte Vybarr. »Menschen können schneller aus dem Krankenhaus entlassen werden, wenn sie ins Grüne schauen durften; im sozialen Wohnungsbau in Chicago war die Kriminalitätsrate in den Gebieten niedriger, wo die Menschen mit Blick ins Grüne lebten.«

Cregan-Reid und Askwith sind nicht allein mit ihrer Leidenschaft für die freie Natur und die Vorteile, die sie uns beschert. Die Wohltätigkeitsorganisation für psychische Gesundheit Mind befürwortet schon lange »Naturtherapie«, um psychische Probleme zu verringern. Sie bietet Programme an, mit deren Hilfe Menschen mehr Zeit in der Natur verbringen können. Gestützt wird dieser Ansatz durch Forschung der University of Essex, die gezeigt hat, dass Sport mit Blick auf Bilder einer schönen, grünen Landschaft das Selbstwertgefühl verbessert und den Blutdruck senkt. Weitere Studien derselben Universität kamen zu dem Ergebnis, dass die Teilnehmer nach »grünen« Aktivitäten wie Radfahren, Angeln oder Reiten deutlich weniger gereizt und niedergeschlagen waren.

Mind zählt vier Grundprinzipien der Naturtherapie auf[124]:

- Verbindung mit der Natur und anderen Menschen
- Stimulierung der Sinne
- Aktivität
- Flucht

Wenn ich auf meine einsame Phase zurückblicke, wird deutlich, dass dies die Dinge waren, die ich unbewusst beim Laufen suchte. Und ich sehe nun auch, dass dies die Faktoren waren, die mir beim Überwinden der Extreme meiner Angststörung geholfen haben – auch wenn mir das zu dem Zeitpunkt noch nicht klar war. Psychische Probleme können einem die Befriedigung all dieser menschlichen Bedürfnisse erschweren. Ich konnte zum Beispiel keine echte Verbindung zu der Welt um mich herum und meinen Liebsten aufbauen – geschweige denn zu denen, die ich noch gar nicht kannte. Ich vermied jegliche Stimulation der Sinne, aus Angst, dadurch könnte ein neuer Panikschub ausgelöst werden, und ich habe erst recht keine Aktivität ausprobiert, die mich aus meiner Hülle getrieben hätte. Ich blieb klein und beschränkt. Fehlt noch die Flucht.

Dieses Wort habe ich beim Schreiben dieses Buches relativ oft benutzt. Flucht vor der Traurigkeit, der Angst, meinem eigenen Gehirn. Keine Flucht für immer, sondern ein kurzes Entkommen, ein Moment, bei dem alles andere weit weg ist. Es ist schwer in Worte zu fassen, was die Flucht einem bringen kann, aber ich stelle fest, dass die Natur den Effekt verstärkt, was die Minuten, die man außerhalb seiner Komfortzone verbringt, noch bedeutsamer, noch lohnender macht. Wie C. G. Jung gesagt hat: »Wann immer wir mit der Natur in Berührung kommen, werden wir sauber.«[125]

Seit mir klar ist, dass Laufen in der Natur mehr für meinen Geist tun kann als die Läufe durch die Stadt, versuche ich auf Reisen immer entsprechende Strecken zu finden. Einmal bin ich in Irland an der Küste entlanggelaufen, an einem abgelegenen Ort, an dem ich zuvor noch nie gewesen war. Ich hatte einen ziemlich schlimmen Kater und wollte den Kopf freikriegen, bevor ich meine Aufgaben als Brautjungfer wahrnehmen, eine Rede halten und einigermaßen präsentabel aussehen musste. In dieser Woche, in der eine gute Freundin gestorben war und eine andere ein Kind bekommen hatte, war ich bereits bis zum Bersten voller Emotionen und brauchte etwas frische Luft und Zeit für mich. Während ich mich immer weiter von dem Dorf entfernte und dem Meer näherte, merkte ich schnell, dass ich noch nie eine so schöne Landschaft gesehen hatte. Der Wind tobte um mich herum und Möwen waren meine einzigen Begleiter, als ich mich vorwärtskämpfte. Ständig veränderte sich das Licht! Der Himmel war blau und kühl, doch im nächsten Augenblick wurde das Licht heller und intensiver, bis ich im strahlenden Sonnenschein lief. Ich kam an riesigen alten Booten vorbei, die der Witterung überlassen worden waren, im Schatten eines Berges hinter mir. Ich saugte alles auf: Selbst die Luft schien greifbarer zu sein, als der Wind an mir rüttelte.

Ich war mit herumwirbelnden Gedanken über den Tod und das Leben und Babys aufgebrochen, und nun, zehn Minuten später, war all das vergessen. Ich sah nur noch die Landschaft. Ich konnte meine Umgebung *spüren*. Wie sehr ich mich mit dem gegenwärtigen Moment verbunden fühlte, verblüffte mich, die ich an das Stadtleben und mein ruheloses Gehirn gewöhnt war – immer mit der Vergangenheit oder der Zukunft beschäftigt, mit »Was, wenn«-Gedanken. Sakyong Mipham nennt diese Verbindung zu unserer Umgebung »Panoramisches Gewahrsein«[126], und es fühlte sich tatsächlich wie eine Art Meditation an – etwas, das ich für mich nie für möglich gehalten hätte. Ich lief leichtfüßig, genoss jeden Schritt und dachte an wenig. Ich war weder traurig noch glücklich, ich hatte einfach das Gefühl, ganz und gar »da« zu sein. Und ich war nie kleiner als bei diesem Lauf. Kleiner, aber nicht kleingemacht. Mir stand nur plötzlich vor Augen, wie meine Verbindung zur Welt war, wie winzig mein Platz darin war. Dr. Mihály Csíkszentmihályi bezeichnete dieses Gefühl bereits 1975 als »Flow«, aber es gibt noch viele andere Begriffe dafür. Ihm zufolge sind die daran beteiligten Faktoren:

- absolute Konzentration auf die Tätigkeit
- ein klares Ziel und unmittelbare Rückmeldung
- eine zeitlich begrenzte und bereichernde Erfahrung
- Mühelosigkeit und Leichtigkeit
- Ausgeglichenheit zwischen Anforderung und Fähigkeit
- Kombination aus Handlung und Bewusstsein
- das Gefühl der Kontrolle über die Tätigkeit[127]

Kling nach viel Arbeit, was? Csíkszentmihályi sagt, dass man definitiv Arbeit reinstecken muss, dass es kultiviert werden muss. Aber das ist nicht gleichzusetzen mit Hausaufgaben und gedanklichem Sezieren. Für mich hieß das bloß, regelmäßig zu laufen. Aber man kann nicht nur beim Laufen in diesen Zustand kommen, wobei es in diesem Buch natürlich speziell darum geht. Was ich bei dem Ausflug in Irland erlebte, war höchstwahrscheinlich ein Flow. Es erschien mir anders als das berühmte Runner's High, wenngleich es ein paar Ähnlichkeiten gab. Ich empfand nicht nur reine Euphorie, sondern eher das Gefühl, dass ich genau dort war, wo ich sein sollte, und das tat, was ich tun sollte. Im Grunde war es das Gegenteil von meinem Normalzustand. Angst ist ein Gefühl von Panik, Zweifel und Hilflosigkeit, wohingegen ich bei diesem einen »Flow«-Lauf innerlich ruhig war. Ich fühlte mich sicher in dem, was ich tat, und hatte den Eindruck, die Kontrolle zu haben. Vielleicht war das so bemerkenswert, weil ich diesen Zustand als angstgetriebener Mensch nicht gewohnt bin.

David, der an einer generalisierten Angststörung leidet (siehe Kapitel zwei dieses Buches), erzählte mir, dass er auch so etwas wie ein »Flow«-Gefühl beim Laufen hat: »Die rhythmische, gleichmäßige Tätigkeit des Laufens gibt mir etwas, worauf ich mich konzentrieren kann. Eine bestimmte Distanz zu schaffen oder meine Zeit zu verbessern, ist ein objektiver, messbarer Erfolg, wie ich es von nicht vielen anderen Tätigkeiten kenne. Für mich ist es bislang die einzige ›Methode‹, um mich von intrusiven Gedanken abzulenken. Ich sollte mich also wirklich häufiger aufraffen!«

Ich glaube, diesen Lauf werde ich meinen Lebtag nicht vergessen. Auch deshalb, weil ich weinen musste, als ich nach der Hälfte der Strecke eine Pause machte, um einfach nur die Wellen zu beobachten und dem Meer zu lauschen, so überwältigt war ich von allem. Ich werde immer für diesen Moment der Klarheit und das einzigartige Gefühl, im Hier und Jetzt zu sein (ich weiß, ein Klischee), dankbar sein. Aber ich hoffe nicht jedes Mal darauf, wenn ich die Laufschuhe schnüre. Das wäre wohl kontraproduktiv. Es würde die Bedeutung jedes anderen Laufs herabsetzen, die ja alle auf ihre Art sinnvoll sind. Ich erzähle auch nur davon, weil mir bisher ausschließlich das Laufen den »Flow« beschert und einen solchen Frieden geschenkt hat. Außerdem bringt es auf den Punkt, warum ich eine so riesige Leidenschaft für eine so einfache Tätigkeit habe (falls das bisher noch nicht rübergekommen ist).

Ich habe mich hauptsächlich darauf konzentriert, wie das Laufen meine Angst dramatisch reduziert und mir ermöglicht hat, meine Gedanken zu entwirren. Deshalb habe ich vielleicht bisher einen anderen wichtigen Grund außer Acht gelassen. Über all den Endorphinen, dem Serotoninschub oder der Suche nach dem Flow in der Natur habe ich eins vergessen: das Selbstwertgefühl. Etwas, über das Zeitschriften gern schreiben – wie man es findet, fördert, behält. Ich habe das Thema jedoch nie mit mir selbst in Verbindung gebracht. Ich hatte ein negatives Selbstbild und sprach immer scherzhaft abwertend über mich, aber es war mir nie in den Sinn gekommen, dass ich einfach nur keinerlei Selbstvertrauen haben könnte.

Ich gab auf, wenn etwas schwierig wurde, und versteckte mich vor allem, was mir Angst machte (sprich, vor den meisten Dingen), und das bedeutete, dass ich nach und nach zu dem Schluss kam, dass ich im Grunde zu kaum etwas zu gebrauchen war. Aber auf eine seltsame Art beschloss ich, dass das okay wäre, solange ich immer Witze darüber riss und jedem unmissverständlich klarmachte, dass ich mich nicht mochte. Ich glaube, das tun viele Menschen, insbesondere Frauen. Mich schränkte mein Mangel an Selbstbewusstsein zumindest nicht weniger ein als andere. Dachte ich jedenfalls. Aber ich bewarb mich nie auf Stellen oder wagte mich an andere Herausforderungen. Ich ließ zu, dass Männer mich ziemlich mies behandelten. Ich war dankbar für jedes Lob und wehrte es gleichzeitig immer ab.

Eine Scheidung hat wohl immer einen verheerenden Effekt auf jeglichen aufgebauten »Selbstwert«. Und wenn das noch nicht reicht, kümmert sich die Angststörung flink um den Rest. Aber das Selbstvertrauen muss nicht zwangsläufig für alle Zeiten verschwunden sein. Ein neues Hobby auszuprobieren oder eine neue Fähigkeit zu entwickeln, kann dem Selbstbewusstsein überraschend schnell Flügel verleihen. Wie bei den meisten Dingen ist die Dualität der entscheidende Punkt. Vielleicht bist du zufrieden mit deinen geistigen Fähigkeiten, hasst aber deine vermeintliche körperliche Schwäche. Oder andersherum bist du in der Lage, fünfzig Liegestütze hintereinander zu machen, fühlst dich aber im Job unnütz.

Man muss an beidem arbeiten. Klar, leichter gesagt, als getan. Mein Selbstwertgefühl wuchs mit jedem Mal, das ich etwas länger lief oder mich trotz strömenden Regens hinausschleppte. Ich häufte kleine Erfolge an. Ich gab nicht nach einer Woche auf – ein Erfolgserlebnis. Ich lief fünf Kilometer am Stück – ein weiterer Schritt zu einem größeren Selbstbewusstsein. Ich war jedes Mal stolz auf mich, wenn ich die Laufschuhe schnürte, obwohl ich insgeheim lieber zu Hause geblieben wäre.

Das Geniale daran, sich allein (nicht als Teil eines Teams) etwas Neues anzugewöhnen, ist, dass man niemanden enttäuschen kann. Natürlich ist es gut für das Durchhaltevermögen, wenn man etwas mit anderen zusammen macht, aber manchmal ist eben auch schon dieser geringe Druck zu viel. Ich war jedenfalls nicht bereit dafür. Ich wollte einfach nur etwas ohne irgendwelche Erwartungen ausprobieren. Daher die ersten Schritte in der dunklen Gasse. Da schaute niemand zu, niemand lachte mich aus und niemand verurteilte mich, falls ich aufgab.

Das Selbstwertgefühl lässt sich nicht messen, aber es gibt ein paar allgemein anerkannte Anzeichen dafür, dass man ein gesundes Maß dessen hat. Darunter sind die Fähigkeit, Fehler zu machen und aus diesen zu lernen, Optimismus, Durchsetzungsvermögen, das Vertrauen in andere und gute Selbstfürsorge. Ohne Selbstbewusstsein verfällt man leicht in Depressionen, hat Angst vor dem Scheitern und vermeidet Risiken.

Auch Wohltätigkeitsorganisationen wie Mind raten dazu, ein neues Hobby anzufangen oder etwas Neues zu lernen, wenn man an seinem Selbstbewusstsein arbeiten möchte. Also machte ich es intuitiv richtig. Als ich das erste Mal einen Kilometer ohne Pause lief, hüpfte ich nach Hause. Wirklich. Ich war so glücklich, diese Distanz bewältigt zu haben, dass mir meine Außenwirkung egal war. Und ich musste auch nicht irgendjemandem davon erzählen, um es noch mehr zu genießen. Ich hatte es im Kopf und das genügte.

Selbstvertrauen erzeugt Zuversicht. Vielleicht mindert es auch nur die Angst vorm Scheitern. Zwar war der Rückgang der Angst die größte Freude, die mir das Laufen bescherte, aber mir fiel auch auf, dass ich mich insgesamt wohler mit mir selbst fühlte. Die nagenden Zweifel über etwas, das ich im Laufe des Tages gesagt hatte, die mich sonst manchmal stundenlang wachhielten, vergaß ich nun innerhalb weniger Minuten. Ich konnte in Meetings den Mund aufmachen, ich konnte sogar um eine Gehaltserhöhung bitten. Ohne ein gestärktes Selbstvertrauen wäre das nicht möglich gewesen. Ich stellte mich sogar meinen Ängsten, denen ich bisher ausgewichen war – nun hatte ich genug Kraftreserven dafür. Und ich nahm es sogar mit welchen auf, von denen ich nicht einmal wusste, dass ich sie hatte …

Es war drei Uhr nachmittags und ich schlenderte durch Londons Regent's Park. Kinder rannten umher, man spielte Frisbee und schleckte Eis. Warum befürchtete ich also, die Kontrolle über meine Körperfunktionen zu verlieren?

Die Antwort ragte hoch über mir auf. Durch die Bäume hinter dem Hauptsportplatz lugte ein gigantisches Foltergerät aus Stahl, Seilen und Rollen. Und genau da lief ich gerade gezielt hin.

Ich hatte mich bei meiner Mission, Neues auszuprobieren und mich der Angst zu stellen, selbst aus der Komfortzone geschubst. Je mehr ich mich beim Laufen verbesserte, desto deutlicher hatte ich das Gefühl, da ginge noch mehr; als könnte ich noch etwas Neues versuchen, noch weniger vermeiden. Also ging ich öfter Risiken ein und vor die Tür, anstatt mich zu Hause zu verstecken. Trotzdem hatte ich nach wie vor die vage Vorstellung, ich sollte irgendetwas tun, vor dem ich richtig Schiss hatte – von dem ich nicht nur ein wenig feuchte Hände bekam. Also tat ich, was jeder normale Mensch tun würde, und meldete mich für eine Stunde am Fliegenden Trapez an.

Es hätte auch Bungeejumping sein können. Oder ein Fallschirmsprung. Oder ein Feuerlauf. Aber das wird im Zentrum Londons nicht so häufig angeboten, und wenn ich »die Gefahr spüren und es trotzdem tun« wollte, dann an einem Ort bei mir in der Nähe. Schreckliche Angst, ja. Lange Fahrt dorthin, nein.

Deshalb starrte ich nun also an einem Turm hoch, an dem Seile und Netze befestigt waren. Aus meiner Warte sah es aus wie ein mittelalterliches Folterinstrument und mir wurde übel. An der Gruppenstunde nahmen ein paar Frauen teil, die mir versicherten, dass es »nach dem ersten Mal« absolut süchtig machte, ein Mann, der sich bei einem früheren Versuch ein blaues Auge geholt hatte – »meine eigene Schuld«, beteuerte er – und ein neunjähriger Junge, der es kaum erwarten konnte.

Außer mir schien keiner wackelige Knie zu haben. Also atmete ich tief durch und tat, als wäre ich genauso begeistert wie die anderen davon, mich von einem hohen Turm zu stürzen. Nach ein paar Einweisungen bekam ich ein Geschirr angezogen und stellte mich in die Schlange, um die Leiter hinaufzuklettern. Die erfahreneren Teilnehmer kamen zuerst dran und sprangen ohne Skrupel von dem winzigen Vorsprung, ließen vergnügt die eine Stange los und klammerten sich an die nächste wie flinke Äffchen. Wenn sie die zweite Schaukel erwischt hatten, warfen sie die Beine über die Stange, ließen sich Kopf über hängen und schwangen vor und zurück. Es sah so entspannt aus. Ich würde bestimmt kotzen müssen.

Der Neunjährige kam ins Wanken und traute sich nun doch nicht so recht. Also war ich als Nächste dran. Ich kletterte die scheinbar endlose Leiter hinauf. Als ich oben ankam, hängte ein netter Mann mir das Sicherheitsseil ans Geschirr und schaffte es durch gutes Zureden, mich auf den kleinen Holzvorsprung zu locken. An diesem Punkt kam mir jegliches Vertrauen abhanden. Ich wollte mich nicht dazu zwingen. Ich fühlte mich dumm und tollkühn und fing an, hektisch zu atmen. Mein Gesichtsfeld verengte sich und alles wurde dunkler – klassische Anzeichen für eine Panikattacke. Ich stand ein paar Sekunden auf dem Vorsprung, während der Trainer mir von unten Mut zurief. Konnte ich einfach wieder runterklettern? Würde ich mich hassen, wenn ich es täte? Die Antwort auf beide Fragen war: ja. Ich versuchte eine andere Taktik. Wenn ich mich einfach hineinwarf, wie mit dem Laufen damals, würde vielleicht etwas Gutes passieren. Vielleicht würde es nicht zur Katastrophe kommen, die ich mir immer vorstellte. Also sprang ich. Und es war *furchtbar*. Mein Magen drehte sich zu schnell und ich fing die andere Stange nicht, musste mich in das Netz fallen lassen und lachte verlegen. Aber ich hatte es getan! Obwohl mir mein Körper und mein Kopf gesagt hatten, ich solle es lassen. Mittlerweile wusste ich, dass man als jemand mit einer Angststörung manchmal genau das Gegenteil von dem tun muss, was einem alle Sinne sagen wollen.

Viel Zeit für Erholung war nicht. Wir stellten uns alle wieder auf für den zweiten Versuch. Diesmal fasste der Neunjährige sich ein Herz und auch sonst schaffte jeder den Sprung. Jeder außer mir. Die Furcht wurde nicht geringer und ich fiel nach wenigen Sekunden erneut in das Netz. Ich glaube, die Trainer merkten relativ früh, dass ich das schwächste Mitglied der Gruppe war, und als ich wieder unten war, bekam ich eine Extrarunde Applaus. Alle waren ungeheuer unterstützend, und jeder hatte Tipps, wie man die zweite Stange am besten zu fassen bekam. Ich hatte noch einen weiteren Versuch, wollte aber eigentlich nicht noch einmal. Gleichzeitig wollte ich auch nicht die ganzen netten Leute enttäuschen, die es wahrscheinlich ohnehin schon ziemlich peinlich fanden, dass ich bei etwas versagte, was sogar einem Kind gelungen war. Also kletterte ich ein drittes Mal die Leiter hinauf, fragte mich, ob ich jetzt an Höhenangst litt, und nahm mir vor, das zu Hause zu googeln. Ich sprang und lauschte auf den Trainer, der mir genaue Anweisungen zurief. Ich packte die andere Schaukel und warf die Beine über die Stange. »JETZT LOSLASSEN«, brüllte der Trainer. Aber wer will schon mit dem Kopf voran nach unten stürzen? Also schaukelte ich ein wenig hin und her, wie Carrie Bradshaw in *Sex and the City*, als sie das Trapez für einen Artikel ausprobiert, den sie schreiben will (ach, du bist zu jung … egal), und wartete. Und dann tat ich es plötzlich. Ich ließ mich fallen und hing nur noch mit den Beinen an der Stange. Und das fühlte sich verdammt gut an. So sehr, dass ich dort hing, bis das Trapez nicht mehr schaukelte und ich mich wieder ins

Netz fallen lassen musste. Ich versuchte es nicht noch ein viertes Mal und hatte am nächsten Tag ziemlich starke Schmerzen. Aber dafür habe ich jetzt keine Angst mehr vor dem Fliegenden Trapez.

Wie ich vorher schon über all meine Erfolge im Kampf gegen die Angst sagte: Es waren keine Heldentaten fürs Guinnessbuch der Rekorde. Meine Trapeznummer war weder elegant noch genoss ich sie. Ich stellte mich außerdem wirklich nicht besonders geschickt an – selbst der Neunjährige schaute mitleidig. Aber mein Selbstwertgefühl machte an diesem Tag eine steile Kurve nach oben. Ich ging wie in einer Wolke nach Hause, erfreute mich an jedem Baum, jedem Vogel und jedem Menschen. Ich hatte das unvergleichliche Gefühl, etwas gemeistert zu haben. Und ermöglicht hatte mir das nur das Laufen. Weil ich lief, konnte ich ein paar Sekunden durch die Luft schweben. Daran erinnere ich mich oft, wenn ich überlege, warum ich laufe. Wenn ich daran denke, dass ich früh aufstehen muss oder mir Sorgen mache, weil es mir nicht regelmäßig Hochgefühle beschert. Denn es geht nicht nur um die halbe Stunde, die ich an einem verregneten Montag absolviere, oder das flotte Tempo, das ich alle Jubeljahre einmal erreiche. Es beeinflusst alles in meinem Leben, alles wird weiter, offener. Und es gibt mir das Selbstbewusstsein für andere Dinge. Ich bin eine nervige Laufpredigerin, so viel sollte inzwischen klar geworden sein. Aber nur, weil ich herausgefunden habe, dass es mir unabhängig davon das Tor zu einem ganz anderen Leben aufstieß.

Es klingt nach einem etwas konstruierten Zusammenhang – joggen und dadurch den Mut finden, auf ein Trapez zu gehen. Aber für mich ist er eindeutig da. Zu wissen, dass ich zehn Kilometer laufen kann, ließ mich auch fest daran glauben, dass ich kopfüber schaukeln konnte. Ich wusste, ich konnte für ein Vorstellungsgespräch nach New York fliegen und allein vor die Tür treten, ohne zu hyperventilieren. Panikfreie Tage haben. Musste nicht ständig nach dem Notausgang suchen. Wie Carrie Fisher gesagt hat: »Haben Sie Angst und tun Sie es trotzdem. Was zählt, ist das Handeln. Man muss nicht darauf warten, bis man sich etwas zutraut. Tun Sie es einfach, das Selbstvertrauen folgt.«[128]

Manche Menschen lachen vielleicht über all das, zu dem ich schließlich wieder in der Lage war, und ich verstehe, wenn es für jemanden kein Problem ist, in ein Flugzeug zu steigen und auf die andere Seite der Erde zu fliegen, oder aus Spaß auf dem Seil zu tanzen. Aber wir haben alle unterschiedliche Angstlevel und unsere eigenen Maßstäbe, und ich habe meine eigenen Grenzen verschoben. Ich kann mich nicht nach denen anderer beurteilen; damit habe ich schon zu viel Lebenszeit verschwendet. Wie Amy Poehler in *Yes Please* über das Beurteilen von Entscheidungen anderer Leute schrieb: »Schön für sie, aber nicht für mich.«[129]

Schön, wenn du einen Berg besteigen oder allein für sechs Monate nach Malaysia ziehen kannst (wie meine unglaubliche Schwester es letztes Jahr getan hat). Ich kann dich nur bewundern. Aber ich weiß jetzt, dass die Überwindung meiner Ängste nicht bedeutet, dass ich dieselben Ziele haben muss wie alle anderen. Ich muss nicht über mehrere Kontinente wandern, um zu beweisen, dass ich meine Störung im Griff habe. Wie die Lady bereits sagte, schön für eine andere, aber nicht für mich. Das ist ein superwichtiges Mantra, wenn man dazu neigt, andere Menschen zu beurteilen oder sich zu oft mit ihnen zu vergleichen.

10.
SCHWIERIGKEITEN UND ENTTÄUSCHUNGEN

Ich laufe durch den Park und habe ungefähr zehn Kilometer hinter mir. Es ist heiß, ein brutaler Sommer ohne Regen, weshalb mein Rücken von Abdrücken meines Sport-BHs geziert wird und meine Haare praktisch mit jedem Schritt heller werden. Aber ich genieße den Staub und die sengende Hitze sogar – jede Minute ist eine Herausforderung. Fast ohne Kleider zu laufen, fühlt sich wunderbar frei an. Auf den letzten Läufen habe ich mich gepusht, bin mit weniger Unterbrechungen schneller und länger gelaufen. So etwas passiert, wenn man eine Zeitlang arbeitslos ist – das Laufen gibt einem eine Aufgabe, wenn man sie braucht. Ich bin ziemlich zufrieden mit mir, wenn ich mir überlege, wie ich das Laufen zu einem Teil meines Lebens gemacht habe, wie sehr es mit meiner Existenz verwoben ist.

ZACK! Ich bin über eine Senke gesprungen und mein Knie tut höllisch weh. Ich hüpfe auf einem Bein herum, als würde ich glühender Lava ausweichen wollen, und umklammere mein Knie, als würde kräftiges Rubbeln den Schmerz verschwinden lassen. Tut es aber nicht, und ich muss nach Hause humpeln.

Ich habe ein »Läuferknie«, was ich als eine Art grausamer Ehre betrachten sollte und nicht als Fortschritt vernichtende Katastrophe. Ich bekomme Übungen verschrieben, Dehnungen, sanfte Bewegungen. Traurig starre ich meine Laufschuhe an, wenn ich zum Schwimmbad aufbreche, um ein bisschen

durchs Wasser zu paddeln. Aber es wird nicht allzu lang dauern, bis ich wieder unterwegs bin. Meine Treue zum Laufen ist unzerstörbar und vielleicht werde ich es nun umso mehr zu schätzen wissen, wenn ich wieder rausdarf. Wie bei einer Beziehung, in der man etwas bequem geworden ist und die einen Neustart braucht, will ich mich von jetzt an noch mehr anstrengen. Wer weiß, vielleicht probiere ich sogar mal ein kleines Rennen …

Ich mag Filme mit Happy End. Ich lese gern Bücher, in denen alles erklärt wird und keine Figur irgendwann unter den Tisch fällt. Ich würde viel darum geben, Jane Austen wieder zum Leben zu erwecken, damit sie mir sagt, was aus den Bennet-Schwestern geworden ist – selbst Mary interessiert mich. Ich mag keine Ungewissheit. Ich mag keine Veränderungen. Das ist die Angststörung oder vielleicht auch einfach mein Charakter. Aber ich weiß, dass das Leben diese aufgeräumten, glücklichen Ausgänge nicht oft bietet. Und inzwischen habe ich das chaotische, komplizierte menschliche Wesen ebenfalls zu schätzen gelernt. Unsere Geschichten haben oft kein Ende, nur Höhen und Tiefen und ewige Phasen der Langeweile. Aber ich würde mich hassen, wenn ich ein Buch schriebe, in dem der Eindruck entsteht, dass ich ein psychisch krankes Wrack ohne Zukunft war, bis das Laufen eine Art Übermensch aus mir gemacht hat und ich danach nie wieder irgendein Problem hatte. Das ist einer der Gründe, weshalb ich nie einen Marathon gelaufen bin oder mir eine andere große Lauf-Herausforderung vorgenommen habe. Denn bei mir gibt es keine ruhmreiche Schlussszene, in der ich über die Ziellinie laufe und eine riesige Goldmedaille gewinne.

Ich hoffe, ich habe aufrichtig genug alles andere dargelegt, das mir bei meiner Krankheit geholfen hat. Ich bin privilegiert – ich habe eine Familie, die mich emotional und finanziell unterstützt hat. Ich war bei einem guten Therapeuten, der mich zum Lachen gebracht und mich gelehrt hat, auch mit meinen verrücktesten Gedanken zurechtzukommen. Ich habe Psychopharmaka genommen – etwas, das ich nie wieder wie eine Schwäche verschweigen werde. Im Gegenteil, ich würde die Hand dafür ins Feuer legen. So fest bin ich davon überzeugt, dass manche Menschen die Medikamente eben brauchen. Ich habe mich sogar wieder verliebt. Vielleicht zum ersten Mal richtig. Und in einen Mann, der so freundlich und lustig ist, dass ich manchmal kaum glauben kann, nicht einem monströsen Schwindel aufzusitzen. Und er läuft auch! Ich stehe Lizzie Bennet in nichts nach. Ich habe in vielerlei Hinsicht großes Glück.

Trotzdem ist das Laufen der Held in meiner Geschichte. Alles andere hat mich vor allem dahin gebracht, dass ich das Hilfreichste für mich finden konnte. Oder vielleicht war es das Laufen, das mir ermöglicht hat, all die anderen glücklich machenden Dinge zu entdecken. Henne oder Ei – kaum zu glauben, dass wir diesen Ausdruck immer noch benutzen. Aber es gab Zeiten, in denen ich dachte, das Laufen wäre eine Art Allheilmittel, mit dem ich meine Ängste, meine irrationalen Gedanken, mein düsteres Gemurmel wegzaubern könnte. Das hat nicht funktioniert, woran ich mich erst einmal gewöhnen musste. Meint man, das Wundermittel für sich gefunden zu haben, kann es irritierend sein, dessen Grenzen zu finden. Unglaublich undankbar, wenn man mal darüber nachdenkt … Ich stellte mir vor, allein das Laufen würde mich vor jeglicher zukünftigen Traurigkeit und Sorge bewahren. Dabei hat es mir schon so viel gegeben. Ich bin einfach verwöhnt.

Also muss ich auch in Bezug auf die Zeiten ehrlich sein, in denen das Laufen mir nicht geholfen hat, oder wenn ich zu viel davon erwartet habe. Es ist unverzichtbar, ein Mittel zur Erleichterung der eigenen psychischen Probleme zu finden, aber genauso wichtig ist es, einzusehen, dass man die Probleme dadurch nicht loswird. Man sollte nicht davon ausgehen, dass man mithilfe einer einzigen Sache wie von Zauberhand alle Symptome ordentlich in Schubladen stapeln kann, die sich abschließen lassen und danach vergessen werden können. Das Laufen hat mir in vielen schwierigen Phasen geholfen. Es hat mich durch eine Scheidung begleitet, einen Jobwechsel, durch zwei Umzüge in sechs Monaten, und es ist ein Gegengift für meine psychischen Probleme. Trotzdem habe ich nach wie vor nervöse Tage, an denen mein Magen Achterbahn fährt. Immer noch dissoziiere ich von Zeit zu Zeit, wenn ich mir wegen etwas Sorgen mache. Manchmal habe ich Albträume und wache schweißgebadet auf. Dann dreht sich mein Freund zu mir um, beruhigt mich und wechselt die Laken. Ich rechne fest damit, dass es irgendwann Tage geben wird, an denen ich glaube, nie mit meiner Angststörung klarkommen zu können, Tage, an denen ich durchdrehe und einfach nur raus aus meiner Haut will. Aber da ich mir dessen bewusst bin, kann ich derweil an meinen Techniken feilen, um diese Zeiten dann zu überstehen.

Wenden wir uns meinen läuferischen Misserfolgen zu – oder nennen wir sie vielleicht einfach Schwierigkeiten. Ich habe sie von lustig nach ernst geordnet. Oder, wenn dir das lieber ist, von oberflächlich nach tiefgründig? Da ich es unerträglich fände, mit etwas Negativem zu enden, hoffe ich, dass du einverstanden bist, wenn ich am Ende auch ein paar Erfolge aufzähle. Du kannst ja einfach nach den Misserfolgen nicht mehr weiterlesen, auch völlig in Ordnung.

Ich werde beim Laufen nie gut aussehen

Diese quietschvergnügten stylishen Leute in schicken Laufklamotten und mit einem breiten Dauergrinsen? Ich gehöre nicht dazu. Das ist okay. Halbwegs. Wen interessiert das schon? Wenn man erst mal länger als eine Minute läuft und der Herzschlag beschleunigt, vergisst man schnell die Sorge um das eigene Aussehen. Manchmal habe ich in Schaufenstern einen Blick auf mich erhascht und eine Person gesehen, die genauso aussah wie ich mit elf – rotes Gesicht, verschwitzt, schlechtsitzende Frisur. Es sind schon Leute vor mir zurückgewichen, wenn ich während eines Laufs durstig in Läden gehumpelt bin und um Wasser gebeten habe. Aber je öfter man läuft, desto klarer wird es, dass einen ohnehin niemand anguckt. Die Leute sind so sehr mit ihren Handys beschäftigt, dass man oft einen Schlenker machen muss, um nicht mit ihnen zusammenzustoßen. Dass ein Mensch in hohem Tempo auf sie zurast, genügt nicht, um sie von ihren Bildschirmen aufsehen zu lassen. Man ist also weniger interessant als ein Katzen-GIF. Ganz schön demütigend, nicht wahr?

Ich werde die ersten fünf Minuten immer hassen

Es ist wichtig, dass ich mir das an jedem meiner Lauftage klarmache. Ich schnaufe und keuche, als wäre es das erste Mal. Ich sehe auf meinen Handytimer und die Sekunden ziehen sich wie Kaugummi. Mein Körper möchte jedes Mal aufgeben und nach Hause gehen. Da muss ich einfach durch, denn nach ungefähr acht Minuten geschieht eine Art Wunder: Mein Körper wird lockerer, mein Geist entspannt, und beides fühlt sich gut an. Aber es ist unerlässlich, mir das immer wieder vor Augen zu halten, denn sonst würde ich nie über diese ersten Schritte hinauskommen. Wenn das bei dir auch so ist, versprich dir einfach, noch eine Minute durchzuhalten und danach erneut zu schauen, wie es ist. Vielleicht ist dein magischer Moment dann schon da. Um die ganze Wahrheit zu sagen: Manchmal dauert es länger als fünf Minuten. Eher so fünfzehn. Tut mir leid.

Ich werde nie länger als achtzig Minuten laufen

Sonst kriege ich Hunger und langweile mich. Manchmal ist laufen langweilig. Ich fühle mich wie eine Verräterin, wenn ich das schreibe, aber es stimmt. Nicht bei jedem Lauf hat man Spaß, Tempo oder Schwung. Manchmal schleppt man sich nur so dahin und fragt sich, warum man es überhaupt tut. Ich beneide alle, die Kilometer über Kilometer laufen können, ohne quälenden Hunger zu bekommen, die nicht sehnlichst umkehren wollen, um einen Donut essen zu können. Aber so ist es bei mir nun mal. Ich bin nicht wie diese Leute und muss das akzeptieren. Das heißt nicht, dass ich keine Läuferin bin. Ich bin bloß keine Langstreckenläuferin. Ich schöpfe wohl trotzdem das volle Vergnügen aus, aber wenn ich nur fünf, zehn, fünfzehn Minuten länger laufe, werde ich zittrig, langsam und stolpere leicht. Ich musste lernen, dass das mein Limit ist. Wenn du in absoluter Stille laufen kannst, gratuliere ich dir. Ansonsten helfen Podcasts, und wenn man Musik im richtigen Tempo findet, ist das auch eine super Sache. (Puddle of Mudd war jedenfalls ein effektiver Auftakt.)

Ich werde sehr oft stolpern

Ich bin durchs Laufen nicht eleganter geworden. Wahrscheinlich ist das bloß mein Problem. Ich bin einfach ungeschickter als der Rest der Menschheit. Mein Freund schaut mit Argusaugen auf jeden Kaffee, den ich in der Hand halte, und wartet darauf, dass ich ihn verschütte. Ich werde sauer, weil er so fest damit rechnet, und dann passiert es. Genauso ist es mit dem Laufen. Ich laufe los und weiß, dass heute der Tag sein könnte, an dem ich mich so richtig langlege. Und es geschieht oft, dass ich hinfalle, über die Straße schlittere und das Laufen plötzlich für ein paar Minuten hasse, während ich die blauen Flecke an meiner Hüfte und die aufgeschürften Hände inspiziere. Nur falls du diesbezüglich genauso bist wie ich: Man sollte wohl die Arme eng an den Körper legen und sich auf die Seite rollen, um den Aufprall abzumildern. Man sollte möglichst VERMEIDEN, dass die Handgelenke (oder schlimmer noch, die Zähne) den Sturz abfangen. Trage also die daraus resultierenden Narben mit Stolz und erzähle den Leuten, du hättest sie dir bei einem Duell geholt oder so.

Das Laufen darf nicht die Kontrolle über mein Sozialleben übernehmen

Dieser Punkt ist sehr wichtig, denn das ist mir schon passiert. Ich habe eine Suchtpersönlichkeit (ich weiß nicht genau, ob das ein wissenschaftlicher Begriff ist, aber für mich ist es auf jeden Fall eine treffende Beschreibung). Ich ließ das Laufen hin und wieder alles andere verdrängen und lief lieber eine Runde, als mit jemandem zu Mittag oder zu Abend zu essen. Ich habe Partys früher verlassen, damit ich am nächsten Tag fit fürs Laufen war. Das ist ziemlich bescheuert. Alle psychischen Probleme verschlimmern sich durch Einsamkeit, und sich dagegen zu entscheiden, seine Lieben zu treffen, um stattdessen an einem Regentag zehn Kilometer zu laufen, ist wirklich eine doofe Idee. Aber als ich mich gerade ins Laufen verliebt hatte und es für die Lösung all meiner Probleme hielt, zog es mich ein wenig zu sehr in seinen Bann. Ich finde es immer noch schwierig, mich auf Unternehmungen festzulegen, die es kompliziert machen, zwischendurch einen Lauf hineinzuquetschen. Aber ich weiß auch, dass das manchmal einfach sein muss. Vor Kurzem machte ich Urlaub in Cornwall und es regnete jeden einzelnen Tag. Unsere Unterkunft befand sich außerdem auf einem furchterregenden Hügel, und ich musste es aushalten, dass ich nicht laufen würde. Ein paar Tage war das schwer zu ertragen, aber diese Pause war im Endeffekt wohltuender als im Wind und in der Dunkelheit eine Runde zu joggen. Ich sah mir Filme an, aß Käse und schlief viel. Mit anderen Worten: Es war ein Ausgleich. Man muss für alles Platz schaffen. Laufen darf nicht das einzig Erstrebenswerte in meinem Leben sein – und in deinem auch nicht. Man muss auch nicht an Weihnachten laufen, es sei denn, das ist eine willkommene Auszeit von der Familie (was ja durchaus möglich ist).

Ich werde nicht meine Figur mit dem Laufen verändern

Auch etwas, das mich die Erfahrung gelehrt hat. Als ich anfing, Sport zu treiben, verlor ich deutlich an Gewicht. Ich bekam Komplimente für meine Wangenknochen, meinen Bauch und dafür, dass ich so »gut« aussah. In Wirklichkeit war ich ein Häuflein Elend mit Liebeskummer und voller Selbsthass, aber ich konnte nicht leugnen, dass ich durch das Laufen unerwartet abgenommen hatte. Andererseits wäre es eigentlich eher überraschend gewesen, hätte ich nicht abgenommen, schließlich hatte ich vorher keinen Sport getrieben – nie. Und die Komplimente waren angenehm, vor allem nach einem Jahr, in dem ich so wenige bekommen hatte.

Statt also nur darüber nachzudenken, wie das Laufen mir

mental helfen konnte, fragte ich mich nun auch, wie viel Gewicht ich noch verlieren konnte. Ich schaute, wie viele Kalorien ich bei einem Lauf verbrannte, und lief dann länger, gratulierte mir heimlich, als mir die Jeans zu groß wurden oder wenn ich neue Muskeln entdeckte. Das war eine natürliche Nebenwirkung des vielen Laufens; bei den meisten Anfängern purzeln erst einmal die Pfunde. Es ist ja auch nicht falsch, in Form bleiben zu wollen. Aber vielleicht hatte ich ein derart schlechtes Selbstwertgefühl, dass ich diesem Effekt eine viel zu hohe Priorität einräumte. Dadurch verlor ich etwas von der selbstverständlichen Freude, mich einfach treiben zu lassen und mich genau so viel zu bewegen, wie es meinem Körper eben gefiel. Ich wollte mehr, ging zweimal pro Tag laufen, wenn ich meinte, zu viel gegessen zu haben, lief Distanzen, nach denen ich eher erschöpft als beschwingt war. Es war zu stark reglementiert und eine Angewohnheit, die sich aus einem schlechten Grund zur Sucht entwickelte – nicht mehr wegen des ursprünglichen Bedürfnisses, kurzfristig aus der Dunkelheit auszubrechen. Es ist nicht in Ordnung, zu fertig zum Ausgehen zu sein, weil man zu weit gelaufen ist und nicht die entsprechende Menge gegessen hat.

Aber ich glaubte, das sei gesund. Nach so vielen Jahren, in denen ich jegliche Aktivität vermieden hatte, bewegte ich mich, dehnte mich, benutzte meinen Körper. Wie konnte das ungesund sein? War es aber. Alles in Maßen, heißt es. Ich habe diesen Spruch immer gehasst und war der Meinung, dass man bei allem Geliebten aufs Ganze gehen sollte. Aber er ist nicht völlig falsch. Natürlich kann man zweimal täglich Sport treiben, wenn es einem Spaß macht. Aber nicht, wenn man sich dazu zwingen muss, die Laufschuhe anzuziehen, und widerwillig zur Tür schlurft, weil man einen Muffin gegessen hat. Oder auch zwei.

Zwanghaftes Trainieren ist kein klinisch anerkannter Begriff, aber es gibt genügend Anhaltspunkte, dass es ein ernst zu nehmendes Problem ist. Der amerikanischen *National Eating Disorder Association* zufolge sind dies ein paar Warnzeichen:

- intensive Angst, Depressionen und/oder Verzweiflung, wenn man nicht trainieren kann
- sich unwohl fühlen bei Pausen oder Inaktivität
- Sport treiben, um mit Gefühlen zurechtzukommen
- Sport als Reinigung
- Sport, um essen zu dürfen
- heimlicher Sport[130]

Ich hätte an ziemlich viele dieser Punkte ein Häkchen setzen können. Das Schlimmste war, dass ich Sport benutzte, um ohne Schuldgefühle essen zu können – ein völlig neues Gefühl. Früher hatte ich noch Croissants in mich hineingestopft, als ob es kein Morgen gäbe.

Außerdem wurde ich unruhig oder gereizt, wenn ich nicht am Ende eines Tages laufen konnte – nicht bloß, weil ich mehr Croissants essen wollte, sondern weil ich glaubte, dass mir damit das eine Ventil genommen war, das ich besaß, und sich an einem Tag ohne Laufen die Angst aufstauen würde. Ich glaube, ich fürchtete mich so sehr vor einer Rückkehr der Angst bei nur einem Tag ohne Laufen, dass ich mir keine Pause erlaubte. Aber manchmal zwingt einen das Leben, innezuhalten, und ich wurde trotzdem nicht sofort von Angst und Panik überwältigt. Das war eine wichtige Erkenntnis. Ich muss nicht wie ein wild gewordener Hamster in seinem Rad laufen, um vom Joggen zu profitieren (ich hatte mal einen Hamster, der sich besagtes Rad angewidert anschaute und sich wieder schlafen legte, also denke ich mal, nicht *alle* Hamster sind so), und ich war zwar mal eine Sklavin der Angst, bin aber nun keine Sklavin meines Sports.

Man muss vielleicht dazu sagen, dass dies nicht für jeden Einsteiger eine Schwierigkeit darstellt. Die meisten haben dieses Problem wohl nicht, aber ich neige dazu, mich auf etwas zu versteifen, und mache manchmal den Fehler, etwas, das ich mag, zu übertreiben – das Dumme daran ist, dass ich es dann nicht mehr genießen kann. Irgendwann in meinen Zwanzigern habe ich in einer depressiven Phase jeden Tag Familienpackungen Doritos gegessen. Ich liebte diese Chips, aber jetzt schmecken sie nur noch nach Traurigkeit. Ich habe sie mir selbst verdorben. Okay, das ist ein Maissnack-Beispiel, aber trifft trotzdem den Nagel auf den Kopf. Laufen ist etwas, an dem ich niemals den Spaß verlieren möchte, also muss ich darauf achten, dass ich es aus den richtigen Beweggründen tue. Behalte das auch im Kopf. Frage dich, warum du heute wirklich laufen gehen möchtest, und vergiss niemals, auch Pausentage einzulegen und dich zu erholen.

Das Laufen kann meine psychischen Probleme nicht »lösen«, und das muss ich akzeptieren

Leider vergesse ich selbst heute noch manchmal, dass ich hin und wieder ängstlich und deprimiert sein werde, und bin überrascht und ärgere mich, wenn es dann passiert. Ich war nervös beim Schreiben dieses Buches, machte mir Sorgen, ich könnte Leser enttäuschen, die selbst mit psychischen Problemen kämpfen, und wollte unbedingt angemessen rüberbringen, wie gut ich diese Gefühle kenne. Ich mache mir Gedanken über Geld, Jobs und Freundschaften, und manchmal komme ich nach wie vor vom Kurs ab und habe irrationale Gedanken, die sich in meinem Kopf festsetzen, die mir dann Angst machen. Ich habe schlechte Tage, an denen mir zum Heulen ist und alles einen Grauschleier hat. Tage, an denen ich mich frage, ob ich wieder an den Anfang geworfen werde, als ich kaum das Haus verlassen konnte. Aber all diese Sorgen sind ein Schatten ihrer früheren Erscheinungen, ein Echo, ein schwacher Nachklapp. Sie machen sich bemerkbar und jagen mir einen Schreck ein, aber meistens verziehen sie sich dann wieder. Laufen ist mein Schutzschild, das, was ich tue, um diese Momente abzuwehren, aber ich kann mich nicht vollkommen vor ihnen schützen. Das Leben tut, was es will, und ich kann nicht immer davonlaufen. Daran hat das Laufen keine Schuld und es ist definitiv kein Grund fürs Aufhören. Aber ich darf diesen Fakt nicht vergessen, und wenn es geschieht, versuche ich, das Laufen zu ergänzen: mit schlafen, gut essen, Freunde und Verwandte treffen, Atemübungen. Wenn du Hillary Clintons Buch *What Happened* gelesen hast, weißt du, dass sie nach der Wahl eine Technik zur Stressreduktion ausprobiert hat, die sich »Wechselatmung« oder Nadi Shodhana Pranayama nennt: »Man atmet durch das eine [Nasenloch] ein und hält den Atem an. Dann atmet man durch das andere aus und das immer im Wechsel«, erklärt sie. »Ich kann nur sagen, basierend auf meiner persönlichen Erfahrung, wenn man mit gekreuzten Beinen auf der Yogamatte sitzt und das tut – tief einatmet und den Atem hält, um dann lang auszuatmen –, ist das sehr entspannend.«[131]

Ich habe zuerst die Stirn gerunzelt, es dann aber sofort ausprobiert. Und fand es tatsächlich entspannend! Andere Atemübungen sind vielleicht etwas bekannter, aber wenn es für Hillary Clinton funktioniert hat, nachdem sie die Wahl gegen DONALD TRUMP verloren hatte, hilft es dir möglicherweise auch. Wie auch immer, ich probiere dann jedenfalls andere Dinge und rufe mir – in den Worten meiner Mutter – ins

Gedächtnis: »Auch das geht vorbei.« Man kann es sich nur schwer vorstellen, wenn man in einer düsteren Stimmung gefangen ist, aber diese Realisation ist hilfreich. Deine Mutter hat wahrscheinlich ähnliche Sprüche auf Lager, denn Mütter haben immer abgedroschene Mantras für komplizierte Situationen. Du solltest sie nicht geringschätzen, denn manchmal ist so ein Satz das Einzige, an dem wir uns festhalten können.

Genau wie ich hatte Sara psychische Schwierigkeiten, die wiederholt aufgetreten sind. Auch sie musste akzeptieren, dass diese verdammten Krankheiten nicht unbedingt ganz verschwinden – und auch für sie ist das Laufen eine Methode, um potenzielle Episoden abzuwehren, während ihr gleichzeitig deren Grenzen bewusst sind: »Zum ersten Mal wurde 2004 eine Wochenbettdepression bei mir diagnostiziert. Ich konnte sechs Monate lang nicht arbeiten. Seitdem hatte ich vier weitere längere depressive Phasen und konnte erneut zweimal lange nicht zur Arbeit gehen. Die letzten beiden waren außerdem von starker Angst begleitet.«

Sara erzählte mir, dass sie seit dem ersten Auftreten der postnatalen Depression Yoga und Tai-Chi praktiziert. Sie weiß, dass Sport bei ihr die Symptome lindert, und weiß auch, dass die Sportunterbrechung ein Zeichen für ein Tief ist: »Höre ich auf, regelmäßig Sport zu treiben, kann ich sicher sein, dass es wieder bergab geht. Dann befinde ich mich in einer Abwärtsspirale.«

Sie begann zu laufen und war beinahe auf Anhieb begeistert: »Innerhalb einer Woche wurde ich ziemlich süchtig und lief wahrscheinlich zu viel – ich wusste ja gar nicht, wie ich meinen Körper am besten an die Belastung gewöhne.« Sara verletzte sich am Knie – bitte lies die Tipps für den Start, damit dir so etwas nicht auch passiert. Ich weiß aus eigener Erfahrung, wie ärgerlich es ist, gerade eine Laufroutine aufgebaut zu haben, es dann zu übertreiben und wochenlang lahmgelegt zu sein. Kurz darauf hatte sie eine weitere Episode extremer Angst und Depressionen und fühlte sich nicht in der Lage, das Haus ohne ihren Mann zu verlassen. Das Laufen blieb also auf der Strecke. Aber Sara vermisste es, und es lockte sie gewissermaßen aus ihrem Tief. Eine Freundin, die ihre psychischen Probleme verstand, holte sie ab und nahm sie mit an die frische Luft.

»Meine Freundin war eine fantastische Unterstützung. Sie schien genau zu wissen, wie sie mit mir umgehen musste. Sie holte mich mit dem Auto ab, fuhr zu einem abgelegenen Hügel oder Wald. Dort joggten wir so lange ich konnte und danach setzte sie mich wieder zu Hause ab. Das hat mich echt gerettet. Es war außerdem Winter, also liefen wir durch Schnee, Eis und strömenden Regen. Ich riss mir das Knie an einem Stacheldrahtzaun auf und rannte durch eiskalte Schauer, die mir in die Knochen fuhren. Aber durch all das fühlte ich mich wieder lebendig. Geerdet. Und das war etwas, das ich bei anderen Sportarten nicht in demselben Maß empfand. Ich verletzte mich damals selbst, was mir auch so etwas wie Erleichterung von den Depressionen und dem Dissoziieren verschaffte. Aber das Laufen war eine viel gesündere Art des Umgang, also hat es mich vermutlich auch vor einigen physischen Narben bewahrt. In gewisser Weise liegt das, glaube ich, daran, dass Laufen ziemlich hart sein kann – es kann wirklich wehtun. Also war es eine gute Möglichkeit, um mit der Selbstbestrafung zurechtzukommen.«

Da Sara weiß, dass sie voraussichtlich auch in Zukunft depressive und ängstliche Phasen haben wird, hat sie eine gesunde Vorstellung von der Nützlichkeit des Laufens: »Wenn ich emotional eine schwierige Zeit habe, verbindet mich mit dem Laufen eine Art Hassliebe. Ich weiß, dass es mir guttut, aber mir fehlt die Motivation, mich dazu aufzuraffen. Und dann fühle ich mich noch schlechter, weil ich wütend auf mich werde. Ich kenne ja die positive Wirkung nach nur wenigen Schritten, wenn ich es schaffe, mir einfach die Schuhe anzuziehen und loszulaufen. Aber diese Selbstverpflichtung ist schwer durchzuhalten, besonders weil ich in depressiven Phasen (abgesehen von anderen chronischen Gesundheitsproblemen) immer erschöpft bin! Also muss ich mich ständig daran erinnern. Auch wenn ich nur eine Viertelstunde laufe, einmal um den Block, und selbst wenn ich die Hälfte der Zeit gehe, fühle ich mich hinterher besser. Dann hat die Summe der vielen kleinen Läufe, die ich hinbekomme, eine nachhaltigere Wirkung.«

Jeder Mensch mit solchen Tiefs weiß, wie schwer es sein kann, Motivation für das aufzubringen, was einem helfen könnte. Manchmal erscheint einem allein die Vorstellung, zum Laufengehen aufzustehen, völlig unmöglich. Aber Sara weiß aus Erfahrung, dass es ihr hilft, also steht sie auf. Und läuft los. Und in den meisten Fällen klappt es – aber nicht immer. »Einmal lief ich ungefähr anderthalb Kilometer, setzte mich dann an den Wegesrand und weinte mir die Seele aus dem Leib, während ich wieder und wieder Bob Marleys ›Stir It Up‹ hörte! Als ich endlich wieder aufstehen und zurück nach Hause laufen konnte, fühlte ich mich wie ein körperliches und emotionales Wrack, aber ich hatte auch das Gefühl, als hätte ich eine große Last an diesem Punkt auf halber Strecke zurückgelassen. Es kann also eine unmittelbare Wirkung haben. Die verpufft aber auch schnell wieder, das heißt, ich muss dranbleiben.«

Ich bin einmal tränenblind durch den Hyde Park gelaufen und hörte »Dancing on My Own« von Robyn. Der Liedtext verstärkte meine Einsamkeitsgefühle nur noch. Ich kam mir vor wie in einem schlechten Film, aber ohne überraschend auftauchenden tollen Typ am Ende. Das Laufen kann Emotionen ans Licht bringen, von denen man nicht wusste, dass sie in einem lauern – solche, die man im Alltag lieber unterdrückt oder ignoriert. Aber sie können sich bemerkbar machen, wenn man draußen ist, sich bewegt und einen freien Kopf hat. Ich bin schon völlig ekstatisch um die Ecke der Euston Road gelaufen, hatte einen seltsamen Augenblick, nachdem ich im strömenden Regen durch King's Cross gerannt war, mich hinsetzen musste, weil ich hysterisch lachte, sowie ein Gefühl immenser Ruhe, als ich bei Sonnenuntergang ein französisches Sträßchen entlangjoggte. Das sind Emotionen, die ich im normalen Leben eher nicht kenne, da bin ich höchstens ein wenig gereizt oder müde. Sie können einen – wie bei Sara – ziemlich überraschen, aber ich stelle mir gern vor, dass sie sich einen Weg nach draußen gebahnt haben, um einen aus der Routine zu kicken und dazu zu bringen, sich mehr mit sich selbst zu verbinden. Wie Sara sagte, als ich sie fragte, warum sie das Laufen mag: »Es erinnert mich einfach daran, dass ich lebendig bin. Ich bin hier und ein Teil dieser Welt.«

Angst und Depressionen können uns gleichgültig oder reizbar machen, uns aufbrausen lassen oder den Eindruck erwecken, als würde eine gähnende Leere in uns herrschen. Genau wie ich leidet Sara unter Dissoziation. Das Laufen durchbricht für sie diesen Unwirklichkeitszustand: »In meinen depressiven Phasen dissoziiere ich manchmal so stark, dass ich den Eindruck habe, kaum noch in meinem Körper zu sein – ich stoße mich sogar an Türrahmen, weil ich mein Körpergefühl völlig verliere und nicht mehr weiß, wo ich im Verhältnis zu allem anderen bin. Aber beim Laufen bin ich vollkommen präsent, spüre den rhythmischen Wechsel meiner Schritte, den wilden Herzschlag, den Wind im Gesicht. Es erdet mich also wirklich.«

Anders als ich läuft Sara nicht jeden Tag. Sie nimmt es immer wieder auf, wenn sie spürt, dass eine schlechte Phase naht. Das kann ich so nicht, aber für sie funktioniert es gut. »Ich hatte seitdem schon ein paar Tiefs, und auch wenn ich nicht in all diesen Phasen gejoggt bin, stellt sich immer wieder dieser Kontakt zum ›Hier und Jetzt‹ ein. Und das ist ungeheuer wichtig, wenn ich wegen meiner Stimmung am liebsten überall wäre außer im Hier und Jetzt! Gerade habe ich auch eine ziemlich miese Zeit, und mir fällt auf, dass ich bestimmt seit einer Woche oder so nicht gelaufen bin. Ein Zeichen, dass ich es wirklich wieder tun sollte …«

Idealerweise ist das Laufen etwas, das man dann tut, wenn einem danach ist – und nicht eine lästige Pflicht, zu der man eigentlich keine Lust hat. Aber wie Sara sagt, manchmal ist Niedergeschlagenheit ein Hinweis darauf, dass man mal wieder die Laufschuhe schnüren sollte. Je mehr man sich an den Gedanken gewöhnt, dass die eigene geistige Gesundheit etwas ist, auf das man ständig achten muss, desto leichter fällt es einem, die Anzeichen dafür zu erkennen, dass man am Beginn einer Phase der Angst oder Depressionen steht.

Bei mir sind das nächtliche Schweißausbrüche, Dissoziation und ein Gefühl, als würde mein Körper mit Adrenalin überschwemmt. Ich werde nervös, laufe ruhelos hin und her, wippe viel mit den Beinen. Das sind die Dinge, die mir sagen, dass ich wegen irgendetwas gestresst bin. Das kann eine Reaktion auf etwas sein, das im echten Leben passiert, wie zum Beispiel ein Umzug (ICH HÄTTE VORHER NIE GEDACHT, DASS DAS SO STRESSIG IST), aber es kann auch sein, dass meine Angststörung sich mal wieder aufspielt – und das tut sie leider auch ohne konkreten Auslöser.

Trotz dieses Verständnisses und trotz der ganzen angeeigneten Taktiken und Tricks, um psychische Probleme in den Griff zu bekommen, ist es gut möglich, ohne Vorwarnung von einer Episode überfallen zu werden, und zwar ohne einen rationalen oder eindeutigen Grund. Einige Jahre, nachdem ich richtig angefangen hatte, mich mit meiner Angststörung und meinen Depressionen auseinanderzusetzen, musste ich mich für eine Woche krankmelden, weil ich mich nicht in der Lage sah, das Bett zu verlassen. Ich war erschöpft und benommen und verstand nicht, was los war. Es war die Angst, und ich war extrem enttäuscht, dass ich ihre Rückkehr zugelassen hatte. Ich dachte, es ginge mir nun besser und es müsste zumindest einen objektiven Grund für meine irrationalen Gedanken und den aufgewühlten Magen geben. Ich überlegte stundenlang, was das sein könnte. Aber mir fiel nichts ein. Bis ich mich irgendwann erinnerte, dass eine Angststörung sich nicht an Regeln hält. Wir Menschen suchen immer nach einer Erklärung, einem Grund, einem sinnvollen Vorwand. Aber manchmal gibt es den einfach nicht, und das mögen unsere Gehirne gar nicht. Es ist unheimlich, dass man plötzlich in ein Loch fallen kann und wieder alles finster ist. Aber so ist es nun einmal, und wenn man es akzeptiert, ist es nicht gar so beängstigend, wie es zunächst erscheint. Das heißt weder, dass man gescheitert ist, noch dass man sich niemals wieder davon erholen wird.

Bei einer Angststörung Fortschritte zu machen, kann einem wie ein Leiterspiel vorkommen, bei dem man schnell wieder am Anfang landen kann. Aber wenn man so denkt, ignoriert man all das bereits Gelernte zur Krankheit, und meint vielleicht, man habe alle bisher für sich selbst entwickelten Taktiken zu ihrer Bekämpfung vergessen. Selbst wenn einem angesichts eines weiteren Ausbruchs von Panik oder Traurigkeit alles hoffnungslos erscheint und man verzweifeln möchte, sollte man sich bewusst machen, dass man dort schon einmal rausgefunden hat und es auch wieder schaffen wird. Im Internet wird einem immer wieder die dauerhafte Heilung von der Angst versprochen, aber die amerikanische Depressionshilfe warnt:

»Seien Sie vorsichtig bei übertriebenen Verheißungen – Sofortheilungen, garantierte Ergebnisse, bei denen nie wieder Angstsymptome aufgetreten sind, revolutionäre Rezepte, ›natürliche‹ oder einzigartige Methoden oder Techniken, für die Sie Geld bezahlen sollen … Nur weil behauptet wird, etwas sei ›wissenschaftlich erwiesen‹, stimmt es noch lange nicht.«[132]

Die Suche nach der Wunderheilung ist sehr verlockend (glaub mir, ich habe es versucht, ich habe absurd viele Tees, Apps und Gedankenübungen in der Hoffnung, sie könnten mir helfen, getestet). Häufig werden Erfahrungsberichte von dankbaren Kunden angeführt, die schwören, dass ihre Angststörung oder Depressionen ganz verschwunden seien, für immer! Aber deshalb gibt man sich gerne selbst die Schuld, wenn ein Beruhigungstee bei einem selbst keinerlei Wirkung zeigt oder man trotz einer Yogasession weiter feuchte Hände und Herzrasen hat. Halte dich also vom Internet fern, wenn du wirklich verzweifelt oder traurig bist. Leider ist das Gute zwischen wahnsinnig viel Müll versteckt und die Wahrscheinlichkeit ist hoch, dass man in einem schwachen Moment auf ein falsches Versprechen reinfällt, das den Zustand entweder nicht verbessert oder sogar verschlechtert. Und die geschaffene Beruhigung ist leider nicht dauerhaft. Wie Popcorn macht sie nie lange satt. Sie verführt bloß dazu, immer wieder in die Tüte zu greifen – verstehst du, was ich meine?

Ein guter Läufer (und mit gut meine ich einfach nur, dass jemand gerne läuft und es weiterhin genießen will) kennt also die eigenen Grenzen und überprüft immer wieder, ob der Spaßfaktor und die richtige Einstellung zum Laufen noch gegeben sind. Und wenn es aus irgendeinem Grund nicht mehr funktioniert, sollte man sich nicht scheuen, die eigene Herangehensweise zu verändern oder (HUCH) sogar ganz aufzuhören. Viele Läufer fixieren sich auf ihr Tempo und ihre Zeiten.

Wenn es dir auch so geht, versuche, so lange zu laufen, wie es deinem Körper Freude bereitet. Oder probiere etwas ganz anderes aus. Lass das Laufen eine Weile sein und geh einfach nur ziellos spazieren. Einige meiner schönsten, ruhigsten Tage waren die, an denen ich als Erstes einen langen Spaziergang mit dem Hund machte. An denen ich mir nicht vorgenommen hatte, so richtig ins Schwitzen zu geraten, sondern einfach nur in gemäßigtem Tempo herumstreifte, und so mehr Zeit hatte, meine Umgebung in mich aufzunehmen.

Es kann sogar befreiend sein, die Tücken des Laufens zu akzeptieren. Als ich kapiert hatte, dass das Laufen nicht allen Scheiß in meinem Leben reparieren konnte, wollte ich nicht etwa sofort damit aufhören. Mir wurde nur klar, dass ich es mit anderen Sachen kombinieren musste, die meinem Gehirn guttaten. Bei mir bedeutet das: schlafen, vernünftig essen, meine Familie sehen und arbeiten. Puh, ganz schön banal, oder? Aber leider ist das nun einmal ganz schön wichtig – besonders, wenn man älter wird und jemand ist, der das Vergnügen hat, eine etwas anfällige Psyche zu besitzen. Vergnügen. Habe ich das wirklich geschrieben?

Hier endet der trübsinnige Abschnitt darüber, dass das Laufen einen nicht immer von innen heraus erstrahlen lässt oder die eigene Persönlichkeit von zutiefst zynisch zu heiter und positiv verwandelt. Deine Schwierigkeiten werden andere sein (und hey, vielleicht bist du einer von den unverschämten Glückspilzen und siehst beim Laufen gut aus), aber du wirst auf sie stoßen. Registriere sie einfach und lasse dich nicht vom Weiterlaufen abbringen. Und falls du genauso tollpatschig bist wie ich, denke bitte über eine Schutzhülle für dein Handy nach.

Können wir jetzt über meine läuferischen Erfolge reden?

Okay, gut. Um nicht noch egozentrischer als eh schon rüberzukommen (das! ganze! Buch! hindurch!), werde ich diesen Teil kurz halten. Ich liste die Erfolge hier nur auf, damit du siehst, was du erreichen kannst, wenn du dich zum Laufen entschließt – wenn ich das trotz meiner Unsportlichkeit geschafft habe, schaffst du es auch. Und wahrscheinlich sogar noch viel mehr. Und überlege dir bitte, ob du dir deine Erfolge nicht irgendwo notieren magst – es tut gut, auf die eigenen Fortschritte zurückzublicken, und es wird dich an den Tagen aufheitern, an denen du das Gefühl hast, festzustecken oder nachzulassen. Ich speichere meine Läufe in der App *RunKeeper*. Da kann ich Notizen hinzufügen und mich so leichter erinnern, warum ein bestimmter Lauf gut oder langsam war, und die Strecken sammeln, die ich besonders mochte.

- Ich bin inmitten meiner ständigen Panikattacken die ersten fünf Kilometer gelaufen. Das war der Beginn und ist nach wie vor einer der Erfolge, auf die ich am stolzesten bin. Außerdem wusste ich danach, dass ich weitermachen würde.
- Ein Jahr lang lief ich täglich. Ich weiß nicht mehr genau, ob das Absicht war, aber irgendwann schaute ich in meine Laufapp und sah, dass ich keinen einzigen Tag verpasst hatte. Also machte ich weiter – wie Forrest Gump. Das war nicht nötig und auch nicht immer spaßig, aber ein greifbarer persönlicher Rekord, an den ich mich erinnern kann, wenn ich keine Lust mehr auf Laufen im Regen oder im Dunkeln habe.
- Seit Beginn lief ich in jedem Land und in jeder Stadt, die ich besucht habe. Dadurch habe ich nicht nur die Welt

mit anderen Augen kennengelernt, es hat mir auch geholfen, keine Angst oder ein mulmiges Gefühl außerhalb meiner Komfortzone zu haben.

- Ich spornte andere an, die zögerten oder glaubten, es nicht zu schaffen, und lief mit ihnen zusammen. Ich hoffe, dass einige dieser Gelegenheiten neue Läufer hervorgebracht haben oder ihnen zumindest gezeigt haben, dass sie weitermachen könnten, wenn sie wollten.
- Die Distanzen wurden immer weiter, ich habe lange, öde Runden durch die Stadt gedreht, die Geduld verlangten und erforderten, dass ich mich einfach meinen Füßen überlasse. Das ist mental eine ganz andere Geschichte, als schnell ein paar Kilometer abzureißen, aber ich habe es, so gut ich konnte, versucht. Neulich bin ich an einem Nachmittag sechzehn Kilometer gelaufen, und das hat mir gezeigt, dass ich es kann, wenn ich mich anstrenge. Manchmal muss man sich einfach hartnäckig weigern aufzuhören, wenn man möchte, dass es läuft. Lange Strecken helfen einem bei der Kultivierung dieser Fähigkeit.
- Ich laufe nach wie vor. Seit fast fünf Jahren. Das ist der Erfolg, der mich am meisten mit Stolz erfüllt. Und wie versprochen höre ich jetzt mit der Prahlerei auf.

UND ZUM SCHLUSS …
EIN PAAR TIPPS FÜR DEN START

Im Laufe des Buches ist wahrscheinlich ziemlich deutlich geworden, dass ich eine Amateurläuferin bin. Eine langsame, vielleicht aber auch einfach nur eine schlechte Läuferin. Dafür bin ich ein echter Profi im Angsthaben. Und wenn es dir genauso geht, oder wenn du gerade zum ersten Mal Sorgen hast, die sich anscheinend auftürmen, willst du es ja möglicherweise auch einmal mit dem Laufen probieren. Wenn das der Fall ist, helfen dir vielleicht meine praktischen Erfahrungen als Anfängerin. Und sei es, dass du dadurch ein paar meiner Schwierigkeiten vermeiden kannst. Es gibt außerdem haufenweise Bücher, Blogs und Apps zum Thema Laufen – es sollten sich also für jeden die passenden Ratschläge finden lassen. Falls meine Tipps also nicht ganz das Richtige für dich sind, schau nach etwas anderem, bevor du denkst, dass Laufen nichts für dich ist. Viel wahrscheinlicher ist es aber, dass ich dir nur etwas sage, das du eh schon weißt – das hier ist nur meine persönliche Zusammenstellung, und natürlich gibt es ganz andere Gesichtspunkte. Was mich an das berühmte Zitat von Groucho Marx erinnert: »Das sind meine Prinzipien, und wenn Sie Ihnen nicht gefallen … tja, dann habe ich noch andere.«

- Mit dem Sport anzufangen, bedeutet, die alten Gewohnheiten eines passiven Lebensstils zu überwinden. Wir sitzen ziemlich viel, und es ist mühsam, vertraute Verhaltensweisen aufzugeben. Laufen ist harte Arbeit und fühlt sich manchmal wie das Gegenteil von einer natürlichen Tätigkeit an, obwohl es das eigentlich ist. Also mach dir einen Plan und halte dich daran. Sonst wird das Bedürfnis, noch fünf Minuten länger im Bett liegen zu bleiben oder eine weitere Netflix-Folge zu schauen, wahrscheinlich zu stark. Diese Angewohnheiten zu durchbrechen, ist schwer.

- Kauf dir nicht gleich am Anfang massenweise schicke, neue Ausrüstung. Das Verlangen wird dich ohnehin irgendwann überkommen, wenn du dich ins Laufen verliebt hast, oder spätestens, wenn du weißt, was du brauchst. Mir war nicht klar, dass ich einen Geldgürtel benötigte, bis ich anfing, längere Strecken zu laufen, und ohne Geld für Wasser oder den Bus irgendwo strandete. Gerade weil man keine speziellen Leggings oder teuren Geräte braucht, ist Laufen der perfekte Anfängersport. Ich habe in einem alten Trainingsanzug und ausgelatschten Turnschuhen angefangen. Irgendwann kommst du um gute Laufschuhe nicht herum. Beim Kauf solltest du dich in einem speziellen Sportgeschäft beraten lassen. Ich kaufe meine bei Runner's Need, aber es gibt zahllose andere Läden, wo man deine Füße ausmisst und deinen Gang analysiert. Aber mach dir darüber jetzt noch keine Gedanken.

- Fang langsam an. Ich meine das ernst – so langsam wie möglich, ohne zu gehen. Es fühlt sich albern an und dein Körper wird das Tempo instinktiv beschleunigen wollen, aber widerstehe dem Drang. Ich bin zu schnell losgelaufen, geriet nach kurzer Zeit außer Atem, hatte schlimme Seitenstiche und bald Schmerzen in den

Schienbeinen und im Knie. Wenn du dich gleich zu Beginn verletzt, wird es dich vermutlich davon abbringen, weiterzumachen, und das wäre kontraproduktiv. Kontrolliere dein Tempo – lade eine Laufapp herunter, die dir sagt, wie lange du für einen Kilometer brauchst. Wie auch immer deine Zeit lautet, verlängere sie. Als ich das kapiert hatte, war bei mir nach zehn Minuten die Luft raus, und ich lief sofort langsamer – bis ich schließlich siebeneinhalb Minuten für einen Kilometer brauchte. Aber das ist vollkommen in Ordnung, denn wenn es dir irgendwann leichterfällt, wirst du automatisch schneller. Wichtig ist, dass du dir Zeit nimmst, das Laufen genießen zu lernen – und das wird nicht passieren, wenn du Schmerzen hast oder dein Körper dich verzweifelt anschreit, dass du endlich aufhören sollst.

- Lade dir eine Fünf-Kilometer-App für Anfänger herunter. Das ist nicht unbedingt für jeden das Richtige – völlig verständlich, wenn du einfach draufloslaufen und dir von einer merkwürdigen, blechernen amerikanischen Stimme, die dich bis in deine Träume verfolgt, nichts vorschreiben lassen willst. ABER für Anfänger, die keinerlei Vertrauen in ihre sportlichen Fähigkeiten haben – und seien wir ehrlich, wenn du bereits unter Angst oder Traurigkeit leidest, gehörst du höchstwahrscheinlich dazu –, ist es eine super Sache. Die Ziele sind wirklich machbar und man spürt die Fortschritte. Ich habe es in der vorgesehenen Zeit geschafft, und der Tag, an dem ich ohne Pause fünf Kilometer gelaufen bin, war der Wahnsinn. Ich fühlte mich nicht überanstrengt und war auch nicht völlig außer

Atem, sondern kam mir unbesiegbar vor. Und es schadet auch nicht, dass man nach Ablauf des Programms bereits so viel gelaufen ist, dass man eh weitermachen will …

- Nimm dir Wasser mit. Viele Experten sagen, das sei bei kurzen Läufen nicht nötig, aber für Menschen mit einer Angststörung kann es hilfreich sein, wenn sie Panik bekommen und eine Pause machen müssen. Trink dann kleine Schlucke und warte, bis deine Atmung sich beruhigt hat. Wenn ich glaubte, panisch zu werden oder zu überhitzen, blieb ich stehen und trank ein wenig. Dann wurde mir bewusst, dass mein Herzschlag wegen des Laufens so schnell war, nicht aufgrund der Angst. Ich habe eine coole Flasche, die ergonomisch in meine Hand passt und mir das Gefühl gibt, ich hätte eine Neonwaffe dabei. Man kann aber auch einfach eine ganz normale Trinkflasche mitnehmen, ist eigentlich echt egal.

- Podcasts und Musik helfen. Auch das ist nicht für jeden etwas, aber mich lenkt es ab, wenn mir langweilig wird oder ich müde werde. Und was noch wichtiger ist: Wenn ich loslaufe, lenken sie meine Aufmerksamkeit auf etwas anderes als meine Sorgen. Ich benutze immer noch meine In-Ohr-Kopfhörer, wenn ich nervös werde oder wenn es irgendwo so laut ist, dass es mein Gehirn stressen könnte. Ich bin ein großer Fan von Agatha Christie in solchen Situationen. Schrullige Morde und eine beruhigende Stimme. Death Metal ist aber auch erlaubt.

- Achte auf deine Füße. Sie haben subkutane Rezeptoren – sie reagieren auf Stimuli und übermitteln die so empfangenen Daten ans Gehirn. Sie können weitaus mehr, als man ihnen zugesteht. Respektiere sie, gönne ihnen Ruhetage und wenn du unsicher über deine Lauftechnik bist, geh zu einem Spezialisten. Fußverletzungen legen dich lahm, also sei bitte vorsichtig. Ich habe aus diesem Grund meine geliebten High Heels aufgegeben (und weil unbequeme Schuhe anscheinend meist von Männern designt werden, die es in Ordnung finden, wenn eine Frau darin humpelt – aber das ist ein Thema für ein anderes Buch).

- Wenn du dich verletzlich fühlst, sobald du deine für sicher befundenen Orte verlässt, fang klein an. Laufe erst einmal nur in deiner Straße auf und ab. Und zwar so lange, bis du glaubst, etwas weiter gehen zu können. Jeder Schritt zählt, und es ist wichtig, dass du dich nicht überforderst. Höre auf deinen Körper. Du kannst deinen Radius immer noch erweitern, wenn du mehr Selbstvertrauen hast. Ich bin ewig in der kleinen Gasse hin und her gelaufen, bis ich mich weiter getraut habe, und ich bin froh, dass ich es getan habe. Irgendwann wurde mir langweilig, aber Langeweile kann ein guter Angstgegner sein. Wenn du dich nicht mehr fürchtest, sondern einfach ein wenig die Schnauze voll hast, verliert die irrationale Angst eher die Macht über dich. Ich weiß von Menschen, die sich Laufbänder gemietet haben, um zu Hause anfangen zu können. Auch das ist in Ordnung, falls du genug Platz dafür hast. Ich hätte mein Bett rausschmeißen müssen, und ich glaube nicht, dass das auf lange Sicht die beste Entscheidung gewesen wäre. Wenn dir unwohl dabei ist, allein zu laufen, hole einen Freund oder eine Freundin mit an Bord – oder schau, ob es bei dir in der Nähe einen Laufclub gibt. Du brauchst dich nicht schämen, anderen zu sagen, dass du etwas ängstlich bist oder dass du eine Pause brauchst. In ihrem Buch über ihr Marathontraining schreibt Alexandra Heminsley, ihrer Erfahrung nach mache das Laufen die Menschen freundlich. Ich bin derselben Meinung. Du brauchst dir also nicht dumm vorzukommen, wenn du Panik haben solltest. Erkläre es einfach. Niemand wird das sonderbar oder peinlich finden.

- Denk daran, dass Laufen nicht mit Marathons, Ausdauerheldentaten und Sixpacks gleichzusetzen ist. Manche Menschen schlagen diesen Weg ein, andere joggen zweimal pro Woche durch den Park. Ich gehöre ja eher zu letzteren und kann dir fest versprechen, dass das genauso gut ist. Egal wie weit du läufst, es ist mehr, als du bis dato gelaufen bist. Toll, oder? Und wenn du dich für einen Marathonlauf entscheidest, ist das auch super – aber es ist kein verpflichtendes Ziel. Ein Fünf-Kilometer-Lauf für jemanden mit einer schweren Angststörung ist eine gewaltige Leistung. Wenn du dich mit anderen Läufern vergleichst, wirst du es nie ganz genießen können.

- Niemand schaut dich an. Am Anfang kann man sich das nicht vorstellen, aber es stimmt. Vielleicht machst du dir darüber besonders Gedanken, wenn du an einer sozialen Phobie leidest, und ich kann das absolut nachvollziehen. Beim Laufen kommt man sich erst einmal unglaublich exponiert vor, was überfordern und ängstigen kann. Ich bin im Dunkeln gelaufen und jedes Mal stehen geblieben, wenn jemand auf mich zukam. Monatelang trug ich keine Leggings, sondern versteckte mich in weiten Jogginghosen. Ich habe lange und intensiv darüber nachgedacht, wovor ich damals am meisten Angst hatte, und abgesehen von einer Panikattacke an einem unbekannten Ort war es, von Fremden ausgelacht zu werden. Ich ging davon aus, dass die Leute sich über mich lustig machen würden, wenn ich mich an ihnen vorbeischleppte, dass sie auf mich zeigen, kommentieren, mich aus Transportern heraus anhupen und merken würden, was für eine absolute Anfängerin ich war. Ich habe bereits erwähnt, dass dies eine verbreitete Befürchtung ist – besonders bei Frauen, die zudem beim Sport mit sexistischen Kommentaren rechnen müssen. Aber niemand zuckte auch nur mit der Wimper. Es interessiert die Leute so wenig, dass ich einmal einem Mann am Kanal direkt vor die Füße fiel und er einfach sein Sandwich weiteraß. Vielen Dank dafür. Ich bin immer noch sauer.

- Laufen wirkt wie eine verrückte Idee, wenn man lange ängstlich und traurig war, aber für die meisten Menschen ist es etwas völlig Alltägliches, was ihnen im Alltag kaum auffällt. Das wirst du ziemlich schnell merken – insbesondere wird dir auffallen, dass die meisten Menschen ihre Handybildschirme fixieren und du ihnen in letzter Sekunde ausweichen musst. Wenn du feststellst, wie nervig das ist, wünschst du dir vielleicht sogar irgendwann mehr Aufmerksamkeit von den Leuten. Ab und zu lässt irgendein Dummkopf mal einen Kommentar fallen, aber das Tolle am Laufen ist, dass man dann schon längst an ihm vorbei ist.

- Nimm dir Zeit, um die Schönheit um dich herum zu genießen. Das klingt jetzt wahrscheinlich wie von irgendeinem drittklassigen Guru geschrieben, ist aber eine der Freuden des Laufens. Bei einer Angststörung richtet man den Blick meist nach innen und nimmt die Dinge um einen herum gar nicht wahr – bis auf alles Negative und Beängstigende. Das Laufen hilft einem, etwas anderes zu sehen, es fällt einem dadurch leichter, sich auf die Umgebung zu konzentrieren und die Augen auf eine neue Art und Weise zu benutzen. Nicht nur die Menschen zu registrieren, die einem im Weg herumstehen, oder die Ampelphasen, sondern alles, was vor einem liegt – sei es auf einer Hauptstraße voller Menschen, Verkehr und Läden oder auf einer Landstraße mit ein paar Schafen. Allein durch das Laufen habe ich die Schönheit in all dem kennengelernt. Bei fast jeder Laufrunde blieb ich vor einem Gebäude stehen, um es mir genauer anzuschauen, oder vor einem Plakat oder dem Sonnenuntergang. Mein Handy ist voller Fotos, die ich bei meinen täglichen Läufen aufgenommen habe – komische Straßennamen, schöne Aussichten, Hunde, die ich unterwegs gesehen habe. Das mit den Hunden ist schräg, das musst du nicht machen. Ich schaue sehr oft die Londoner Gebäude hoch, wo die Architektur manchmal sonderbare Blüten getrieben hat oder wunderschöne Verzierungen zu finden sind. Ich laufe auf der Sonnenseite der Straße und drehe mein Gesicht ins Licht, sauge beim Laufen die Wärme auf. Ich kann dir versprechen, dass manches von dem, was dir beim Laufen auffällt, dich zum Stehenbleiben bringen wird, und dass du manches sehen wirst, was dir ohne das Laufen entgangen wäre. Ich fühle mich meiner Heimatstadt mittlerweile auf eine Weise verbunden, wie ich es nie vor dem Laufen empfunden habe. Ich bin über ihre Gehwege getrabt und habe ihre Geheimnisse erforscht. Und nicht nur in meiner Stadt – ich versuche an jedem Ort, den ich zum ersten Mal besuche, laufen zu gehen. Es gibt keinen besseren Weg, um sich mit einer Gegend vertraut zu machen, ihren Rhythmus zu spüren und ihre Landschaft kennenzulernen.

- Das Laufen wird – wie alles andere auch – nicht sofort für Erleichterung sorgen. Genau wie es bei Antidepressiva zwei Wochen dauern kann, bis die Wirkung einsetzt, kann es auch beim Laufen eine Weile dauern, bis du die positiven Veränderungen in deinem Leben bemerken wirst. Oder auch nicht – mir erschien auf Anhieb alles etwas weniger düster. Teddy Roosevelt hat gesagt: »[B]ei Weitem der beste Preis, den das Leben zu bieten hat, ist die Chance, hart an etwas zu arbeiten, für das sich die Mühe lohnt.«[133] Er war Präsident der Vereinigten Staaten, während es hier bloß darum geht, eine Runde zu laufen. Andererseits ist Donald Trump auch Präsident der Vereinigten Staaten, also kann ich das Zitat doch an dieser Stelle verwenden, weil die normalen Regeln in dieser Welt anscheinend nicht mehr gelten. Es wird hart. Vielleicht hasst du es eine Weile oder vielleicht auch ziemlich lange. Aber das bedeutet nicht, dass es sich nicht lohnt. Manchmal, wenn ich laufe, es kalt ist und ich lieber woanders wäre, bereue ich, dass ich damit angefangen habe. Aber ich mache weiter. Denn ja, es ist hart, aber ich arbeite auch hart daran, dass ich es schaffe, und es belohnt mich mit Dingen, die ich mir vor fünf Jahren nicht hätte träumen lassen. Ich habe mich nie so auf etwas eingelassen wie aufs Laufen, und allein das ist schon ein Erfolg. Wenn ich dich – jemand Fremdes – um einen Gefallen bitten dürfte, würde ich dich bitten, es drei Monate lang auszuprobieren und dann zu schauen, wo du stehst. Es kann durchaus so lange dauern, bis man zurückblicken und sehen kann, wie weit man gekommen ist. Aber du wirst definitiv Fortschritte gemacht haben. Versprochen!

- Geh freundlich mit dir um. Freue dich über jedes noch so kleine erreichte Ziel. Achte darauf, dass du dir Anerkennung zollst für das, was du tust – vor allem als jemand, dessen Gehirn nicht immer der beste Freund war. Kauf dir nach einem Lauf ein Eis, trink ein Glas Wein. Schimpf nicht mit dir, wenn du eine Panikattacke hast und plötzlich zurück nach Hause musst. Beim Laufen geht es nicht immer nur geradeaus (das wäre auch langweilig). Manchmal gerät man auf Umwege oder wird aufgehalten. Du kannst trotzdem weitermachen, denn es heißt nicht, dass du gescheitert bist. Man kann beim Laufen nicht »scheitern«.

- Konzentriere dich darauf, was dein Körper dir sagt – aber auch nicht zu sehr. Manchmal wirst du glauben, du bist nervös. Dann musst du dich daran erinnern, dass Sport ähnliche Symptome wie eine Panikattacke hervorruft – schweres Atmen, Schwitzen, beschleunigte Herzfrequenz, wackelige Knie. Aber diesmal sind es nur gute Zeichen! Du wirst dich schnell daran gewöhnen, diese Reaktionen in positiven Situationen zu haben. Registriere, wie dein Atem regelmäßiger wird, und wie rasch man sich daran gewöhnt. In ähnlicher Weise notiere dir (gedanklich oder schriftlich), wie du dich nach jedem einzelnen Lauf fühlst. Finde heraus, was die beste Tageszeit zum Laufen für dich ist und was du vorher essen oder trinken solltest. All das wird dir helfen, eine Art Laufroutine gegen Angst und Stress zu entwickeln.

- Hab Spaß. Eventuell ist es ziemlich überflüssig, das zu sagen, aber du solltest dich nicht freudlos dahinschleppen, weil du gehört hast, dass Sport gut für die psychische Gesundheit sein kann. Vybarr Cregan-Reid gab mir den Rat, Laufen als »Nichttraining« zu betrachten, was ich wunderbar finde. Versuche, das im Kopf zu behalten. Laufe auf die Art, die dir guttut, seien das nun zehn Minuten rennen, Hügel hinaufsprinten, auf dem Laufband traben oder fröhliche Läufe mit Freunden. Rase einen Hügel hinunter. Weißt du noch, wie du mit deinen Freunden früher Fangen gespielt hast? Diese kindliche Ausgelassenheit kannst du wieder aktivieren, egal, wie lange sie versteckt war.

Ich habe gesagt, dass ich dieses Buch nicht einfach voller Hoffnung, Freude und Alles-wird-gut-Zauber beenden kann. Andererseits habe ich ein Buch darüber geschrieben, wie das Laufen mein Leben verändert und mich aus meiner Panik und meinem Elend befreit hat. Also denke ich, *vielleicht* ist es okay, ein paar Punkte aufzuschreiben, die mir seit dem ersten kurzen, traurigen Lauf vor über vier Jahren gelungen sind. Das Leben ist kompliziert und entwickelt sich immer wieder in andere Richtungen, und wir alle geraten hin und wieder ins Straucheln. Ich bin da keine Ausnahme. Mein Leben als Läuferin bisher bestand keineswegs nur aus Sonnenschein und Motivationssprüchen (es kamen überhaupt keine verdammten Motivationssprüche vor – aber die sind sowieso eine schreckliche Erfindung). Ich hatte beschissene Zeiten. Und fantastische. Aber der wesentliche Unterschied zwischen meinem Leben vor dem Laufen und meinem jetzigen Leben ist die Hoffnung. Es wird nicht mehr dauerhaft von Sorge, Panik, Weltuntergang und Depressionen bestimmt. Man kann so viel mehr tun, wenn einem dies nicht auf der Brust sitzt und einen langsam zerquetscht.

Manche sehen meine (kleinen) Erfolge vielleicht als Beweis dafür, dass ich aus meinen Sorgen über meine psychischen Probleme einfach herausgewachsen bin oder dass sie ohnehin nicht sonderlich schlimm waren. Ich kann dir aber leider versichern, beides stimmt nicht. Mein Zustand verschlechterte sich von Jahr zu Jahr und ich hatte kaum Hoffnung für meine Zukunft. Es ist sehr selten, dass eine Angststörung einfach »verschwindet«. Manche Menschen haben vielleicht Glück und merken, dass sie irgendwann schwächer wird, aber die meisten von uns werden für immer von ihr begleitet und müssen sich daran gewöhnen, mit ihr zu leben. Mit einer Angststörung zu leben heißt jedoch nicht, sie bloß auszuhalten oder sich gar ganz aufzugeben. Es bedeutet vielmehr, Wege zu finden, ihr die Macht zu nehmen, sie abzumildern, sich ihr zu widersetzen.

Ich habe in meiner eigenen Wohnung gelebt. Angesichts der Tatsache, dass mir mein Gehirn so unheimlich war, dass ich nicht lang damit allein sein wollte, war das für mich kaum vorstellbar. Ich machte mir Sorgen, irgendwann tot aufgefunden zu werden, während Katzen mein Gesicht zernagten. Ich hatte Angst, ausgeraubt zu werden, im Bad auszurutschen, die Wohnung in Brand zu setzen (ich nahm Kerzen mit aus der Wohnung, wenn ich sie verließ, für den Fall, dass sie sich auf wundersame Weise wieder entzünden würden). Vor allem machte ich mir Sorgen über die Einsamkeit und wie ich allein zufrieden sein sollte, wo ich mich doch selbst so hasste. Aber ich wurde die endlosen Sorgen los und fand darunter mich selbst. Es klingt lächerlich, aber früher konnte ich nicht sagen, wer ich bin, oder auch nur mir selbst meinen eigenen Charakter beschreiben. Ich war mir einfach nicht sicher, was unter all der Angst lag, die ich immer als meine hervorstechendste Eigenschaft betrachtet hatte (das und meine gebrochene Nase). Als sie in den Hintergrund trat (die Angst, nicht meine Nase), sah ich, wer ich außerdem noch war. Und der Schock war gar nicht so groß. Ich konnte mit meinen Gedanken für mich sein, Zeit ohne andere verbringen. Ich strich meine Wohnung. Richtete sie ein. Freute mich auf Abende allein zu Hause. Ich brauchte nicht mehr ständig jemanden, der mir die Hand hielt, wenn ich ein bisschen nervös wurde – zum ersten Mal konnte ich mich ausreichend selbst beruhigen. Für mich war das eine außerordentliche Leistung.

Ich bin gereist – auf eigene Faust und mit anderen. Und ich habe mich darauf gefreut. Neue Erfahrungen und große Veränderungen hatten mich vorher vor Angst gelähmt, ständig hatte ich potenzielle Katastrophen im Kopf. Aber nun kann ich mich immer weiter und weiter von der Sicherheit meines Zuhauses entfernen und es sogar genießen. Letztes Jahr habe ich eine Dienstreise nach New York geschafft, eine Stadt, vor der ich entsetzliche Angst hatte (Wolkenkratzer, Menschenmengen, die Subway – Hilfe!), und es war toll. Ganz in eine Stadt einzutauchen, von der man geglaubt hatte, sie nie besuchen zu können, war das beste Gefühl überhaupt. An einem fremden Ort herumzulaufen, an dem einen niemand kennt, war etwas, von dem ich nie gedacht hätte, jemals stark genug dafür zu sein. Inzwischen freue ich mich auf neue Erfahrungen, ohne dass ich vorher gedanklich die Worst-Case-Szenarien in jeder Situation durchgehen muss. Denn dieser Ansatz kann einem die Reise schon ein wenig verderben, wie du dir wahrscheinlich vorstellen kannst.

Ich habe den Job gewechselt und den Ort verlassen, der elf Jahre lang mein Sicherheitsnetz gewesen war. Sicherheitsnetze sind für Menschen mit Angststörungen essenziell, aber sie können einen auch einsperren. Etwas Neues zu probieren, war ein beängstigender, aber notwendiger Schritt, und ich vertraute mittlerweile darauf, dass ich ihn bewältigen würde.

Ich ging eine neue Beziehung ein, eine, in der ich offen über meine psychischen Probleme sprach und mich vollständig genug als Mensch fühlte, um mich ganz darauf einzulassen, ohne kontrollieren zu wollen, in welche Richtung sie sich entwickelte. Es schadete nicht, dass der Mensch, den ich fand, sehr liebenswürdig ist. Das ermöglichte mir, mich psychischen Problemen zu stellen, ohne Angst vor der Reaktion haben zu müssen. Ohne dass man gesagt bekommt, man solle sich zusammenreißen, endlich darüber hinwegkommen oder aufhören zu jammern. Auch hier wirkt es vielleicht nicht ganz passend, Liebe und Laufen in einen Zusammenhang zu setzen, aber für mich ist er glasklar. Ohne die Schritte, die ich – wortwörtlich – gegangen bin, hätte ich keine neue Beziehung anfangen können.

Nach einer derart desaströsen Ehe war mein Vertrauen hin. In gewisser Weise ging ich davon aus, dass ich nie wieder eine andere Beziehung haben würde, dass ich es besser nie mehr versuchen sollte. Als wäre ich nicht dafür geschaffen – mit meinen ganzen Obsessionen, Ängsten und Phobien. Aber ganz allmählich änderte sich meine Meinung darüber, und ich hatte vielleicht zum ersten Mal das Gefühl, eine Beziehung auch verdient zu haben. Genug, dass die Narben des ersten Versuchs mich nicht davon abhielten, noch einmal alles auf eine Karte zu setzen. Was für eine perfekte, wunderbare Sache. Ich kann mein Glück kaum fassen – immer noch nicht. Eine neue Beziehung stand auf meiner Prioritätenliste sehr weit unten – ich musste sicher sein, dass ich alles allein hinbekam, bevor ich versuchte, einen Partner zu finden. Ich durfte mich kein zweites Mal darauf verlassen, jemand anderem die Verantwortung zu übertragen, mich stärker und besser zu fühlen. Ich musste das schon selbst erreicht haben. Wie sehr ich inzwischen über meine »Anfänger-Ehe« hinweg bin, zeigt, dass ich letztes Jahr meinem Freund beim Abendessen gegenübersaß und *ihm* einen Heiratsantrag machte (Gott sei Dank hat er Ja gesagt).

Entschuldige bitte diesen etwas sentimentalen Teil. Diese Erfolge sind im Vergleich zu anderen nicht bemerkenswert. Ich habe keine Berge bestiegen, keine Kinder gerettet und keine Auszeichnungen gewonnen. Aber ich habe Sachen geschafft, die ich nie für möglich gehalten hätte. Ich habe meinen Blick für das, *was* möglich ist, erweitert. Und beschert hat mir das das Laufen. Damals hieß das: drei Minuten, in denen ich aus meinem Kopf ausbrechen und meinem heillosen Elend entfliehen konnte. Heute ist das der tägliche morgendliche Lauf, der bis zu einer Stunde dauern kann. Am Anfang war es hart, sowohl körperlich als auch mental. Jede Minute, die ich lief, fragte ich mich selbst nach dem Grund. Ich fühlte mich dumm, unsportlich, unzulänglich. Es ist nach wie vor hart. Meine Füße würden lieber nicht durch Pfützen platschen oder über die unbarmherzigen Londoner Gehwege traben. Ich hüpfe nicht aus dem Bett vor lauter Vorfreude. Aber ich bin dabeigeblieben. Ich laufe los, mein Kopf wird frei und an einem bestimmten Punkt entsteht eine Verbindung zu meiner Umgebung. Mein Gehirn begreift, dass die Welt nicht nur aus meinen Ängsten besteht. Ich sehe Menschen, Schönheit und Chaos. Meine Füße berühren den Boden und ich bin präsent im gegenwärtigen Moment. Ich bewege mich – wie ungeschickt oder langsam auch immer. Gedanken tauchen in meinem Kopf auf und verschwinden genauso schnell wieder. Nichts bleibt außer dem Laufen. Sorgen können warten. Vor allem habe ich einen Weg gefunden, allein zu sein, ohne mich einsam zu fühlen. Eine Unabhängigkeit nach meinen eigenen Bedingungen gefunden.

Das Laufen setzt Vertrauen voraus. Vertrauen darin, es überhaupt schaffen zu können. Vertrauen, dass die Beine schon wissen werden, was sie tun, dass man nicht hinfällt, dass man kontinuierlich besser wird. Es kann schwierig sein, dieses Gefühl aufrechtzuerhalten, diese Hoffnung, besonders, wenn einem das Laufen am Anfang schwerfällt. Aber wenn man durchhält, wird man schließlich belohnt. Ich bin eine Läuferin, und vorher war ich keine. Wie verdammt genial ist das denn bitte?

Auch für psychische Krankheiten braucht man Vertrauen. Vertrauen darin, dass es einem irgendwann besser gehen wird. Vertrauen darin, dass man nicht in einen Abgrund stürzen und für immer dort bleiben wird. Und es kann einem unmöglich erscheinen, an dieser Hoffnung festzuhalten. Manchmal tut es weh zu hören, dass man sich an die Hoffnung klammern muss, wenn man glaubt, keine zu haben. Wie ich schon einmal erwähnt habe, erinnert Emily Dickinson uns daran, dass Hoffnung ein Federding ist. Lesen wir doch einfach das ganze Gedicht. Es lohnt sich, das an dunklen Tagen im Kopf zu haben:

Die Hoffnung ist ein Federding –
Das in der Seele hockt –
Und Lieder ohne Worte singt –
Sich niemals unterbricht –

Im Sturm – klingt es am lieblichsten –
Und der muss heftig wehn –
Den kleinen Vogel zu beschämen
So viele hielt er warm –

Ich hörte ihm im Eisland zu –
Und auf dem fernsten Meer –
Doch wollt er selbst im Notfall, nie
Ein Krümelchen – von mir.

Vertrauen, Hoffnung, wie auch immer man es nennen möchte. Gib das niemals auf, wie gering es dir auch erscheinen mag. Meine Hoffnung war das Laufen. Oder vielleicht hat es mir Hoffnung gegeben, ich weiß es nicht. Auf jeden Fall hat es mich aus dem lebenslangen Teufelskreis von Angst und Depressionen befreit. Es hat mich aus meiner immer kleiner werdenden Welt ins richtige Leben geholt. Es hat mir Selbstvertrauen geschenkt – wenn ich schon ohne Angst laufen konnte, konnte ich vielleicht ja auch noch mehr. Es war etwas, worauf ich aufbauen konnte. Eine solide Basis, kein Sand – oder, wie in meinem Fall, Panik. Es ist die Sache, die mir mein Gleichgewicht auch in nicht besonders glücklichen Zeiten erhalten hat. Und vor allem ist es meins, ich habe hart dafür gearbeitet. Ich habe es mir verdient.

Es ist nicht immer einfach. Im Gegenteil, manchmal ist es eine Qual. Denn wenn ich dir vorschlage, einmal pro Woche fünf Minuten zu laufen, wirst du wohl keinen großen

Unterschied merken. Es muss sich schon wie Arbeit anfühlen, muss häufig und stetig getan werden. Ich mag den Gedanken nicht besonders, dass »alles Gute hart erarbeitet werden muss«, aber in diesem Fall stimmt es leider. Wir sind so weit damit gekommen, dass wir psychische Krankheiten verstehen und akzeptieren, aber manchmal versteifen wir uns zu sehr darauf, dass es eine bestimmte Auswahl an funktionierenden Therapien gibt, und verfolgen keine anderen Spuren mehr. Das Laufen ist eine solche Spur für mich, aber es ist nicht einfacher als jede andere denkbare Methode.

Auch nach mehreren Jahren ist jeder Lauf noch anders. Manche sind kurz und sollen einen Kater vertreiben, bevor er mich komplett lahmlegt (je älter ich werde, desto schlimmer werden sie – die ganzen warnenden Menschen hatten recht). Manche sind lang und von meinen Launen beeinflusst. Und ich laufe immer weiter – weil ich es kann. Manchmal fällt es mir leicht, schnell zu laufen, und ich spüre, wie die Energie durch meinen Körper pulsiert. Gelegentlich erlebe ich Freudenausbrüche, ich renne Hügel herunter und rufe wie ein Kind gedanklich »Huuuuuuuuuui!«. Oft sind meine Läufe schwierig – aber auch das ist okay. Ich weiß, dass sie trotzdem wichtig sind. Jedes Mal habe ich etwas davon. Eine Pause vom Tag, Zeit für mich, vielleicht sehe ich etwas Schönes, durchdenke ein Problem, schüttele eine lästige Sorge ab. Bevor ich mich an den Schreibtisch gesetzt habe, um das hier zu schreiben, lief ich. Nach einem Streit mit meiner Mutter war ich benommen und angespannt gewesen. Als ich nach Hause zurückkam, war der Ärger verflogen. Vielleicht rufe ich sie später sogar an. Mein Geist beschäftigt sich beim Laufen mit solchen Dingen, selbst wenn ich es gar nicht bewusst wahrnehme.

Das Laufen bringt mir Erleichterung. Erleichterung nach schweren Zeiten. Erleichterung in schweren Zeiten. Deine Erleichterung zeigt sich möglicherweise anders, aber bitte versuche, sie zu finden – hör nicht auf, bis du auf etwas gestoßen bist. Fordere es ein – du solltest nicht noch einen weiteren Tag voller Kummer verbringen müssen.

Ich verspreche dir, dass bessere Zeiten kommen werden. Es gibt viele Wege, mit psychischen Krankheiten zurechtzukommen. Da draußen gibt es vielleicht eine Form der Unterstützung, die du nur noch nicht entdeckt hast. Ich habe angefangen, mich von der Angst zu befreien, als ich buchstäblich am Boden lag. Dabei fühlte es sich da unten damals wie der richtige Platz für mich an – schließlich war ich nie zuvor so verzweifelt gewesen. Nach und nach machte ich Fortschritte, konnte Panikattacken abwehren, intrusive Gedanken überwinden, von denen ich glaubte, dass sie mich vor Angst wahnsinnig machen würden. Ich habe nicht das Gefühl, mich von allen psychischen Problemen verabschiedet zu haben. Das Gehirn ist schließlich ein Teil des Körpers, an dem alles Mögliche brechen, verstopfen, sich verlangsamen kann. Aber ich weiß nun, dass ich laufen kann, um den Griff der Symptome zu lockern, der sonst so fest saß. Es ist eine so alltägliche Sache wie Reifenaufpumpen oder regelmäßig einen Boiler zu warten.

Aber darüber hinaus macht es mich froh. Nicht bloß durch den Flow, den Rausch oder den sofortigen Energieschub. Es hat mich dazu gebracht, mich umzusehen, statt nur in mich hinein. Und so habe ich die vielen Möglichkeiten entdeckt, die mir vorher entgangen waren. Sachen, die ich tun, Orte, die ich besuchen, Beziehungen, die ich aufbauen konnte. Und ich habe versucht, all diese Chancen zu ergreifen. Es hat meinen Charakter geformt und meine Angst in andere Bahnen gelenkt. Wie Alain de Botton einmal schrieb: »Der größte Teil dessen, was wir ›Persönlichkeit‹ nennen, ist von der Art und Weise bestimmt, für die wir uns entschieden haben, um gegen Angst und Traurigkeit zu kämpfen.«[134]

Für mich hat es funktioniert. Und ich glaube fest daran, dass es auch für dich funktioniert. Ich klappe jetzt meinen Laptop zu und gehe laufen. Fröhliches Joggen![*]

---

* Ich habe dich gewarnt.

WEITERFÜHRENDE LINKS ETC.

Hier ein paar Punkte, die mir geholfen haben. Wenn du das Gefühl hast, Unterstützung zu brauchen, helfen sie dir ja vielleicht auch.

Websites

https://www.psychenet.de/de/ – Guter Ausgangspunkt, um Informationen über die gängigsten psychischen Erkrankungen zu finden.

https://www.seelischegesundheit.net/ – Ein Aktionsbündnis zur Förderung psychischer Gesundheit. Viele interessante Infos und Hinweise auf aktuelle Veranstaltungen zum Thema.

http://www.zwaenge.de & www.zwaenge.ch/de & www.zwaenge.at – Informationen für Betroffene, Behandler und Angehörige der Deutschen (bzw. Schweizerischen oder Österreichischen) Gesellschaft Zwangserkrankungen e. V.

https://www.degpt.de/ – Website der Gesellschaft für Psychotraumatologie; interessant für Menschen, die an einer PTBS leiden.

https://www.angriff-auf-die-seele.de/ptbs/ – Hilfsangebot für deutsche Soldaten mit PTBS.

https://www.psychotherapiesuche.de/ – Der Psychotherapie-Informationsdienst (PID) hilft bei der Suche nach einem geeigneten Therapeuten.

https://www.runnersworld.de/ – Eine Website, bis obenhin voll mit spannenden Geschichten, Tipps und Strecken. Alles, was man als Laufbegeisterte braucht. (Da gibt es übrigens auch Trainingspläne – unter anderem für Laufanfänger, die zum ersten Mal fünf Kilometer anpeilen!)

http://www.therunningcharity.org/ – Die gemeinnützige Organisation, die obdachlose Jugendliche unterstützt und zum Laufen bringt (nur auf Englisch).

https://www.thebodypositive.org/ – Internetpräsenz zweier Gründerinnen der Body-Positivity-Bewegung; bietet unter anderem Online-Kurse an (nur auf Englisch).

http://achtung-kinderseele.de/index.html – Stiftung für die psychische Gesundheit von Kindern.

https://www.kindergesundheit-info.de/themen/entwicklung/psychische-gesundheit/psychische-probleme/ – Informationen der Bundeszentrale für gesundheitliche Aufklärung über psychische Störungen bei jungen Kindern.

http://www.einfach-teilhaben.de/DE/LS/Mobilitaet/Sport/sport_inhalt.html – Informationen und weiterführende Links zu Sport für Menschen mit Beeinträchtigungen.

Apps

Strava – Zeichnet Strecken auf und zeigt, wo andere in der Umgebung laufen gehen; man kann sich mit Freunden austauschen, die auch laufen.

Couch25K (nur auf Englisch) – Coacht einen von der ersten Minute an, bis man fünf Kilometer ohne Pause schafft.

RunKeeper – Speichert Laufstrecken und -zeiten, außerdem kann man für jeden Lauf aufzeichnen, wie man sich gefühlt hat (Alternative: Runtastic).

MapMyRun – Kann man mit einem Chip im Schuh benutzen, wenn man keine Lust hat, sein Handy beim Sport dabeizuhaben.

Bücher

Adam, David: *Zwanghaft. Wenn obsessive Gedanken unseren Alltag bestimmen*. München: dtv, 2016.

Askwith, Richard: *Running Free: A Runner's Journey*. London: Yellow Jersey, 2015.

Austen, Jane: *Stolz und Vorurteil*. München: Penguin, 2017.

Bretécher, Rose: *Pure*. London: Penguin, 2015.

Burton, Robert und Werner von Koppenfels (Hrsg.): *Die Anatomie der Melancholie*. Mainz: Dieterich, 1988.

Challacombe, Fiona et al.: *Break Free from OCD*. London: Vermilion, 2011.

Cregan-Reid, Vybarr: *Footnotes: How Running Makes Us Human*. London: Ebury, 2017.

Dickinson, Emily und Gunhild Kübler-Ross: Sämtliche Gedichte / The Poems of Emily Dickinson (zweisprachig). München: Hanser, 2015.

Fisher, Carrie: *Vom Erwachen der Nacht. Mein verrücktes Leben zwischen Drogen, Depressionen und einem schwulen Ehemann*. München: mvg, 2016.

Gordon, Bryony: *Mad Girl*. London: Headline, 2016.

Harvie, Robin: *Why We Run: A Story of Obsession*. London: John Murray, 2011.

Heminsley, Alexandra: *Running Like a Girl*. London: Windmill, 2014.

Kessel, Anna: *Eat, Sweat, Play: How Sport Can Change Our Lives*. London: Pan Macmillan, 2016.

Mantel, Hilary: *Wölfe*. Köln: DuMont, 2010.

Menzies-Pike, Catriona: *The Long Run: A Memoir of Loss and Life in Motion*. London: Penguin Random House, 2016.

Morgan, Eleanor: *Anxiety for Beginners*. London: Pan Macmillan, 2016.

Murakami, Haruki: *Wovon ich rede, wenn ich vom Laufen rede.* Köln: DuMont, 2008.

O'Sullivan, Ronnie: *Running: Die Autobiografie*. München: Stiebner, 2014.

Otto, Michael und Jasper A. J. Smits: *Exercise for Mood and Anxiety: Proven Strategies for Overcoming Depression and Enhancing Well-Being.* Oxford: Oxford University Press, 2011.

Peterson, Andrea: *On Edge.* New York: Crown, 2017.

Rhodes, James: *Instrumental.* Edinburgh: Canongate, 2014.

Rice-Oxley, Mark: *Underneath the Lemon Tree: A Memoir of Depression and Recovery.* London: Little, Brown, 2012.

Mipham, Sakyong: *Running Buddha. Laufend zu sich selbst finden.* München: Arkana, 2013.

Stossel, Scott: *Angst. Wie sie die Seele lähmt und wie man sich befreien kann.* München: C.H. Beck, 2014.

Weekes, Claire: *Hilfe auch für Ihre Nerven.* Bergisch-Gladbach: Bastei, 1969.

Young, Damon: *How to Think About Exercise.* London: Pan Macmillan, 2014

Etwas ganz anderes

Manchmal sind wir so niedergeschlagen oder überfordert, dass Sport eine zu große Herausforderung darstellt. Sei also freundlich zu dir, wenn das der Fall sein sollte, und zwinge dich zu nichts. Lenk dich stattdessen wenn möglich in düsteren Momenten ab. Hier ein paar von den Elementen, auf die ich dann zurückgreife:

Hörbücher. Wenn du dich nicht auf ein Buch konzentrieren kannst, weil die Wörter verschwimmen und dein Gedächtnis keinen einzigen Satz speichern will, versuch es mal mit Hörbüchern. Lade dir am besten zuerst etwas herunter, was du schon gelesen hast – ich höre zum Beispiel viel Agatha Christie und P. G. Wodehouse, weil ich deren Bücher kenne und tröstlich finde. Es ist nicht schlimm, wenn der Inhalt an dir vorbeirauscht, du kannst dich immer wieder neu fokussieren, und vielleicht entspannt es dich ja.

Serien. Nie war es leichter als im Zeitalter der Streamingdienste, sich von seinem Elend abzulenken, indem man sich acht Folgen einer Serie am Stück anschaut. Ich rate nicht dazu, das jeden Tag von morgens bis abends zu tun, aber manchmal kann eine gute Serie einen aus den ängstlichen oder depressiven Gedanken herausholen. Meine liebsten Serien dafür sind *The West Wing* (schwungvoll, dramatisch und über einen US-Präsidenten, der nicht Donald Trump heißt), die ersten Staffeln von *Arrested Development* und *30 Rock*, wenn ich zur Beruhigung vertrauten Humor brauche.

Kochen. Oder, wie in meinem Fall, Backen. Etwas mit den Händen zu machen, kann unglaublich hilfreich sein, wenn man für eine Weile den Kopf abschalten will. Versuche dich an etwas Kompliziertem, Kniffligem für maximale Konzentration. Es gibt unzählige Websites mit kostenlosen Rezepten. Mein Favorit ist die von Nigella Lawson. Warum nicht mal den »Girdlebuster Pie« – die gürtelsprengende Torte – ausprobieren? Allein der Name sollte dich neugierig machen …

Gartenarbeit, Nähen, Malen, DIY. Okay, jetzt erinnere ich dich wahrscheinlich an deine Oma, aber für all das braucht man seine Hände, und das *zwingt* den Kopf, sich auf etwas anderes als sorgenvolle Gedanken zu konzentrieren. Probiere einfach irgendetwas aus. Das Ergebnis wird dich hoffentlich mit Stolz erfüllen, dir das Gefühl geben, etwas geschafft zu haben – wenn nicht, hat es wenigstens eine Weile dein Gehirn beschäftigt. Ich habe ein paar Blumentöpfe angemalt (ziemlich hässlich), viele Pflanzen umgebracht und selbstgenähte Kleidungsstücke nach der Hälfte aufgegeben, aber während all dieser Arbeit war ich wirklich konzentriert. Besonders Gärtnern kann ein echter Lichtblick sein. Wie meine Mutter einmal sagte, als ich befürchtete, ich würde alle meine Pflanzen sterben lassen: »Pflanzen wollen leben.« Zuzuschauen, wie etwas entschlossen den Kopf Richtung Himmel streckt und blüht, kann einen daran erinnern, dass es sich lohnt zu leben, auch wenn es schwer ist.

Spazierengehen. Ziellos, an einem Ort, an dem du dich wohlfühlst – einem Treidelpfad, einem Park oder durch dein Lieblingsviertel. Konzentriere dich auf deine Füße und deine Schritte. Vergiss das Tempo oder die Distanzen, mach es wie Forrest Gump und geh so lange, bis du wieder für den Rückweg bereit bist. Wenn dir übel ist oder du spürst, wie sich das Angst-Adrenalin in dir ausbreitet, wird es dir nach fünf Minuten Herumschlendern besser gehen. Versprochen.

Notiere dir gedanklich, was für dich funktioniert. Und wenn ein Tief droht, beschließe, einen Kuchen zu backen oder ein paar Farben hervorzuholen. Sammle deine

Bewältigungsstrategien und lasse sie mich wissen, wenn es welche gibt, die ich auch einmal ausprobieren sollte. Wenn du herausfindest, was dir hilft, kannst du dich für immer auf diese beruhigenden Tätigkeiten verlassen. Du kannst auf sie bauen und weißt irgendwann, wann du sie anwenden solltest. Viel Erfolg!

DANK

Ich hatte nicht vor, ein Buch übers Laufen zu schreiben. Ich hatte nicht vor, überhaupt ein Buch zu schreiben. Also muss ich zuerst Joseph Zigmund danken, der einen Artikel von mir über psychische Gesundheit las und meinte, da könnte Stoff für ein Buch drinstecken. Nachdem er mich durch die ersten Schritte begleitet hatte, reichte er mich an Tom Killingbeck weiter, der während des gesamten Prozesses absolut großartig war – nie zu streng mit Deadlines, immer ermutigend. Und er hatte instinktiv ein Gefühl für den richtigen Ton. Durch ihn wirkte das ganze Projekt weniger furchterregend. Außerdem ist er lustig, was hilfreich ist, wenn man über ziemlich düstere Sachen schreibt.

Das übrige Team von HarperCollins hat mir enorm geholfen und mir die mysteriösen Schritte bis zum Erscheinen eines Buches erklärt. Die Lektorin Lottie Fyfe, die das Buch redigierte und meine schreckliche Grammatik um einiges verbesserte, und Olivia Marsden, die das Marketing und die PR organisierte. Ich hätte mir keine netteren Menschen zur Unterstützung bei meinem ersten Buch wünschen können.

Als ich das Exposé für dieses Buch schrieb, hatte ich keinen Agenten. Aber bei Glühwein auf einer Weihnachtsfeier lernte ich Julia Kingsford kennen, die mir großzügig anbot, kostenlos über meinen Vertrag zu schauen. Sie stellte mich ihrem Partner Charlie Campbell vor, der von da an parat stand, um mir alles zu erklären, mich an Deadlines zu erinnern, mir die Sprache der Buchwelt zu übersetzen und der mir, sehr wichtig, den Vorschuss überwies. Die zwei waren unglaublich nett und geduldig. Außerdem haben sie einen Bürohund. Solltest du einen englischsprachigen Agenten brauchen, schau mal bei den beiden vorbei.

An alle, die mir bereitwillig ihre Geschichten für dieses Buch erzählt haben: Ich bin immer noch hin und weg von eurem Mut, eurer Offenheit und eurer Kraft. Manche der Erfahrungen, von denen mir berichtet wurden, haben mich zum Weinen gebracht, und ich staune immer wieder über die Stärke und Entschlossenheit, mit der ihr alle versucht, das Leben für euch (und andere) etwas besser zu machen. Ihr habt mir von den schlimmsten Momenten mit euren psychischen Problemen erzählt, um damit anderen mit ähnlichen Schwierigkeiten zu helfen. Ich hoffe, ich bin euch gerecht geworden. Ich danke euch allen sehr.

Danke an meine Familie, Lindsay, Alan und Lizzie, die mir in meinen schlimmsten Momenten unendliche Zuneigung und Unterstützung gezeigt haben – ich wünschte, jeder, der psychische Krisen hat, könnte so viel Liebe erfahren. Nesrine, Archie, Maya, David, Miranda, ihr alle habt mich immer wieder aufgefangen, ohne mich je zu verurteilen. Barry, der mir geholfen hat, mich in Ordnung zu bringen und weniger Angst zu haben, und schließlich Greg. Durch dich ist zum ersten Mal in meinem Leben alles Neue aufregend und begeisternd. Ich liebe dich, Kumpel.

Bei den zitierten Studien und Beispielen haben wir uns bemüht, entsprechende deutsche Quellen zu finden. Wenn nicht anders angegeben, beziehen sich die zitierten Studien jedoch auf Großbritannien.

QUELLEN

1. ALLES IST FURCHTBAR

1 https://news.harvard.edu/gazette/story/2008/06/text-of-j-k-rowling-speech/

2 J. D. Salinger: *Der Fänger im Roggen*. 16. Aufl. Reinbek bei Hamburg: Rowohlt Taschenbuch Verlag, 2015

3 https://www.nytimes.com/1999/07/19/arts/to-invigorate-literary-mind-start-moving-literary-feet.html

4 https://www.ncbi.nlm.nih.gov/pubmed/19265317

5 https://press.rsna.org/timssnet/media/pressReleases/14_pr_target.cfm?ID=1921

6 https://qbi.uq.edu.au/blog/2017/11/can-you-grow-new-brain-cells

7 In Gerda Lerner (Hrsg.): *The Female Experience: An American Documentary*. Oxford: Oxford University Press, 1992

8 https://www.nice.org.uk/guidance/ph17/evidence/review 1-epidemiology-revised-july-2008-371243053

9 https://www.medscape.com/viewarticle/863363

10 https://www.rki.de/DE/Content/Gesundheitsmonitoring/Gesundheitsberichterstattung/GBEDownloadsJ/FactSheets/JoHM_01_2018_koerperliche_Aktivitaet_KiGGS-Welle2.pdf?__blob=publicationFile

11 Ebd.

12 https://www.womeninsport.org/wp-content/uploads/2015/04/Changing-the-Game-for-Girls-Policy-Report.pdf

13 https://www.womeninsport.org/wp content/uploads/2017/11/Girls-Active-statistics-1.pdf?x99836

14 https://www.nimh.nih.gov/health/topics/obsessivecompulsive-disorder-ocd/index.shtml

15 https://www.theguardian.com/education/2015/dec/14/majority-of-students-experience-mental-health-issues-says-nus-survey

16 https://www.theguardian.com/lifeandstyle/2016/aug/30/outdoor-fitness-parkrun-british-military-forces-project-awesome-parks

17 https://www.theguardian.com/lifeandstyle/the running blog/2018/apr/25/parkrun-makes-us-fitter-but-can-it-make-us-happier-as-well

18 http://www.manchester.ac.uk/discover/news/exercise-helps-young-people-with-psychosis-symptoms-study-shows/

19 https://www.fau.de/2013/06/news/wissenschaft/fau-studie-ausdauersportarten-konnen-abhangig-machen/

2. IN GESUNDHEIT UND KRANKHEIT

20 https://www.theguardian.com/commentisfree/2018/mar/07/mental-health-care-patients-dying-reform

21 http://blogs.bmj.com/bmjopen/2016/11/03/worried-well-may-be-boosting-their-risk-of-heart-disease/

22 https://people.com/archive/carrie-fishers-bipolar-crisis-i-was-trying-to-survive-vol-79-no-12/

23 https://www.mind.org.uk/information support/types of mental health problems/anxiety-and-panic-attacks/anxiety-disorders/#.Wvxo45PwaRs

24 http://zwaenge.de/therapie/frameset_therapie.htm

25 Bryony Gordon: *Mad Girl*. London: Headline, 2016

26 Eleanor Morgan: *Anxiety for Beginners*. London: Pan Macmillan, 2016

27 Jacobi F, Höfler M, Strehle J et al. (2014) Psychische Störungen in der Allgemeinbevölkerung. Studie zur Gesundheit Erwachsener in Deutschland und ihr Zusatzmodul Psychische Gesundheit (DEGS1-MH). Nervenarzt 85(1):S. 77-87

28 https://www.ptsd.va.gov/public/ptsd-overview/basics/history-of-ptsd-vets.asp

29 Jacobi F, Höfler M, Strehle J et al. (2014) Psychische Störungen in der Allgemeinbevölkerung. Studie zur Gesundheit Erwachsener in Deutschland und ihr Zusatzmodul Psychische Gesundheit (DEGS1-MH). Nervenarzt 85(1):S. 77-87

30 Ebd.

31 https://www.welt.de/politik/deutschland/article6895681/Arbeit-macht-immer-mehr-Menschen-krank.html

32 Für weitere Informationen über ›The English Malady‹ empfehle ich dieses Radioprogramm von BBC Radio 4: http://www.bbc.co.uk/radio4/history/longview/longview_20031007_readings.shtml (nur auf Englisch).

33 https://www.theguardian.com/books/2001/aug/18/history.philosophy

34 https://www.nature.com/articles/143753d0

35 Sigmund Freud: »Vorlesungen zur Einführung in die Psychoanalyse (1917)«. In Scott Stossel: *Angst – Wie sie die Seele lähmt und wie man sich befreien kann*. München: C.H. Beck, 2014.

36 https://www.ncbi.nlm.nih.gov/pmc/articles/PMC5573555/

37 Thomas Sydenham: *Sämmtliche medicinische Schriften*. Ulm: J. Ebner'sche Buchhandlung, 1839.

38 http://www.appalachianhistory.net/2008/12/125-reasons-youll-get-sent-to-lunatic.html

39 Lisa Appignanesi: *Mad, Bad and Sad – A History of Women and the Mind Doctors from 1800 to the Present*. London: Little, Brown, 2007.

40 https://www.nice.org.uk/guidance/cg155/update/CG155/documents/psychosis-and-schizophrenia-in-children-and-young-people-final-scope2

41 http://www.bbc.co.uk/news/uk-wales-19289669

42 https://www.pressreader.com/uk/daily mail/20171229/281479276790129

3. KLEINE KINDER, GROSSES LEID

43 http://www.ucl.ac.uk/news/news-articles/0813/22082013-Half-of-UK-7-year-olds-sedentary-Dezateux

44 https://www.sciencedaily.com/releases/2017/01/170131075131.htm

45 https://www.rcpsych.ac.uk/healthadvice/parentsandyoung-people/young-people/worriesandanxieties.aspx

46 Franz Kafka: *Tagebücher in der Fassung der Handschrift*. 2. Aufl. Frankfurt am Main: S. Fischer, 2008.

47 www.achtung-kinderseele.org

48 https://www.bundesgesundheitsministerium.de/fileadmin/Dateien/3_Downloads/B/Bewegung/Nationale-Empfehlungen-fuer-Bewegung-und-Bewegungsfoerderung-2016.pdf

49 Scott Stossel: *Angst. Wie sie die Seele lähmt und wie man sich befreien kann*. München: C.H. Beck, 2014.

50 https://www.sportengland.org/media/12419/spotlight-on-gender.pdf

51 Anm. d. Übers.: Eine Kampagne von *Sport England*, um Mädchen und Frauen bewusster in Bewegung zu bringen, »regardless of shape, size and ability.« Im Oktober 2018 startete die dritte Phase dieser Kampagne. Für mehr Informationen: http://www.thisgirlcan.co.uk/.

52 Anna Kessel: *Eat, Sweat, Play – How Sport Can Change Our Lives*. London: Pan Macmillan, 2016.

53 https://www.womenshealthmag.com/fitness/a19935562/gymtimidation/

54 Alexandra Heminsley: *Running Like a Girl*. London: Windmill, 2014

55 http://www.apadivisions.org/division-35/news-events/news/physical-activity.aspx

56 https://www.rki.de/DE/Content/Gesundheitsmonitoring/Gesundheitsberichterstattung/GesundAZ/Content/D/Depression/Daten_Fakten/daten_fakten_depressionen_inhalt.html

57 https://www.ocdhistory.net/earlypastoral/moore.html

58 http://www.bbc.co.uk/news/uk-england-merseyside-39702976; https://www.theguardian.com/society/2018/apr/26/mental-health-patients-seeking-treatment-face-postcode-lottery; https://www.theguardian.com/society/2016/feb/15/nhs-vows-to-transform-mental-health-services-with-extra-1bn-a-year

59 https://www.england.nhs.uk/mental-health/adults/iapt/ Anm. d. Übers.: In Deutschland gab es einen ähnlich Entschluss vom Gemeinsamen Bundesausschuss im April 2017, https://www.gkv-spitzenverband.de/gkv_spitzenverband/presse/pressemitteilungen_und_statements/pressemitteilung_517313.jsp.

60 Emily Dickinson: *Sämtliche Gedichte*. Übers. v. Gunhild Kübler-Ross. München: Hanser, 2015, S. 263.

4. IST ES FÜR EINEN ANFANG ZU SPÄT?

61 https://www.nhs.uk/conditions/generalised-anxiety-disorder/

62 https://de.statista.com/statistik/daten/studie/156951/umfrage/anzahl-der-einpersonenhaushalte-in-deutschland-seit-1991/

63 https://www.centreforsocialjustice.org.uk/library/mental-health-poverty-ethnicity-family-breakdown-interim-policy-briefing

64 https://www.centreforsocialjustice.org.uk/library/mental-health-poverty-ethnicity-family-breakdown-interim-policy-briefing

65 https://www.nhs.uk/conditions/generalised anxiety disorder/

66 https://www.theguardian.com/global-development/2016/apr/12/50-million-years-work-lost-anxiety-depression-world health-organisation-who

67 https://www.refinery29.uk/best-quotes-for-your-20s

68 http://www.ucl.ac.uk/news/news-articles/0908/09080401

69 https://www.theguardian.com/commentisfree/2011/nov/06/charlie-brooker-becomes-a-runner

5. SPORT SCHÜCHTERT EIN

70 https://www.tk.de/resource/blob/2026646/0aa4b08bf5b67b8495dce9b24b2c3bac/tk-bewegungsstudie-2016-data.pdf

71 https://www.theguardian.com/cities/2017/feb/11/uks-cash-starved-parks-at-tipping-point-of-decline-mps-warn

72 https://www.rsph.org.uk/about-us/news/instagram-ranked-worst-for-young-people-s-mental-health.html

73 http://www.thisisinsider.com/fitspiration-social-media-negative-effects-body-image-2017-11

74 https://www.nhs.uk/conditions/obesity/

75 https://www2.le.ac.uk/departments/sociology/dice/documents/Sporting%20 Equals%20Exec%20Summary.pdf

76 https://www.ncbi.nlm.nih.gov/pubmed/12213941

77 https://www.tandfonline.com/doi/abs/10.1080/00336297.2014.955118

78 http://www.sportingequals.org.uk/about-us/key-stats-and-facts.html

79 https://www.deutschlandfunk.de/inklusion-im-sport-sport-ist-ein-inklusionsmotor.892.de.html?dram:article_id=444883

80 https://www.theguardian.com/lifeandstyle/2013/sep/16/exercise-fitness-disability-multiple-sclerosis

81 http://healthandfitnesshistory.com/explore-history/history-of-running/

82 https://www.olympic.org/ancient-olympic-games/the-sports-events

83 Vybarr Cregan-Reid: *Footnotes: How Running Makes Us Human*. London: Ebury, 2017.

84 https://physicalculturestudy.com/2015/06/15/born-to-run-the-origins-of-americas-jogging-craze/

85 https://www.bmj.com/content/344/bmj.e2758

86 https://ajp.psychiatryonline.org/doi/10.1176/appi.ajp.2017.16111223

87 https://academic.oup.com/occmed/article/63/2/164/1376130

88 http://www.jneurosci.org/content/33/18/7770

89 https://uanews.arizona.edu/story/ua-research-brains-evolved-need-exercise

90 https://www.psychologytoday.com/us/blog/the-athletes-way/201211/the-neurochemicals-happiness

91 https://www.mind.org.uk/information-support/your-stories/i-think-i-might-be-dying-chapter-from-mad-girl-by-bryony-gordon/

6. DIE PANIK ÜBERWINDEN

92 Hilary Mantel: *Wölfe*. Köln: DuMont, 2010.

93 Thaddeus Kostrubala: *The Joy of Running*. Philadelphia: Lippincott, 1976

94 https://www.thecut.com/2016/04/why-does-running-help-clear-your-mind.html

95 Ronnie O'Sullivan: *Running: Die Autobiografie*. München: Stiebner Verlag, 2014

96 Eleanor Morgan: *Anxiety for Beginners*. London: Pan Macmillan, 2016.

7. WARUM LAUFEN WIR?

97 https://ec.europa.eu/commfrontoffice/publicopinion/archives/ebs/ebs_334_de.pdf

98 Sakyong Mipham: *Running Buddha: Laufend zu sich selbst finden*. München: Arkana, 2013.

99 Stephen King: *Atlantis*. München: Heyne, 2011.

100 Catriona Menzies-Pike: *The Long Run: A Memoir of Loss and Life in Motion*. New York: Crown, 2017.

101 https://academic.oup.com/jcr/article/44/1/22/2970267

102 https://www.headstogether.org.uk/

103 http://www.bbc.co.uk/news/uk-wales-40329308

8. KENNE DEINE GRENZEN

104 Haruki Murakami: *Wovon ich rede, wenn ich vom Laufen rede*. Köln: DuMont, 2008.

105 Alexandra Heminsley: *Running Like a Girl*. London: Windmill, 2014.

106 https://www.theguardian.com/lifeandstyle/the-running-blog/2017/oct/21/ultrarunning-pain-cave-zach-miller-race

107 Haruki Murakami: *Wovon ich rede, wenn ich vom Laufen rede*. Köln: DuMont, 2008.

108 https://www.c25k.com/c25k_german.html.

109 Alexandra Heminsley: *Running Like a Girl*. London: Windmill, 2014.

9. AUF DEN EIGENEN KÖRPER HÖREN

110 https://www.gov.uk/government/publications/physical-inactivity-levels-in-adults-aged-40-to-60-in-england/physical-inactivity-levels-in-adults-aged-40-to-60-in-england-2015-to-2016

111 Damon Young: *How to Think About Exercise*. London: Pan Macmillan, 2014.

112 Haruki Murakami: *Wovon ich rede, wenn ich vom Laufen rede*. Köln: DuMont, 2008.

113 https://www.bluezones.com/wp-content/uploads/2015/01/Nat_Geo_LongevityF.pdf

114 Vybarr Cregan-Reid: *Footnotes: How Running Makes Us Human*. London: Ebury, 2017.

115 https://www.ons.gov.uk/peoplepopulationandcommunity/wellbeing/articles/lonelinesswhatcharacteristicsandcircumstancesareassociatedwithfeelinglonely/2018-04-10

116 https://www.psychologytoday.com/us/blog/the-art-close-ness/201507/4-disorders-may-thrive-loneliness

117 Damon Young: *How to Think About Exercise*. London: Pan Macmillan, 2014.

118 https://news.stanford.edu/2015/06/30/hiking-mental-health-063015/

119 https://de.statista.com/statistik/daten/studie/152879/umfrage/in-staedten-lebende-bevoelkerung-in-deutschland-und-weltweit/

120 Richard Askwith: *Running Free: a Runner's Journey*. London: Yellow Jersey, 2015.

121 http://time.com/5259602/japanese-forest-bathing/

122 https://medium.com/@ryancareyy/shinrin-yoku-how-the-art-of-forest-bathing-can-benefit-your-health-e7b37546d3af

123 https://www.ncbi.nlm.nih.gov/pubmed/19568835

124 https://www.mind.org.uk/media/273470/ecotherapy.pdf

125 C. G. Jung: *Traumanalyse: Nach Aufzeichnungen der Seminare 1928–1930*. Olten und Freiburg im Breisgau: Walter-Verlag, 1991.

126 https://www.huffingtonpost.com/hanne-suorza/how-i-run-with-mindfulness_b_7528280.html

127 https://www.cgu.edu/people/mihaly-csikszentmihalyi/

128 https://www.smh.com.au/entertainment/celebrity/stay-afraid-but-do-it-anyway-carrie-fishers-honesty-about-mental-illness-inspired-a-generation-20161228-gtiovy.html

129 Amy Poehler: *Yes Please*. New York: HarperCollins, 2014.

10. SCHWIERIGKEITEN UND ENTTÄUSCHUNGEN

130 https://www.nationaleatingdisorders.org/learn/general-information/compulsive-exercise

131 Hillary Clinton: *What Happened*. New York: Simon & Schuster, 2017; https://www.theatlantic.com/health/archive/2017/09/how-alternate-nostril-breathing-works/539955/

132 https://adaa.org/understanding-anxiety/myth-conceptions

UND ZUM SCHLUSS ... EIN PAAR TIPPS FÜR DEN START

133 http://www.presidency.ucsb.edu/ws/?pid=24504

134 Penney Peirce: *Transparency: Seeing Through to Our Expanded Human Capacity*. New York: Simon & Schuster, 2017.